Josef Zehentbauer
Abenteuer Seele

Den kleinen Zen-Meistern gewidmet
Jani (7jährig), Gabriel (4jährig), Mina (2jährig)

Leben ohne Seele 100
Freiheit 102

Josef Zehentbauer

Abenteuer Seele

Psychische Krisen als Chance nutzen

Walter Verlag

Die Deutsche Bibliothek – CIP-Einheitsaufnahme
Zehentbauer, Josef
Abenteuer Seele: psychische Krisen als Chance nutzen /
Josef Zehentbauer. – Düsseldorf: Walter, 2000
ISBN 3-530-40072-6

Umschlagbild: Wassily Kandinsky, Zwei Ovale, 1919.
Foto: Mauritius. © VG Bild-Kunst, Bonn 2000.
Umschlagsgestaltung: GrafikDesign Reckels & Schneider-Reckels, Wiesbaden
Satz: Medienhaus Froitzheim AG, Bonn, Berlin
Druck und Bindung: Pustet, Regensburg
ISBN 3-530-40072-6

Inhaltsverzeichnis

Danksagung

Während meiner jahrzehntelangen ärztlichen Tätigkeit durfte ich vielfältige, tiefgehende Erfahrungen sammeln, in mehr als ein Dutzend Kliniken und anderen Institutionen, in Deutschland, Italien, Nigeria, Indien, und schließlich in eigener Praxis. Letztendlich bin ich dabei — manchmal nur kurzzeitig — mit insgesamt mehreren tausend Menschen zusammengekommen, Menschen mit psychischen Konflikten, Störungen, Krisen und seelischen Leiden. In dem Sich-öffnen dieser Menschen bin ich dem großen Geheimnis „Seele“, dem Geheimnis des inneren und äußeren Kosmos' ein bißchen näher gekommen. Allen diesen Menschen danke ich. Und ich bedanke mich auch bei den im „Psycho-Bereich“ tätigen Kolleginnen und Kollegen für konfrontierende und fruchtbare Gespräche.

Besonderer Dank gilt meiner Familie — vor allem meiner Ehefrau Ulrike Franck-Zehentbauer — für die liebevolle Förderung und große Geduld während der Monate, in denen dieses Buch verfaßt wurde. Überdies bedanke ich mich sehr bei Frau Monika Littel, die wieder einmal mit größter Gewissenhaftigkeit für die Niederschrift der Texte sorgte.

Vorwort

„Die es wissen, sagen es nicht,
und die es sagen, wissen es nicht“
Tao-tê-ching —

Wie — wenn überhaupt —
kann über das Seelische gesprochen werden
über Mystik, Kosmos,
Ursprung der Gefühle
dem Selbst und dem Sein
Geburt . . . Tod . . . dem Göttlichen . . .
wie kann — letztendlich Unsagbares
dennoch gesagt werden?
Wenn die Zunge nicht völlig
verstummen soll,
sondern eine Sprache findet,
die Bereiche jenseits der Sprache zu formulieren sucht,
dann ist es eine Sprache
des symbolischen Vergleichs,
eine ver-rückte Darstellung,
Essenz in Widersprüchlichkeit
und sur-realen Bildern . . .

Die Seele des Menschen

> Keiner kann letztendlich die Welt und das Universum erfassen. Und genauso wenig läßt sich die Psyche begreifen.
> Jeder sieht die Welt und die Psyche aus seiner individuellen Perspektive und konstruiert daraus seine private Philosophie. Ist die Seele zu klein, sich selbst zu begreifen?

Im alten Ägypten sahen die Menschen ihre Seele als Vogelgestalt. Dabei ist „Ka“ der Doppelgänger der Seele, der im Jenseits schwebt, und „Ba“ der menschenköpfige Seelenvogel hier auf Erden, der im Innersten eines Menschen wirkt. Stirbt dieser Mensch, so verläßt der Seelenvogel den toten Körper.

Seit Mitte des 20. Jahrhunderts produzieren die Psycho- und Neurowissenschaften Berge von wissenschaftlichem Material, das gewissermaßen beweisen soll, daß Hirnzellen, Synapsen und Neurotransmitter das Äquivalent der Seele seien. Das Seelenleben kann durch neurophysikalische Stimulierungen oder Psychopharmaka bis ins Extrem beeinflußt werden: Aus Seelenruhe entsteht künstliche Panik — umgekehrt kann aus extremer Angst psychopharmakologisch-erzeugte Ruhe werden. Die Seele als „Neuronenmaschinerie des Gehirns“ (John C. Eccles) scheint auf stofflicher Ebene völlig manipulierbar. Wie alle neomaterialistisch-orientierten Theoretiker sind auch die Psycho- und Neurowissenschaftler davon überzeugt, daß die Psyche im Gehirn lokalisiert sei. Jedoch scheint die Behauptung, die menschliche Seele könne nur im Gehirn wirken, genauso einfältig, als würde man sagen: Ein Kanarienvogel kann sich nur im Käfig entfalten. Wenn das Zentralnervensystem, das im Gehirn beheimatet ist, abstirbt, dann würde dies — entsprechend der neomaterialistischen Theorie — auch den

Tod der Seele bedeuten. Körper tot — Seele tot: Mit der Materie stirbt der Geist. Tut er das wirklich?

Der menschenköpfige Seelenvogel Ba läßt sich mit naturwissenschaftlichen Methoden nicht sichtbar machen, doch auch seine Nicht-Existenz läßt sich nicht beweisen. Die modernen Naturwissenschaften bringen uns eine Fülle von Detailwissen, aber unser Seelen-Leben — als Spiegelung von Welt, Kreatur, Kosmos — bleibt letztendlich ein großes Geheimnis und Rätsel ... Über die elementaren Fragen unseres Daseins wissen wir gegenwärtig genauso wenig — oder genauso viel — wie die alten Ägypter.

(Neo-)materialistischer Glaube oder kosmische Philosophie?

Die Crux der Neurowissenschaften liegt darin, daß der Mensch nur mit Hilfe seiner geistig-seelischen Eigenschaften — als unerläßliche Grundbedingung — das Geistig-Seelische erfahren kann. Das Gehirn will das Gehirn erforschen und macht sich damit selbst zum Objekt der eigenen Untersuchung; doch da ist nichts Objektives an dieser Forschung — sie dreht sich rein subjektiv im Kreise.

Das Dasein einer Psyche — als Inbegriff des Lebensprinzips — läßt sich von naturwissenschaftlichen oder empirischen Methoden nicht erfassen. Man kann nur folgern, daß das Verhalten, Handeln, Denken, Fühlen und die Intuition von einer individuellen Grundlage ausgehen, von einem Bezugssystem, das jedem Menschen eigen ist. Dieses kann man Seele oder Psyche nennen oder auch menschlichen Geist, Gemüt, das Da-Sein, Lebensenergie, menschliche Existenz, das Herz eines Menschen, seine innere Verfassung, sein Innenleben oder seine Innenwelt.

Für die Beweisbarkeit der Seele tragen uralte Menschheitserfahrungen, die äußere Beobachtung unseres Lebens, religiöse Überzeugungen von der Unsterblichkeit der Seele und schließlich unsere —

individuelle — Selbst-Erfahrung genausoviel bei wie die milliardenteure Psychoforschung. Auf der einen Seite sehen wir also die naturwissenschaftliche Erforschung der Seele, auf der anderen Seite die individuell-intuitive oder religiös-gottergebene Überzeugung von einer — vielleicht unsterblichen — Seele; dazwischen liegen diverse anerkannte oder private Philosophien. Entscheidend jedoch ist in diesem Zusammenhang die Philosophie des Individuums: Jeder Mensch kann in sich selbst hineinhorchen und sich fragen, *ob* da ein Innenleben ist, und wenn ja, wie die innere Welt oder Seele beschaffen ist, die er spürt. Hierfür braucht er weder Wissenschaft noch Religion.

Trotz der berechtigten Skepsis gegen den Absolutheitsanspruch der bio-logischen Wissenschaften sind einige Forschungsergebnisse eine faszinierende Bereicherung für den philosophisch und psychologisch Tätigen: Die Mikrostruktur des Gehirns mit Informationsübertragungen an den Synapsen, die Rolle von Neurotransmittern und Rezeptoren und deren Beeinflussung durch natürliche und synthetische Psycho-Drogen, das Gehirn als Produktionsstätte körpereigener Drogen und so weiter. Die Erforschung der DNS zeigt uns, daß schon bei der Entstehung eines Lebewesens der genaue Bauplan für seine spätere psychische und somatische Entwicklung gegeben ist. Im Verlaufe dieses Buches werden wir immer wieder die materiellen Mikrostrukturen unseres Daseins betrachten und in einen größeren Zusammenhang bringen.

Belebt nun der Seelenvogel Ba die Doppelhelix der DNS solchermaßen, daß sich daraus seelisches Leben entwickelt? Die — mit menschlichem Verstand nicht erfaßbare — immaterielle Psyche „beseelt" die Materie, den Körper. *So erschafft die Psyche eine ganz wesentliche Beziehung zum Körper: Der Körper ist eine Sichtbarkeit der Seele.*

Über das Da-Sein der Psyche entwickeln wohl alle Menschen im Laufe ihres Lebens irgendwelche Gedanken und Gefühle. Philosophen, religiöse Lehrer und allerlei Psychologen haben über das menschliche Sein und die Psyche, äußerst unterschiedliche theoretische Systeme entworfen. In den meisten philosophischen Richtungen bis zum 19. Jahrhundert und in fast allen Religionen ist die Frage nach der Seele unausweichlich verbunden mit der Frage nach dem jeweiligen Gott oder den Göttern; dabei werden vor allem die immateriellen, kosmischen Eigenschaften der Seele betont. Der Materialismus erkennt zwar das Vorhandensein psychischer Vorgänge und Erlebnisse an, lehnt aber theoretische Spekulationen über das Dasein einer immateriellen Seele und über vermeintlich metaphysische Aspekte ab.

Und die Psychologie? Sie erklärt sich als die zuständige Wissenschaft für das seelische Leben. Die moderne Psychologie macht die Seele zu einem psychischen Apparat, der logisch funktioniert und, angelehnt am technischen Modell, am Bild der Maschine, rational erklärt werden kann. Die Beobachtung des menschlichen *Verhaltens* (des sichtbaren Teils menschlicher Lebensäußerungen) rückt in den Mittelpunkt der psychologischen Wissenschaften; schwer einschätzbar sind die psychischen Prozesse, die diesem Verhalten zugrundeliegen: Wahrnehmen, Empfinden, Denken, Fühlen, Vorstellen, Wollen. Für die Psychologie gelten Erkenntnisse dann als besonders wertvoll, wenn sie eine *Allgemeingültigkeit* zeigen. Der Mensch als einzigartiges *Individuum* ist für die psychologischen Wissenschaften kaum interessant, vielmehr sind es jene Aspekte, die angeblich objektive Gesetzmäßigkeiten erkennen lassen. Soll beispielsweise geklärt werden, welche Verhaltensweisen angesichts einer Lebensgefahr bei allen, oder zumindest einem Großteil der Menschen zu beobachten sind, dann hat die Todesangst des Individuums XY dabei nur statistische Bedeutung. Die moderne, an den Universitäten gelehrte Psychologie nimmt naturwissenschaftliche Methoden zum Vorbild und entfernt sich von Philosophie und Ethik, grenzt sich ab von Prozessen individueller Selbstheilung, der Metaphysik, Religion und Mystik. Die Psychologie wird in ihren Aussagen zur „wertfreien" Wissenschaft, die überall eingesetzt werden kann: als Verkehrs-, Gefängnis-, Schul-, Werbe-, Kriegs- oder Wehrpsychologie, klinische Psychologie und so weiter. Die wissenschaftliche Psychologie hat sich mit statistischen Experimenten, biochemischen Forschungen und Psychotests auf die Suche nach der menschlichen Seele begeben und orientiert sich an den dinglichen Aspekten der Psyche.

Der neomaterialistische Glaube (u. a. Eccles, Popper) wird als Wissenschaft deklariert und hofft, mit Hilfe von neurophysiologischen und biochemischen Experimenten den jahrhundertealten Geist-Materie-, bzw. Leib-Seele-Problemknoten lösen zu können. Die Priesterschaft der modernen Psycho-Wissenschaften bringt keine überzeugende Theorie zur Erklärung menschlichen Verhaltens und menschlichen Verlangens hervor. Die brennenden Probleme der Menschheit bleiben unverändert in Vergangenheit und Gegenwart — Krieg, Hungersnöte, Aggression, Verfremdung, inneres Elend und kalte Ignoranz — die Priesterschaft, in Labormänteln verkleidet, steht ratlos davor, weiß keine Antwort und bemüht sich nicht einmal, eine Antwort auf diese lebenswichtigen Fragen zu finden.

Einige durchaus unorthodoxe Wissenschaftler kritisieren das allzu mechanistische Denken (Capra, Sheldrake) und öffnen sich für universal-kosmische Philosophien. Die einstmals scharfen Grenzen zwischen den Ergebnissen der modernen Physik (Grundlage u. a. für die Neurophysiologie) und den Entwürfen der universal-kosmischen, oft religiös orientierten Philosophien verlieren ihre Konturen. So demonstrieren die Erkenntnisse der Relativitätstheorie, nach der sich Masse in Energie und Energie wieder in Masse verwandeln kann, letztendlich die *Auflösung der Materie*: Die Materie ist nicht mehr Materie, sondern ein energetisches Feld, das sich in Raum und Zeit grenzenlos ausdehnt.

Der materialistische Glaube, nach dem die Lebewesen, das Gehirn, die Seele und das Universum ausschließlich stofflich-materielle Eigenschaften haben, ist durch seine eigenen Forschungsergebnisse — positiv gesehen! — in Frage gestellt: Masse und Energie, Körper und Seele, Haben und Sein, Tod und Leben, das Selbst und das Nichts — die moderne Physik nähert sich der Zehntausendjahre-alten Mystik.

Übung: „Wo ist Ihre Seele?"

Versuchen Sie sich zu entspannen, atmen Sie tief durch und nehmen Sie eine bequeme Körperhaltung ein, sitzend oder liegend ... und schließen Sie die Augen ...
„die Seele des Menschen" — Ihre (!) Seele: Versuchen Sie sich vorzustellen, w i e Ihre Seele aussehen könnte, in welcher Gestalt sie lebt? Welche Farbe? Geruch? Klang? Ausstrahlung? Ist Ihre Seele tastbar? Zu schmecken, zu spüren? Welche Energie geht von ihr aus? Ruhe oder Turbulenz? Liebe? Wildheit? Sehnsucht? Getragen-sein ...?
Versuchen Sie sich vorzustellen, w o in Ihrem Körper Ihre Seele sitzt, wo sie beheimatet ist ... im Kopf? ... im Herzen? ... im gesamten Leib? ... über den Leib hinausreichend? ... im Unterleib? ... Astralleib? ... in Stirnmitte oder hinter dem linken Ohr? ... oder ganz woanders ...?

Viel älter als der materialistische Glaube ist der universal-kosmische Glaube. Ihm zufolge werden Geist und Psyche des Menschen nicht dinglich verstanden — *es besteht nicht einmal das Bedürfnis, die Seele materiell zu erklären.* Geist und Psyche sind nicht auf das individuelle Gehirn beschränkt, sondern Teil eines allumfassenden kosmischen Ganzen. Psychisch und geistig überschreitet der Mensch die Grenzen des eigenen Gehirns, indem er sich mit dem allumfassenden „Sein" verbindet und mit dem universalen „Nichts" konfrontiert, dem Nichts, das schon immer „ist" und schon unendlich lange „war". Das Nichts ist der Urgrund, aus dem irgendwann einmal Materie, Kosmos, Leben entstanden und aus welchem sich eine Ur-Seele bildete, aus der unzählige Billiarden von Individual-Seelen ihren Ursprung nehmen in einem fortdauernden Wechselspiel.

Der universal-kosmische Glaube hat eine Beziehung zu vielen, sehr unterschiedlichen Strömungen, Begriffen und Lebenseinstellungen: transpersonale Psychologie, Parapsychologie, Paläopsychologie, Metaphysik, Transzendenz-Philosophie, Grenzwissenschaften, Schamanismus, Esoterik, Hexenmagie, Okkultismus, Spiritualismus, Telepathie, Mystik, Selbsthypnose, Meditation, Yoga, buddhistische Philosophie,

Astralleib, flower-power, psychedelische Bewußteinszustände, Lebenskünstlertum, Existentialismus, Tarot, Astrologie, Ayurveda und Homöopathie, Advaita, Zen-Koan, Tantra, Magie usw.

Auch wenn wir uns eher im universal-kosmischen Glauben zu Hause fühlen, schließt dies nicht aus, uns mit dem materialistischen Wissenschafts-Verfahren und deren Ergebnissen konstruktiv auseinanderzusetzen.

Das Gespräch des Schülers Mrk mit dem Eremiten:

Außer Atem, nach einer langen Wanderung hoch in die Berge, endlich vor der Hütte des Eremiten. Mrk, der Schüler, bleibt stehen, sieht plötzlich, unmittelbar vor sich, wie eine Erscheinung, den Eremiten, gekauert auf dem Tisch vor der Hütte. Der Eremit, wie eine zierliche, graue Skulptur auf einem Altar, spärliche lange Bartsträhnen, das Gesicht wie eine steinalte Frau; der Eremit blickt in die Sonne, mit geschlossenen Augen, läßt Mrk, den Neu-Ankömmling, unbeachtet.

Mrk räuspert sich, wartet, fühlt, daß er stört, gibt sich dennoch einen Ruck, sagt irgend etwas: „Einen schönen Tag wünsch' ich Euch, verehrter Eremit."

Der alte Eremit bewegt sich nicht, dann plötzlich, stöhnt er, stöhnt laut, und ohne Mrk anzusehen: „Um mir diesen platten Unsinn zu erzählen bist du in die Berge gekommen."

„Nein" — antwortet Mrk leise — „ich wollte Euren Rat für eine Frage, die mich quält".

Schweigen. Nach langer Zeit wieder der Eremit: „Na, wo bleibt die Frage."

Mrk: „Die Frage ... ich wollt' Euch fragen: wie gelange ich zum Ursprung des Seins, zur Quelle meiner Seele?"

Der Alte, immer noch das Gesicht der Sonne zugewandt, scheint ein wenig zu schmunzeln: „O je, was für eine Frage, hast du keine anderen Probleme? Dann kannst du eigentlich glücklich sein."

Langes Schweigen. Dann der Alte, etwas mürrisch: „Ich will dir antworten. Aber nach der Quelle Deiner Seele zu suchen, ist nicht so leicht wie du denkst."

Mrk: „Nicht leicht, sagt Ihr, aber es ist möglich? Ich glaube, ich versteh' das alles nicht."

Der Eremit sieht dem fragenden Schüler ins Gesicht, schüttelt leicht den Kopf, ein flüchtiges Lächeln: „Du hast recht. Da ist auch nichts zu verstehen. Das alles geht über den Verstand hinaus."
„Wenn es über den Verstand hinaus geht" — so Mrk -"dann, ja dann läßt sich das Geheimnis der Seele nur intuitiv erfahren?"
Der Eremit runzelt, wie unwillig, die Stirn, und schaut am Schüler vorbei, oder durch ihn hindurch, in die Ferne: „Du mit deinen Intuitionen. Du mit deinem Verstand. Du stellst zuviele Fragen."
Schweigen. Dann Mrk: „Verzeiht. Dann nur eine Frage — dieselbe, die ich eingangs gestellt habe — wie gelange ich zur Quelle meiner Seele?"
„Du willst das erfahren?"
„Ja."
„Gut — als erstes wirf alle Gegenstände weg, die dir wert und teuer sind. Dann verlasse die vertrauten Freunde und verlasse deine geliebte Familie. Als nächstes wirf deine Vernunft weg. Und als letztes wirf deine Gefühle ab."
„Aber — ohne Liebe, ohne Vernunft, ohne Gefühle — dann bleibt mir ja nichts, absolut nichts."
„Eben. Du sagst es richtig. Es bleibt dir Nichts; Nichts, der Ursprung von allem, Ursprung auch deiner Seele, dein Ziel."

Mehrere Tore zur Innenwelt

Wenn wir Erde und Kosmos betrachten, so ist das psychische Phänomen nur ein — eigentlich nicht abgrenzbarer — Teil des kosmischen Phänomens. Man kann sich vorstellen, daß sich — ähnlich der unendlichen Ausbreitung des „Raums" — auch eine Ur-Seele unendlich verbreitet, überall ist. Von dieser Ur-Seele (die wir auch das „höhere Selbst" nennen können) grenzt sich die Individual-Seele ab, die Individual-Seele eines Menschen oder einer Katze, gewissermaßen das „kleine Selbst"; die Individual-Seele wird eigenständig und bleibt dennoch verbundener Teil der allumfassenden Ur-Seele. Man muß sich klarmachen, daß die Individual-Seele mit all ihren Mannigfaltigkeiten der einzige „geistige Teil" des Kosmos ist, der für uns unmittelbar erfahrbar wird und somit unerläßliche Bedingung einer allgemeinen kosmischen Erfahrung ist. *Unsere Individual-Seele ist nicht nur das Tor zur Innenwelt, sondern darüber hinaus das einzige Fenster, durch das wir die universale Welt, das Kosmische schauen können.*

An unserer Individual-Seele können wir unendlich viele Facetten entdecken und betrachten. Für diesen Facettenreichtum der Seele haben sich im Verlaufe der letzten 100 bis 200 Jahre aus dem Bereich der Psychologie eine Reihe von Begriffen entwickelt, die weitgehend auch sprachlich Allgemeingut geworden sind:

Mit diesen Begriffen werden letztendlich unfaßbare, dennoch erfahrbare Zustände der Individual-Seele umschrieben. Bitte lesen Sie die folgende Darstellung *von unten nach oben*:

Wahrnehmbare Facetten der Individual-Seele:

Liebe
Weisheit, Vision
Bezogen-Sein zum Kosmischen, zum „Göttlichen"
Todähnlicher Tiefschlaf
Trance, Ekstase, Meditation
Archetypisches Seelenleben
Reservoir individueller Wahrnehmungen und Empfindungen (sogenanntes Unbewußtes)
Reservoir für (zum Teil verdrängte) Erlebnisse und Erfahrungen
Träume
Instinkt, Intuition
Bewußtsein
Ich-Bewußtsein und Ego-Bausteine
Imagination
Willensvorgänge
soziales Empfinden, innere Sensibilität
Erotik
Gefühle
Gestimmt-Sein (von Melancholie bis Euphorie, von Gelassenheit bis Wut oder Angst . . .)
Denken, Gedächtnis
Triebe (zum Beispiel Sexualität, Aggression)
Sinneswahrnehmung
Psycho-Matrix und mentaler Filter
Lebensenergie

Die Psyche wirkt auf den Körper ein — dabei entstehen sichtbare Reaktionen und spontanes Tun:

— sich ziel-gerichtet bewegen im Sinne von Tätig-sein (angreifen, fliehen, mitgehen, bei-sich-bleiben)
— sprechen, auch in der Zeichensprache
— Ausdruck (Gesichtsausdruck, Körperhaltung) zeigen (z.B. Traurigkeit, Angst oder Liebe)
— Wärme oder Kälte ausstrahlen

Einige der oben genannten psychischen Gegebenheiten werden auch unter dem Begriff „Geist“, bzw. geistige Funktionen subsumiert, wobei „Geist“ als ein von Körper und Psyche unterschiedlicher Wesensteil des Menschen gesehen wird (früher auch als Geist-Seele-Körper-Verhältnis bezeichnet). Manche Psycho-Theoretiker definieren dann vier „geistige“ Funktionen: Aufnahme (input), Speicherung, Verarbeitung und Ausgabe (output) von Informationen. Die Informationsaufnahme erfolgt durch Augen, Ohren und die anderen Sinnesorgane, gespeichert wird im Gedächtnis, die Informationsverarbeitung wird gemeinhin Denken genannt, als Träger von Informations-output fungieren vor allem die gesprochene und geschriebene Sprache, auch die Zeichensprache. Der Mensch als Informations-gesteuertes Wesen — anders verhält es sich in der philosophischen und religiösen Begriffswelt: Hier spielt „Geist“ (lateinisch: spiritus) als immaterielles Wesen eine eigene Rolle. So wird vom „göttlichen Geist“ gesprochen und vom — den verschiedenen Religionen eigenen — „rein geistigen Wesen“ (Götter, Heilige, Engel), die allesamt in ihrem Sein nicht an Materielles gebunden sind. Nun kann auch der Seele des Menschen eine Geistnatur zuerkannt werden, wenn man davon ausgeht, daß die Seele sich zwar mit dem Leib verbindet, aber auch ohne ihn existieren kann. Nicht nur beim Tod des individuellen Körpers, sondern auch im intuitiven Erleben und/oder im Bezogen-sein zum Kosmisch-Göttlichen kann sich die (Individual-)Seele vom Körper loslösen und geistiges Sein erreichen. Ob außer den Menschen-, Tier- und Pflanzen-Seelen noch andere „irdische Geistwesen“ („verirrte Seelen“, Spukgeister, Dämonen, Naturgeister, Elfen usw.) die Erde beleben, wissen wir nicht, können wir aber erahnen. Die Existenz „irdischer Geistwesen“ läßt sich mit den üblichen wissenschaftlichen Methoden nicht ergründen; doch läßt sich ebensowenig beweisen, daß sie nur Hirngespinste sind.

Bei der — psychologischen — Betrachtung des menschlichen Da-seins ist eine Trennung der Begriffe „Geist“ und „Psyche“ artifiziell und keineswegs zweckdienlich; so wird der Terminus „Geist“ in diesem Buch selten, und wenn, dann als Synonym für Psyche (oder Seele) verwendet.

Um einige der oben erwähnten Facetten der Individual-Seele veranschaulichen zu können, gebe ich ein einfaches Beispiel:

An einem späten Sommernachmittag ziehen Wolken auf, ich ahne (*ahnen und intuieren)*, es wird in nächster Zeit regnen ... Tatsächlich höre ich alsbald ein leises seltsam-platschendes Geräusch (*Sinneswahrnehmung)* ... Ich höre, spüre, sehe, taste, schmecke meine Um-welt, doch diese Sinneswahrnehmungen bedeuten mir nur, daß da etwas Sinn-erregendes (Sinnliches) ist, es sagt mir aber primär nicht, *was* es ist ... Nach Bruchteilen von Sekunden erkenne ich das seltsam-platschende Geräusch als beginnenden Regen — diese Erkenntnis entspringt einem Vorgang, den wir *Denken* nennen (in unserem Beispiel ein sehr schnell, fast gleichzeitig mit den Sinneseindrücken einsetzendes Denken). Das Denken (mit Hilfe des damit verbundenen *Gedächtnisses*) übermittelt mir, was hinter der Sinneswahrnehmung steckt ... Und der Regen erzeugt eine Stimmung, zum Beispiel: „Ach ja, der Sommer geht zu Ende, bald beginnen die grauen Tage ... Melancholie ...“ (*Gestimmtsein)* ... Mein kleiner Sohn fragt: „Kommt der Regen vom lieben Gott?“ (*einfaches Bezogen-sein zum Kosmisch-Göttlichen*) ... Ich lächele, stimme ihm zu und behalte meine recht abstrakte mit Zweifeln besetzte Gottesvorstellung für mich (*Weisheit*), dann betrachte ich meinen kleinen Sohn mit beschützenden Gefühlen, die tief aus dem Herzen kommen (*soziales Empfinden ... Liebe ...*) ... Ich trete hinaus ins Freie und spüre den inzwischen heftigen Regen und genieße ihn — ich schließe die Augen, atme weit und ruhig, Gedanken vergehen, die Sinne verrauschen, ich vermische mich mit dem Regen (*Trance*) . . . und verschwebe in zeitloser Leichtigkeit . . .

Ein einfaches Beispiel, doch auch die Seele wirkt in ihrer *Einfachheit*, im Sinne von Einheit: Dies bedeutet, daß die Seele keine Teile hat, in die sie sich zerlegen ließe. Wir können die Seele lediglich von vielen Seiten beschauen und für das Gesehene passende Begriffe suchen (Fühlen, Intuition, Bewußtsein etc.), und dabei den ein-fachen Reichtum unserer Seele bestaunen. Wenn Psycho-logen die unterschiedlichen Facetten der Seele besehen, dann analysieren sie und konstruieren theoretische Gebilde.

Modelle der menschlichen Psyche

Phrenologie nannte der Arzt F. J. Gall (um 1800) seine „Schädel- und Seelenlehre"; er behauptete, daß alle wichtigen psychisch-moralischen Eigenschaften des Menschen in der Großhirnrinde lokalisiert seien und durch Druck entsprechende Veränderungen an der Schädeldecke bewirken würden. Aus der Schädelform wollte er den Charakter und andere psychische Eigenschaften erkennen. Obwohl diese Gallsche Schädellehre und seine Hirnrinden-Lokalisation wissenschaftlich *so* nicht haltbar sind, war dies wieder ein Versuch, psychische Eigenschaften mit der Hirnrinde in Verbindung zu bringen. Der neomaterialistische Glaube — der die Neurophysiologie und Biochemie auf den Altar erhebt — hat jedoch zweihundert Jahre später letztendlich dieselbe cerebral-orientierte Ausrichtung, die Lokalisation psychischer und somatischer Fähigkeiten auf der Hirnrinde und im Hirninnern wird lediglich anders und scheinbar präziser plaziert. Die derzeitige Vorstellung über die Deutung der einzelnen Hirnregionen (z. B. Hirnrinde, Thalamus, Limbisches System) beruht nicht nur auf anatomisch-neurophysiologischen Studien an Tieren, sondern auch auf Experimenten, die (meist ohne Wissen der Patienten) während hirnchirurgischer Operationen am Menschen vorgenommen wurden; darüber hinaus hat in der „modernen" Psychochirurgie das operative Ausschalten, bzw. die „gezielte Zerstörung" einzelner Hirnregionen auf unmenschlich-makabere Weise deren Bedeutung demonstriert: So wurde bei Tausenden von Psychiatrie-Patienten, vor allem bei sog. „Schizophrenen", das Frontalhirn (u. a. zuständig für Antrieb und Aggression) durch das Skalpell vom übrigen Gehirn abgetrennt, was zu erheblicher Adynamie und Abstumpfung führte. Wenn wir in der Wissenschaftsgeschichte noch weiter zurückgehen, dann finden wir im antiken Griechenland Ärzte, die daran glaubten, daß spezifische Körpersäfte den Gemütszustand und das Handeln des Menschen festlegen würden. Eine etwas kompliziertere und doch ähnliche Theorie entwarf im 17. Jahrhundert der französische Wissenschaftler und Philosoph René Descartes, der ein Konzept über die Funktionen der Seele schuf und mit seinen Überlegungen den heutigen, neurophysiologischen Erkenntnissen sehr nahe kam: Der Sitz der Seele ist — so sagte er — in der Zirbeldrüse (Corpus pineale), einer Region im Zwischenhirn; von hier aus gehen Impulse zu den verschiedenen Regionen des Körpers. Eine spezifische Substanz fließt in kleinsten Röhrchen — Nervenleitungen entsprechend — und überbringt die einzelnen Befehle der Seele. Der menschliche Körper wurde von Descartes als eine Art Bio-Maschine beschrieben, die von einem übergeordneten Zentrum — der Seele — bedient und gesteuert wird.

Die gegenwärtigen Psycho-Wissenschaften vertreten ein Konzept, das dem Descartes' überraschend ähnlich ist. In millionenfachen Experimenten mit Mikroelektroden und Kernspintomographen werden Legionen von Versuchstieren geopfert, und auch Tausende von Testpersonen leisten — freiwillig und unfreiwillig — ihren Beitrag zu dieser Art von Forschung.

Auf die Erkenntnisse von Descartes hat die moderne Forschung tonnenweise Details gehäuft: Jahr um Jahr werden unvollstellbare Mengen von hochgestapelten wissenschaftlichen Klugheiten ausgeschüttet — ein riesiger Berg entsteht — darin sind keine wahrlich neuen Erkenntnisse, doch flattert auf dem Gipfel dieses Papier-Berges eine Fahne, auf der geschrieben steht: „Psycho-Logie ohne Seele."

Der Materie-bezogene Ansatz erfuhr — vor Jahrzehnten schon — eine gewisse Wende durch die Beschreibung der unterschiedlichen Formen von Energie, bzw. dem Zusammenspiel von Materie und Energie. Was nun hat die Einsteinsche Formel $E = mc^2$* mit der menschlichen Psyche zu tun? Gibt es außer der kinetischen Energie, Atomenergie oder chemischen Energie auch eine psychische Energie?

---

* E = Energie, m = Masse, c = Lichtgeschwindigkeit. Nach Einstein entspricht jede Energie (E) einer materiellen Masse (m) und umgekehrt.

Übung: „Die Seele als offener Krug?"

Stellen Sie sich an einen für Sie guten Platz, mit beiden Füßen fest auf dem Boden, die Arme nach oben geöffnet — so, wie ein offener Krug ... der unendliche Raum füllt auch einen tönernen Krug: der Raum in dem Kruge unterscheidet sich von dem all-umfassenden Raum nur durch seine Begrenztheit.
Ähnlich ist es mit der Seele. Die allumfassende Ur-Seele füllt auch den einzelnen Menschen — so entsteht die Individual-Seele, die sich von der Ur-Seele nur durch ihre Begrenztheit unterscheidet.
Nehmen Sie also die Haltung des Kruges ein, öffnen Sie sich nach oben und spüren Sie Ihre Verbindung zur all-umfassenden Ur-Seele ... spüren Sie, wie es in Sie hineinfließt und herausfließt ... eine energievolle Verbindung zur Ur-Seele ...

Die Analyse der Psyche oder: Gibt es psychische Energie?

Gibt es psychische Energie? Ja, Sigmund Freud gehört zu denen, die in neuerer Zeit psychische Zustände nicht statisch, sondern als dynamische Abläufe gesehen haben. Jede psychische Energie — so vereinfacht dargestellt Freuds Ansicht — geht letztendlich auf die Libido zurück, eine Triebkraft, die auf Lustgewinn gerichtet ist. Die Theorie von der Energetik der Seele beinhaltet auch, daß sich Libido als sexuelle Triebkraft in gesellschaftlich akzeptierte Energien wie z. B. intellektuelles Leistungsstreben oder künstlerisches Schaffen umwandeln kann.

Im 20. Jahrhundert entwickelten sich in den westlichen Industriegesellschaften eine Vielzahl von Theorien über die psychischen Phänomene, doch haben sich die *psychoanalytischen Theorien von Sigmund Freud und C. G. Jung* in Europa und Amerika am meisten durchgesetzt. Sie wurden später von den analytischen und neoanalytischen Schulen modifiziert und weiterverbreitet. Die meisten von Freud verwendeten Begriffe wurden bereits vor ihm formuliert: Der Begriff „Es" stammt von dem Arzt G. Groddeck, das „Unbewußte" geht auf C. G. Carus u.a. zurück. Bereits Schopenhauer befaßte sich mit der „Verdrängung" und der Bedeutung des Traums. Aus diesen und vielen anderen Theorien wie aus eigenen Erfahrungen haben S. Freud und seine Anhänger eine umfassende Lehre vom „Psychischen Apparat" entwickelt. Die Bedeutung der Psychoanalytiker liegt meines Erachtens weniger darin, daß sie — wieder — eine neue Theorie über die Psyche verbreiteten, sondern daß sie sich mit psychisch leidenden Menschen intensiv auseinandersetzten, wenn nötig sogar jahrelang. Sie nahmen eine „Geisteskrankheit" nicht als gegeben hin, sondern suchten nach den *psychischen* Ursachen der Störung und brachten dem betroffenen Patienten Achtung und Wertschätzung entgegen; sie glaubten an Heilung oder zumindest an eine Besserung der psychischen Störungen. Was den — insgesamt respektvollen — Umgang mit den Patienten betrifft, so könnten viele psychiatrische Einrichtungen auch heute noch sehr viel von den alten Analytikern lernen.

Die psychoanalytische Theorie unterteilt den „seelischen Apparat" (wie Freud die Psyche nannte) in zwei, bzw. drei Ebenen: das „Unbewußte" und das „Bewußte", als dritte Ebene wurde von Freud das „Vorbewußte" eingeführt. Das Bewußte ist — vereinfacht gesagt — all das, worüber man im Moment etwas aussagen kann. Das Unbewußte ist der Sammelort der Triebe und der verdrängten emotionalen Erfahrungen und Phantasien. Für die Funktion des seelischen Apparates sind — nach Ansicht der Freudianer — mindestens drei Bereiche erforderlich:

> Das *Es* ist ein Teil des Unbewußten und stellt das eigentliche Reservoir der Energien und Triebimpulse dar (Groddeck: „Es treibt mich"). Die triebhaften Regungen sind vom Lustprinzip bestimmt und können nicht bewußt kontrolliert werden. *Es* will eine sofortige Triebbefriedigung ohne Rücksicht auf die realen Verhältnisse, *Es* ist unabhängig von Zeit, Moral oder Logik.
>
> Das *Ich* ist der Realität verbunden und paßt die triebhaften Bedürfnisse des *Es* an die (einschränkenden) Bedingungen der Außenwelt an; dabei werden Gebote und Verbote des *Über-Ich* berück-

sichtigt. Das *Ich* ist also ein Mittler zwischen *Es* und *Über-Ich*. Die sogenannten Ich-Funktionen sind Wahrnehmen, Denken, Erinnern usw.

Das *Über-Ich* zügelt die Triebregungen des *Es*. Im *Über-Ich* liegt das Gewissen, das wiederum geprägt ist von den moralischen Vorstellungen der Eltern und den allgemein-gesellschaftlichen Regeln. Das *Über-Ich* enthält bewußte und unbewußte (teilweise „ererbte") Moralvorstellungen. Wer sich den moralisch-hemmenden Kräften des *Über-Ich* widersetzt, kann in Angst- oder Schuldgefühle verfallen.

Zur Veranschaulichung wird manchmal auch folgendes Bild benutzt: Eine Reiterin oder ein Reiter (= das sich-kontrollierende „Ich") sitzt auf einem ungezähmten Pferd (= die triebhaften Impulse des „Es"); vom Reitlehrer (= „Über-Ich") stammen, auch wenn er nicht immer anwesend ist, die Verhaltensregeln.

Wenn Freud vom „Psychischen Apparat" spricht, erinnert dies an eine naturwissenschaftlich-technische Betrachtungsweise der Seele. In einer Zeit der aufstrebenden Naturwissenschaften wollte Freud auch die menschliche Seele in Einzelteile zergliedern, ähnlich dem Botaniker, der eine Pflanze in Stücke zerlegt und unter dem Mikroskop analysiert.

Die klassischen Freudianer definieren, welche Funktionen des Seelenapparates als „normal" gelten können. Sie bezeichnen Abweichungen und Störungen als Krankheiten und klassifizieren diese beispielsweise als Neurosen oder Psychosen. Es taucht auch hier wieder ein Normalitätsbegriff auf, der sich am Durchschnittsmenschen — der Mehrzahl der Menschen einer soziokulturellen Einheit — als Maßstab für „normal" und „geistig gesund" verbindlich orientiert.

Übung: „Verändern Sie den Zustand des Universums"

Verehrter Leser — verändern Sie den Zustand des Universums!
So sagt Albert Einstein:
„Wenn ein Lebewesen, wie etwa eine Maus, das Universum beobachtet, so verändert das den Zustand des Universums."
Nehmen Sie sich diese Maus zum Vorbild und beobachten Sie das Universum ... Sie bewirken galaktische Veränderungen ...

Eingehüllt in Mystik

Neben dem individuellen Unbewußten gibt es bei C. G. Jung ein kollektives Unbewußtes, nämlich den Sitz der Ur-Instinkte: der Archetypen, die angeborene „Urbilder", „mythische Motive", magische Gestalten, die zum mythologischen Wissen der menschlichen Kulturen, aber auch der Einzelmenschen, gehören und die Quelle sind für kreative Tätigkeiten. Bekannte Archetypen sind der alte Weise, Drachen, „Djinns und sonstige Teufel" (C. G. Jung), Nixen, Totengeister, der Zauberer, Medizinmann, Elfen, Hexen, „mächtige Ahnengeister oder Götter" (C. G. Jung).

„Wie der menschliche Körper ein ganzes Museum von Organen darstellt, von denen jedes eine lange Entwicklungsgeschichte hinter sich hat, so können wir auch erwarten, daß unser Geist in ähnlicher Weise organisiert ist. (. . .) Ich meine die biologische, prähistorische, unbewußte Entwicklung des Geistes im archaischen Menschen, dessen Psyche der des Tieres noch sehr ähnlich war. Diese unermeßlich alte Psyche bildet die Grundlage unseres Geistes, so wie die Struktur unseres Körpers auf dem allgemeinen anatomischen Muster des Säugetieres beruht."
C. G. Jung

Zu den Archetypen gehört auch die „Anima", das Seelenbild der Frau im Unbewußten des Mannes, das als gegengeschlechtliches (archetypisches) Urbild zwar im Gegensatz zum männlichen Selbstbild steht, aber — gerade deshalb — das männliche Verhalten entscheidend mitprägt. Die Anima kann dem Mann im Traum oder in der Tagtraum-ähnlichen Phantasie erscheinen, als Bild der Eva, personifiziert durch die heilige Gottesmutter Maria, als Elfe oder Hexe usw.

„Die Anima verkörpert alle weiblichen Seeleneigenschaften im Manne, Stimmungen, Gefühle, Ahnungen, Empfänglichkeit für das Irrationale, persönliche Liebesfähigkeit, Natursinn und als Wichtigstes die Beziehung zum Unbewußten."
Marie-Louise von Franz, eine Schülerin von C. G. Jung.

Die Anima im Manne wird auch vom Wesen der leiblichen Mutter entscheidend geprägt; war diese launenhaft und kalt, zwanghaft ordentlich und uneinfühlsam, dann wird auch eine eher negative Mutter-Animafigur im Innern des Mannes entstehen. *Dies kann aber — mit eigener oder fremder Hilfe — überwunden werden, so daß eine Anima mit vielen Gesichtern entsteht:* In ihren idealen Formen vermischt sich Liebe mit Weisheit, personifiziert als Athena, die Göttin der Weisheit oder als die allbekannte Mona Lisa ... In ihrer Idealform kann die Anima zur Führerin in die Innenwelt eines Mannes werden.

> „Was bedeutet die Rolle der Anima als einer Führerin nach innen praktisch? Ihre positive Funktion entwickelt sich dann, wenn ein Mann seine Gefühle, Launen, unbewußten Erwartungen und Phantasien ernstnimmt und in irgendeiner Form festhält, zum Beispiel durch Aufschreiben, Malen, Modellieren, in Musik oder Tanz. Wenn er dann geduldig über sie nachsinnt, steigen mehr und mehr Inhalte aus der Tiefe auf. Das Nachsinnen muß jedoch ein intellektuelles *und* moralisches sein, das heißt unter Beiziehung des Gefühls geschehen, und die Phantasie muß als unbedingt wirklich genommen werden, ohne geheime Nebengedanken, es handle sich ja doch, ‚nur' um eine Phantasie."
> *Marie-Louise von Franz*

Entsprechend der Anima im Manne herrscht auf seine Weise der Animus — das Seelenbild des Mannes — im Unbewußten der Frau. Symbole des Animus reichen vom einfach-körperlichen Mann (Typ Dschungelheld Tarzan oder ähnliche Varianten) bis zu wild-romantischen Männern (Typ Beatles, James Dean), gefühlvoll-harten Helden (Typ Hemingway) oder — schließlich — bis zur männlichen Verkörperung von Weisheit (Typ Gandhi, Nelson Mandela). Marie-Louise von Franz schreibt dazu:

> „Auch die gegengeschlechtliche Verkörperung des Unbewußten in der Frau — der Animus — trägt positive und negative Züge. Der Animus äußert sich aber bei den Frauen nicht so häufig als erotische Phantasie oder Stimmung, sondern eher als ‚heilige' Überzeugung. Wenn letztere laut und männlich energisch geäußert wird, ist diese männliche Seite in der Frau leicht erkennbar; sie kann aber auch in einer äußerlich sehr weiblich wirkenden Frau als

stille, aber eisern-unerbittliche Macht auftreten. Plötzlich stößt man dann bei ihr auf etwas, das kalt, nicht mehr diskutierbar und eigensinnig wirkt."

C. G. Jung befaßt sich nicht nur mit „seelisch kranken" Menschen, sondern richtet sich an alle Menschen — auch an die sogenannten gesunden, da alle Menschen dieselben Probleme haben, wenn auch in unterschiedlicher Intensität. Psychisches Leiden wird nicht per se als Negativum abgestempelt, es können stattdessen tragende Impulse davon ausgehen. „Aus dem Leiden der Seele aber geht alle geistige Schöpfung hervor und jeglicher Fortschritt des geistigen Menschen . . ." (C. G. Jung).

Für C. G. Jung hat die Psyche eine natürliche Ausrichtung auf das Göttliche und Heilige — die Religion wird als eine Äußerung der menschlichen Seele erfahren. „Ich glaube nicht an einen persönlichen Gott, aber ich kenne eine sehr persönliche Kraft, deren Wirkung kein Widerstand entgegengesetzt werden kann. Ich nenne sie ‚Gott' . . ." (C. G. Jung)

Der anti-wissenschaftliche Weg

> „Wenn ich die Brücke überquere,
> siehe, dann fließt nicht das Wasser,
> sondern die Brücke."
> *Zen-Meister Fudaishi*

Man hat den Eindruck, die von Freud und seinen Anhängern geschaffene Psycho-Theorie sei die einzig gültige Wahrheit über das menschliche Seelenleben. Das Modell der Freudianer ist nur *eines* unter vielen möglichen Konzepten und enthält — wie alle spekulativen Theorien — zahlreiche Widersprüche und viel Mutmaßliches. Die von Vernunft bestimmte psychoanalytische Theorie hat vor allem in Nordeuropa und Nordamerika großen Anklang gefunden, sehr viel weniger in den südlichen Ländern (in Griechenland, Italien, Südamerika etc.), noch weniger in den asiatischen Ländern, wo meist ganz andere Vorstellungen von „Psyche" vorherrschen.

Der Japaner D. T. Suzuki, eine international anerkannte Autorität auf dem Gebiet des Zen-Buddhismus und der Psychologie, schreibt:

> „Der Verstand dient in unserem täglichen Leben verschiedenartigen Zwecken, bis zur individuellen oder massenhaften Vernichtung von Menschen. Er ist ohne Zweifel überaus nützlich, aber er löst nicht das letzte Problem, vor das jeder früher oder später in seinem Leben gestellt wird. Es ist dies das Problem von Leben und Tod, das den Sinn des Lebens betrifft. Stehen wir davor, muß der Verstand bekennen, daß er nicht imstande ist, mit diesem Problem fertig zu werden, denn er gerät unvermeidlich in eine Sackgasse ... wogegen ich mich ausspreche, ist, daß der Verstand für die höchste Wirklichkeit gehalten wird. Der Verstand wird benötigt, um, wenn auch nur sehr vage, festzustellen, wo sich die Wirklichkeit befindet. Aber die Wirklichkeit läßt sich nur erfassen, wenn der Verstand seinen Anspruch auf sie aufgibt."

Ob in Europa oder Nordamerika, ob in Indien oder Japan, überall haben sich inzwischen die angeblich exakten Wissenschaften ausgebildet — unter ihnen auch die Psychologie und Psychiatrie. Diese *beschreiben* einen Gegenstand (eine Blume oder den Apparat „Seele") und unterziehen ihn einer physikalisch-chemischen oder einer test- oder verhaltens-psychologischen Analyse; sie erklären ausschließlich mit dem *Verstand*, angeblich rein objektiv. Indem ich die Blume analysiere und dadurch herausfinde, daß etwa mit Hilfe des Chlorophylls Licht assimiliert wird, kenne ich dennoch das *Wesen* der Blume nicht. Aber: Ich habe die Blume durch die Analyse zerstört. Ähnliches gilt für den Menschen: Durch analytischen Verstand ist vielleicht der Einfluß des elterlich-geprägten Über-Ichs auf das Ich zu erkennen, man zerlegt den Menschen in seelische Teile — dabei wird jedoch seine Ganzheit zerlegt, ohne sein Wesen zu erfahren.

Anstelle von „analytisch-zerlegenden" Methoden, wie sie von den vernunft-orientierten Wissenschaften angewandt werden, gibt es noch andere Möglichkeiten, Erkenntnisse zu gewinnen, *ohne* den Gegenstand der Betrachtung in einzelne Stücke zu zerteilen. Hierbei spielen die Gefühle des Betrachters — nicht sein Verstand — eine besondere Rolle: seine Subjektivität, sein Einfühlungsvermögen, sein Instinkt, seine Intuition, Phantasie und Kreativität.

Das Koan ist ein — oftmals absurdes — Problem, das ein Zen-Meister seinem Schüler zur Lösung präsentiert: Doch eine Lösung im üblichen Sinne gibt es nicht. Zen-Meister Hakuin: „Laß mich das Geräusch einer einzelnen klatschenden Hand hören." Durch das Koan sollen wir uns Zugang zum sogenannten Unbewußten schaffen, und unser Sehen erweitern.

„Wenn du etwas machst, bekommst du etwas. Wenn du nichts machst, bekommst du alles." (Seung Sahn)

D. T. Suzuki stellt dem üblichen wissenschaftlichen Vorgehen einen antiwissenschaftlichen Weg gegenüber, den er die „Methode des Zen" nennt:

> „Die Methode des Zen besteht darin, in den Gegenstand selbst einzudringen und ihn sozusagen von innen zu sehen. Die Blume kennen heißt, zur Blume werden, die Blume sein, als Blume blühen und sich an Sonne und Regen erfreuen . . . Gleichzeitig mit meiner ‚Kenntnis' der Blume kenne ich alle Geheimnisse des Universums einschließlich aller Geheimnisse meines eigenen Ichs . . .
> Das heißt, indem ich mich in der Blume verliere, kenne ich mein Ich ebenso wie die Blume. . . . Diese Art, die Wirklichkeit zu erkennen oder zu sehen, kann man auch triebhaft oder schöpferisch nennen. Während die wissenschaftliche Methode darin besteht, den Gegenstand zu töten, den Leichnam zu sezieren, . . . nimmt das Zen das Leben so, wie es gelebt wird . . ."

Das menschliche Da-Sein, die Seele, ist nicht zu begreifen — Kosmisch-Göttliches ist der üblichen wissenschaftlichen Vernunft völlig verschlossen. Psychologische Statistiken, die Forschung über Transmitter oder die Wissenschaft atomarer Spaltungen erscheinen zwar hochinteressant und faszinierend, sind aber angesichts des unendlichen Universums auch künmerlich. Vielleicht gelingt es irgendwann einmal, die verbohrte Fortschrittsgläubigkeit abzulegen und wieder bescheiden zu werden, die Absurdität unseres Da-Seins zu erkennen und zu akzeptieren. Gleichzeitig können wir — angesichts der letztendlichen Absurdität unseres Daseins — unermeßliche Kraft schöpfen: Mit Hilfe dieser Kraft machen wir uns auf den Weg nach oben und klopfen an das Tor des Himmels. Doch zum Himmelstor kommen wir nicht im Innern einer Raumfahrtrakete, sondern eher auf dem Rücken einer Grille (wenn sie uns dazu einlädt).

> „Zen ist seinem Wesen nach die Kunst, in die Natur seines Seins zu blicken, und es zeigt den Weg von der Knechtschaft zur Freiheit ... der Anhänger des Zen kann Ihnen sagen: Sie haben alle vergessen, daß Sie Künstler, als schöpferische Künstler des Lebens geboren wurden und daß Sie von Neurosen, Psychosen oder wie Sie Ihre Leiden auch nennen mögen, geheilt sein werden, sobald Sie diese Tatsache und Wahrheit erkannt haben."
> *D. T. Suzuki*

Zen will sich von gängigen Begriffen lösen und möchte überkommene, starre Denkformen zerschlagen. Das Paradox gilt als Mittel, der inneren Wahrheit näher zu kommen. Hier sind auch — trotz aller Gegensätze — Berührungspunkte zum europäischen Existentialismus von Sartre und Camus; im Existentialismus fehlt jedoch das Göttliche oder Kosmische als möglicher Hinweg, es überwiegt die Ansicht von der Absurdität des Lebens, aus der es einen Ausweg letztendlich nicht gibt. Albert Camus:

> „Im Bereich und auf der Ebene des Verstandes kann ich also sagen, daß das Absurde nicht im Menschen und (...) auch nicht in der Welt liegt, sondern in ihrem gemeinsamen und gleichzeitigen Vorhandensein. Das ist zunächst das einzige Band, das sie verbindet. (...) Das einzig Gegebene ist für mich das Absurde. Das Problem ist: zu wissen, wie man da herauskommt und ob aus diesem Absurden der Selbstmord zu folgern ist."

Im Vergleich dazu ist der Zen-Buddhismus eine durchaus positiv-orientierte, Gott-suchende und Gott-findende „Religion", die radikale Fragen stellt und auf radikale Weise provoziert.

D. T. Suzuki schlägt eine Brücke zwischen Zen-Buddhismus und europäischer Mystik. Den Weg mystischer Verinnerlichung findet Suzuki auch bei Meister Eckhart — er stellt erstaunt fest, wie nahe Meister Eckharts Gedankengut und die Vorstellung des Zen-Buddhismus einander sind. Das Paradoxe als

Wegweisung existiert auch in der europäischen Mystik. So sagt Augustinus: „Gott wird angemessener im Nicht-erkennen erkannt."

In ähnlicher Weise schreibt Seung Sahn: „Du mußt diesen Geist des Nichtwissens immer und überall bewahren. Das ist die wahre Zen-Übung."

Paradoxe Aussagen bergen eine Erfahrung, die man nicht dadurch entdeckt, daß man ihnen rational und intellektuell zustimmt.

Ein kleines Kind als Zen-Meister
Die Mutter fragt den kleinen Sohn:
„Welchen Apfel möchtest du,
den roten oder den gelben?"
Der kleine Sohn antwortet ohne Zögern:
„Den blauen Apfel!"

Indem du dich auf das Paradoxon einläßt und mit entschiedener Konzentration darin versinkst, schwinden langsam deine logischen Gedanken, und die Ich-Bedürfnisse werden kleiner und kleiner. Theoretisches Wissen und logische Fakten sind dabei nicht dienlich, sondern sogar störend. Du blickst in einen Abgrund des Nicht-Wissens und fällst in einen totalen — im innersten Kern kreativen — Zweifel. Dies alles geschieht auf einer nicht-rationalen Ebene, du denkst nicht mit den Mikrostrukturen deines Gehirns, sondern mit dem Feuer im Herzen und dringst in die Wesenstiefe deines Seins. Du schaust in den Tod hinein und siehst dahinter die Leere und das Nichts. Du fühlst Glück und gleichzeitig Nicht-Glück, du empfindest Angst und Liebe und gleichzeitig das unendliche Nichts. Du als ganzer Mensch in deinem Sein wirst ergriffen, und wenn du dich — entschieden — treiben läßt im Strom des Ergriffen-seins, dann wirst du vordringen in einen Bereich, wo du die Quellen Deines Seins *erahnen* kannst ...

In der kosmisch-göttlich-gerichteten mystischen Erfahrung kann so ein Gewahrwerden des Universalen geschehen, sogar eine innerste Begegnung oder ein Eins-werden von Kosmisch-Göttlichem (= Alles oder Nichts) und Mensch, die unio mystica.

Übung: „Sich verbinden"

Versuche, dich mit dem „Kosmisch-Göttlichen", (was immer du darunter verstehst) zu verbinden.
Und suche dir einen Ort, wo du dich dem „Kosmisch-Göttlichen" am nächsten fühlst.

Ein wesentlicher Bereich des Zen liegt darin, den Weg der Erleuchtung zu finden — „satori", ein Vorgang, der von außen besehen scheinbar banal ablaufen kann. Der Akt der Erleuchtung läßt die Essenz der eigenen Existenz schauen und etwas völlig Neues entdecken, das man mit großer Klarheit erfährt und welches das ganze Leben erhellt.

Ein weiteres Wesensmal des Zen-Buddhismus ist das meditative Sitzen — Zazen: dies beinhaltet das Sitzen mit gekreuzten Beinen, bei gerader Wirbelsäule, regelmäßigem Atmen, wenig geöffneten Augen, den Blick — wenn man zum Beispiel vor einer weißen Wand sitzt — auf einen Punkt fixiert. Zazen bedeutet, sehr lange Zeit ohne Unterbrechung zu sitzen, viele Stunden, ohne sich zu bewegen — und so allmählich innerlich ruhig zu werden. Die Art des Sitzens darf in einigen Zen-Schulen modifiziert werden (sie ist nicht so streng geregelt wie der Lotussitz der Hindus). Ziel ist die Innenschau in die eigene Natur des Seins ... keine Gedanken erstehen ... Gedankenleere ... und schließlich absolute Leere ...

Zenmeister Ying-an: „Das Zen-Leben ist der kürzeste Weg; er erfordert nicht den geringsten Kraftaufwand, um Erleuchtung zu erlangen und Zen unmittelbar da zu verwirklichen, wo du bist."

Die Essenz des Zen-Buddhismus ist die Freiheit, womit aber nicht die gesellschaftlich-gewährte politische Freiheit gemeint ist; Freiheit, die von außen gewährt wird, kann auch wieder genommen werden. Die Zen-Freiheit muß von innen her entwickelt werden, darin liegt auch hier eine Paradoxie: Die Zen-Freiheit muß nicht erst kreiert werden, sie ist schon immer gegenwärtig, sie schlummert nur und muß lediglich erweckt werden. Durch inneres Erkennen befreien wir die Seele, unsere Seele, von blindmachenden Beschränkungen und reinigen sie von jahre- oder jahrzehntelangen Konditionierungen. Angehäufter Psycho-Müll wird beseitigt, die Seele entschlackt. So kann sich innere Freude, Gelassenheit und Liebe wieder entfalten. Die Zen-Freiheit — „suchen ohne zu suchen" (Zen-Meister Bu'nan) — ist nicht leicht und dennoch einfach — sie dient der Therapie der Seele. Hierfür bräuchte man nicht einmal einen Therapeuten oder Meister, ein geistiger Führer kann jedoch manchmal anregen, den Weg im Nebel zu erkennen.

> „Es ist Ziel des Zen, uns davor zu bewahren, geisteskrank oder seelisch verkrüppelt zu werden. Das verstehe ich unter Freiheit, daß man allen schöpferischen und wohlwollenden Impulsen, die in unserem Herzen schlummern, freien Spielraum läßt. Im allgemeinen sind wir der Tatsache gegenüber blind, daß wir alle notwendigen Fähigkeiten besitzen, die uns glücklich und anderen gegenüber liebevoll machen."
> *D. T. Suzuki*

Übung: „Meditatives Zazen-Sitzen"

Setzen Sie sich bitte auf den Boden oder setzen Sie sich auf ein Kissen ... Richten Sie bitte Ihre Wirbelsäule auf, so daß eine Achse zwischen Erdinnerem und Universum entsteht ... atmen Sie tief und regelmäßig ... versuchen Sie sich völlig zu entspannen ... schließen Sie Ihre Augen bis zu einem kleinen Spalt ... fixieren Sie an der weißen Wand, vor der Sie sitzen irgendeinen Punkt ... und lassen Sie Ihre Augen nicht mehr los von diesem Punkte ... wenn Ihnen Gedanken kommen, dann lassen Sie sie vorbeiziehen wie Wolken am Himmel und lassen sich nicht von ihnen stören ... allmählich kommen Sie in eine Gedankenleere ... und schließlich in eine Gefühlsleere ... alles ist leer...... Sie sitzen meditativ vor einem meditativen Punkt an der Wand, der sie führt ... führt in die Leere ... in die unendliche Leere ... eine Leere, die kreativ ist ... und irgendwann gefüllt werden kann ...... sitzen Sie in Zazen ... lange, sehr lange, unendlich lange ... leben zwischen Sein und Nichts ... Zazen ... Zazen ... Zazen ...

Klassische Bücher des Zen-Buddhismus sind keine Lehrbücher, keine Anleitungen zum Erleuchtet-werden. Zen-Lehren sind weder Religion, Ideologie noch Therapieschule, sie wollen vielmehr Impulse geben, uns mit einem Gedankenblitz aufrütteln und dazu anstiften, die innere Freiheit zu erwecken. Das Studium des Zen will der Intuitution neue Räume erschließen, will aber auch das rationale Denken schärfen und solchermaßen zuspitzen, daß sich eine neue Art von Logik und Wissen herausbildet. Dieses neue Wissen muß von innen erobert werden, es kann nicht von außen, von Schulen oder Vordenkern empfangen werden. Zen-Buddhismus ist keine rein „östliche" Methode, wenn auch das Gros der Zen-Meister in China und Japan lebten und leben.

Die Universität des Zen ist die ganze Welt, jeder kann eintreten.

Zen-Buddhismus ist „eine praktische Psychologie der Befreiung" (so Thomas Cleary).

Befreiung

Jemand bittet die Meisterin: „Lehre mich den Weg zur Befreiung"
Meisterin: „Wer bindet dich?"
Jemand: „Niemand bindet mich."
Meisterin: „Wozu Befreiung suchen, wenn sie schon da ist."

Die Gefühle als Moleküle

Eine aufsehenerregende Entdeckung hat das neomaterialistisch-naturwissenschaftliche Bild vom Menschen verändert: die Entdeckung der Botenstoffe, die auch Neuro-Transmitter oder „körpereigene Drogen" genannt werden.

Ob wir uns ärgern oder glücklich sind, ob wir uns entspannen oder hyperaktiv sind, ob wir voller Kreativität sprühen oder Lust auf Sex haben — all dies läßt sich bio-chemisch erklären: Es sind winzige Botenstoffe, kleinste Moleküle, die in unserem Gehirn und im gesamten Körper hin- und hereilen und unsere Gefühle und Gedanken von einer Nervenzelle zur anderen, von einem Organ zum andern „transportieren".

Die wissenschaftlichen Erkenntnisse der Gegenwart beweisen: All unsere Gefühle und Gedanken, unser Wahrnehmen und Handeln werden von diesen Boten-Molekülen getragen, weitergeleitet und „verarbeitet". Ohne Botenstoffe ist — materiell gesehen — Denken und Fühlen nicht möglich.

Jahrhundertealt ist das Rätsel, ob die Seele des Menschen auch körperlich „faßbar" ist, ob die Gedanken Materie besitzen. Als Bindeglieder zwischen Seele ~ Geist und Körper ~ Materie agieren die Botenstoffe, die körpereigenen Drogen.

Die Botenstoffe sind gewissermaßen ein sichtbarer Teil unserer Seele, ein materielles Äquivalent unserer Gedanken und Gefühle, aber: Gedanken und Gefühle und unsere gesamte Seele sind nicht gleichzusetzen mit den materiell nachweisbaren Botenstoffen.

Die Entdeckung der Botenstoffe ist interessant und mag sensationell sein, letztendlich sind wir aber dem Geheimnis „Seele", dem Geheimnis des Urgrundes der Materie-Teilchen keinen Schritt näher gekommen.

Dennoch läßt sich das Wissen um die körpereigenen Drogen und die Kenntnis ihrer gezielten Stimulierung therapeutisch einsetzen, auch im Sinne einer Selbstregulierung.

Blick in die Zukunft — geklonte Seelen?

An die Realität von gentechnologisch-modifizierten Tomaten haben wir uns — fast — gewöhnt, ob wir das gut finden oder nicht.

Eine Spur menschlichen Speichels, weniger als ein Tausendstel Gramm, genügt der Gen-Technologie der Zukunft, um die DNA-Identität des Speichelspenders zu identifizieren und ein menschliches Klon-Wesen in Auftrag zu geben: ein Klon, das bis in die Hautporen hinein identisch mit dem Original sein kann, „natürlich" auch identisch hinsichtlich der psychischen Eigenschaften. Es ist nicht mehr Wissensprivileg von Gott, dem Schöpfer, mittels welcher genetischer Bausteine — DNA —

beispielsweise wissenschaftliche Genies, Schriftsteller, Tänzerinnen oder Mega-Leistungssportler zu kreieren sind.

Die sich zwischen „Gen und Wahnsinn" bewegende DNA-Wissenschaft wird irgendwann auf relativ einfache Weise eine Kopie vom Menschen herstellen können, so wie man eine Kopie von einem Schriftstück anfertigen kann.

Auch wenn die technische Reproduzierbarkeit des menschlichen Erbguts gleiche Klone entstehen läßt, ist dieses „Wunder" der Wissenschaft ein rein materielles Wunder, das den ursprünglichen Ursprung der Materie nach wie vor nicht zu erklären weiß. Was hinter dem Materiellen ist, kann mit materiellen Mitteln nicht erfaßt werden.

Ur-Seele und Individual-Seele — „ich“

> „Ich habe eine richtige Seele gesehen, als kleine Wolke, ganz oben am Himmel. Hast du mich verstanden?“
> *Die kleine C., 6 Jahre, nach dem ersten Religionsunterricht.*

Der universale Raum dehnt sich grenzenlos aus — ist überall, hoch oben in den Sternen oder in unserem Zimmer. Ausgehend von diesem Gleichnis, bitte ich Sie, sich vorzustellen, daß das „Seelische“, das ich Ur-Seele nenne, über-all ist, im Kosmos und hier auf Erden, in allen Lebewesen und wohl auch in den Dingen. Die Ur-Seele — vergleichbar dem Raum — erfüllt alles — und erfüllt natürlich auch Sie und Ihre Persönlichkeit — die Ur-Seele ist das transpersonale Sein, ist das „höhere Selbst“ und im weitesten Sinne — „Göttliches“.

Ein winziger Teil der Ur-Seele löst sich gewissermaßen und inkorporiert sich in einem Einzelwesen, zum Beispiel in einem Menschen. Ähnlich ist es, wenn der unendliche Raum auch einen tönernen Krug füllt: Der Raum in dem Kruge unterscheidet sich vom allumfassenden Raum nur durch seine Begrenztheit. Ebenso unterscheidet sich die Individual-Seele (das „kleine Selbst“) von der Ur-Seele einzig durch ihre Begrenztheit.

Psycho-Matrix als Grundausstattung

Die Ur-Seele ist Sein, unendlich und beständig in Bewegung. Sobald sich aus der Ur-Seele „etwas“ abgrenzt, kreiert sie aus diesem Etwas eine Individual-Seele. Die so entstehende Individual-Seele vollzieht einen Schöpfungsakt, scheinbar aus dem Nichts: sie konzentriert Ur-Energien, so daß Korpuskuläres entsteht — es entwickeln sich Atome, Elektronen und Moleküle und bilden schließlich Aminosäuren und andere Bausteine, die sich Schritt für Schritt zu Zellkernen und zu DNA formen, in der künftiges Wachstum und Entwicklung des neugeschaffenen Lebens festgelegt ist.

Das Körperliche wird zum sichtbaren Teil der Seele. In diesem Schöpfungsakt bringt die individuelle Seele (als „Teil" der Ur-Seele) primär die unendlichen Erfahrungen der Ur-Seele mit, erfährt aber gleichzeitig körperliche Begrenztheit. Trotz der Begrenztheit verbleibt und besteht eine Verbindung von Individual-Seele zur Ur-Seele. Wie die Ur-Seele ist auch die Individual-Seele Bewegendes. Der wesentliche Unterschied zwischen Individual-Seele und Ur-Seele liegt darin, daß sich erstere als abgetrenntes Einzelwesen erfahren kann, als „in-die-Welt-geworfene" Existenz, das Allein-Sein spürt. Im Gegensatz hierzu bedeutet das Sich-hineinbegeben in die Sphäre der Ur-Seele (das Erleben des höheren Selbst) ein großes Gefühl von universaler Grenzenlosigkeit und Freiheit, ein Verbunden-Sein mit anderen Individual-Seelen, einen Hauch von spiritueller (nicht-individueller!) Unsterblichkeit. *Die menschliche Individual-Seele kann sich gleichermaßen individuell und universal erleben.*

Bei der Entstehung eines neuen Lebewesens — beispielsweise bei der Befruchtung einer menschlichen Eizelle — liefert die Individual-Seele gewissermaßen *die Lebensenergie*, auch in Form einer — *materiell faßbaren* — psychischen Grundausstattung: *der Psycho-Matrix.* Diese ist — zum einen — eine von Anfang an gegebene *genetisch-neurale Schablone*, die auch Grundlage des „psychischen Apparates" ist und unser „individuelles Schicksal" genannt werden kann.

Die Psycho-Matrix ist — zum anderen — Ort von milliardenfachen, immer neuen *Prägungen* (im Sinne von Programmiert-werden, Ein-drücke erfahren etc.) und *Konditionierungen*: Es strukturieren sich Reiz-Reaktions-Muster, d. h. daß wir auf einen Außenreiz mit einer bestimmten Handlung reagieren. Der Pawlowsche Hund wurde so trainiert (konditioniert), daß er beim Aufleuchten der Lampe (er assoziierte Futter) mit Speichelsekretion reagierte. Den Pawlowschen Hund haben wir längst internalisiert — wir reagieren bei Telefonklingeln mit spezifischer Bewegung und Namensnennung; auf ein bestimmtes Angesprochen-werden (z. B. durch einen Arbeitskollegen) reagieren wir oftmals in einer weitgehend vorgefertigten, antrainierten Handlung.

Prägungen und Konditionierungen geschehen bereits pränatal, später durch Eltern, Schule, gesellschaftliche Normen etc. Das menschliche Verhalten, die Struktur einer Persönlichkeit wird von der Psycho-Matrix bestimmt.

Der DNS-Code — als Teil der genetisch-neuralen Schablone — enthält Entwicklungspläne nicht nur für die Gegenwart, sondern auch für die individuelle Zukunft: embryonal-fetales Wachsen, Säugling-Sein, Krabbeln, aufrechtes Gehen, Lernen, Gedanken, Gefühle und die Entwicklung des Ich-Bewußtseins — Kind-werden, Jugendlicher, Erwachsener, reifer-Werden, alt-Werden — Sterben.

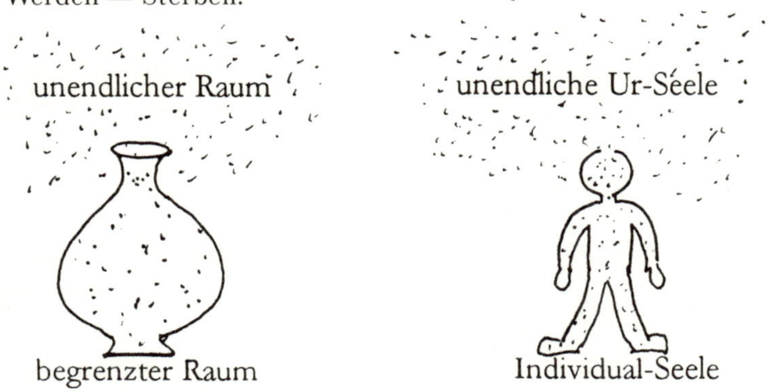

Mit dem Tode vergeht der Körper, und die Individual-Seele wird wieder — nicht abgrenzbarer — Teil der Ur-Seele, die individuelle Seele kehrt gewissermaßen wieder heim in den Ur-Zustand.

Die Psycho-Matrix wird nicht erst während der Kindheit und des Erwachsenenalters geformt; entscheidend sind auch die

Prägungen, die unsere Individual-Seele in der pränatalen Periode erfährt, also während der intrauterinen, neunmonatigen Zeit vor unserer Geburt: Jede Phase der menschlichen Embryonal- und Fötalentwicklung gestaltet nicht nur die körperliche Entfaltung (z. B. die allmähliche Bildung der Verdauungsorgane); auch die Empfindungen, Wahrnehmungen, Wohlgefühle, Sehnsüchte, Aggressionen und Ängste, die während der körperlichen Umgestaltung erlebt werden, prägen sich ein — als Information/Erfahrung in das immer differenzierter werdende System von Hirnzellen.

Während seiner Embryonalzeit — von den ersten Zellteilungen bis zur Geburt — durchlebt jedes einzelne menschliche Lebewesen einige wichtige Stufen der menschlichen Vorfahren, vom Lurch und Fisch bis zum Affen und Urmenschen. Bekanntlich besitzt der menschliche Keimling anfangs einen Schwanz und Kiementaschen, die den Fischen ähnlich sind; später wird der gesamte Körper behaart, das Gesicht des Fötus ähnelt zeitweilig den unmittelbaren hominiden Vorfahren des heutigen Menschen.

Der Embryo durchlebt nicht die gesamte Gattungsgeschichte des Menschen, sondern nur einige Bereiche — dies wird in die ursprünglich weitgehend leere Individual-Seele eingeprägt. *Die seelische Entwicklung verläuft der körperlichen Entwicklung des Embryos ähnlich: Der Fötus mit Kiementaschen lebt auch psychisch sein Dasein als fischähnliches Wesen, während der Phase, in der der Fötus dem Urmenschen ähnelt, fühlt er auch entsprechend seinem Äußeren und erlebt einen Teil des Seelenlebens unserer prähistorischen Vorfahren.* So lassen sich die Archetypen von C. G. Jung erklären, jene Grundschicht im Seelenleben, die allen Menschen (einer Kultur) gemeinsam ist, archaische mythologische Urbilder in unserer Seele, die aus der Frühzeit unserer menschlichen Vorfahren stammen und jetzt als mystische Symbole und geheimnisvolle Erlebnisse im Traum und in anderen Bewußtseinszuständen auftauchen.

Nach der Geburt prägen die individuellen Erfahrungen mit der sozialen Umwelt, die vielfältigen Beziehungen zu den Mitmenschen, denen wir begegnen, ebenfalls das Sein des Menschen, seine Individual-Seele. In der Säuglings- und Kleinkindzeit wirkt vor allem der Einfluß der Mutter und des Vaters und anderer, dem Kind naher Personen. Später, während der Schulzeit, sind es zusätzlich die Lehrer und die Kameraden, die Einfluß ausüben. Hinzu kommen unterschiedlich massive Einflüsse aus Fernsehfilmen und Computerspielen. Die Schicksale artifizieller Helden und die oftmals mit geballter Gewalt gefüllten Spiel- und Trickfilme hämmern sich in Kinderherzen ebenso ein, wie — aus Nachrichten-Sendungen — nahe und ferne Massaker und andere Tragödien. Manche Sprößlinge aus ‚Fernseh-Familien', die täglich stundenlang vor dem TV-Apparat sitzen, werden so im Laufe ihrer Kindheit Zeuge von tausenden von Szenen voll von Schlägereien, Folterungen, Vergewaltigungen und Morden ... Kinder während ihrer naiven Epoche (also während der ersten 3 bis 6 Lebensjahre) erleben alles, was sie sehen, als Wahrheit und werden entsprechend mediengesteuert geprägt, Schulkinder internalisieren alle TV-Helden als Vorbilder, ob diese Helden nun aus bösen oder „guten" Motiven verfolgen, schlagen oder töten. Obwohl im eigenen Lande vielleicht gerade Frieden herrscht, erhalten Kinder mit wahllos-exzessivem Fernseh-Konsum Erfahrungen eingebrannt, die sonst nur Kriegsgenerationen erleiden.

Während der frühen Kinderjahre baut sich — spezifisch für jede gesellschaftliche Kultur — ein *„sozialer Filter"* auf, der gewissermaßen die Psycho-Matrix umhüllt. Dieser Filter erwächst aus den Normen, Geboten und Gepflogenheiten einer menschlichen Kultur, aus ihren Wertvorstellungen, moralischen und religiösen Kategorien: Was ist gut, was ist böse? Was darf ich immer, was darf ich ausnahmsweise, was darf ich nie? Wer ist liebenswert, wer ist abzulehnen? Was darf ich anschauen, was darf ich sagen und was nicht? Wann werde ich gelobt, wann bestraft? Welches Verhalten wird erwünscht? Was ist wichtig im Leben? Was ist logisch, was ist unvernünftig? Was tut mir gut und darf in mich eindringen? Wovor muß ich mich schützen, weil es mich verletzen könnte? Welche Märchengestalten sind wahr? Gibt es Dämonen, Kobolde, Schutzengel, Heilige, Götter?

Parallel zu diesem sozialen Filter ersteht ein individueller Filter aus eigener Erfahrung; als Beispiel möge eine kindliche Erfahrung dienen: Werktags gibt es auf strenge Anweisung der Mutter nie Eiscreme, also wird die Versuchung einer Werbetafel mit Eiscreme an Werktagen gar nicht erst richtig in das Bewußtsein (Teil der Psycho-Matrix) vordringen. Somit entsteht auch kein bewußter Konflikt zwischen Lust und Verbot. Der soziale und der individuelle Filter lassen sich — der Einfachheit halber — als *„mentaler Filter"* zusammenfassen. Alle Wahrnehmungen (auftretende Reize, Informationen) und Empfindungen* können nur dann bis zur Psycho-Matrix vordringen, wenn sie vom mentalen Filter durchgelassen werden. Der mentale Filter hat eine Schutz- und Auswahlfunktion. Bestimmte elementare, für das (Über)Leben essentielle Empfindungen/Wahrnehmungen wie Durst, Hunger, Schmerz und sexuelle Lust durchlaufen offenbar mühelos das Filtersystem und werden uns bewußt, ebenso wie Empfindungen von entstehenden Gefahren.

Subtilere affektive Empfindungen, wie z. B. eine liebevolle Atmosphäre, eine feindselige Spannung oder die Empfindung beim Anblick des aufgehenden Vollmondes durchqueren bei manchen den mentalen Filter, bei anderen nicht oder nur teilweise. Dies hängt davon ab, *wie* der mentale Filter vom jeweiligen gesellschaftlichen Kulturkreis und vom Elternhaus geformt wurde. Rigide, ängstliche Eltern verdichten das Filtersystem ihres Kindes (z. B. durch unzählige Verbote), was dazu führt, daß das Kind sich weniger Wahrnehmungen und Empfindungen bewußt wird: Die Psycho-Matrix eines solchen Kindes kann somit weniger Eindrücke sammeln. Gleichgültige oder oft-abwesende Eltern schaffen bei ihrem Kind ein unvoll-

* Empfindung wird hier nicht im Sinne der üblichen psychologischen Terminologie verwendet, sondern im Sinne von Wahrnehmen einer Atmosphäre, Wahrnehmen (Spüren) der Stimmung eines anderen Menschen, Wahrnehmen (Spüren) von Liebe, oder der „siebte Sinn" im Wahrnehmen von Gefahren, Chancen oder über-sinnlichen Gegebenheiten.

ständiges, „durchlöchertes“ Filtersystem und somit eine mangelhafte Schutzfunktion. Aufgeschlossene, unbeschwerte Eltern, die vielleicht noch zusätzlich eine glückliche Atmosphäre schaffen, machen den mentalen Filter ihres Kindes grundsätzlich durchgängiger und offener: Das Kind muß gegen „normale“ Reize und Informationen keine unnötigen Barrikaden errichten, denn es hat gelernt, schädigende Außenreize zu erkennen und abzuwehren. Die Psycho-Matrix eines solchen freien Kindes sammelt reichhaltige Eindrücke, das Reservoir für Wahrnehmungen, Empfindungen und Erfahrungen wird gefüllt.

Das mentale Filtersystem kann ganz oder teilweise ausgeschaltet werden: Dies geschieht durch bestimmte Drogen, am eindruckvollsten durch Psychedelika (das bekannteste ist LSD), auch durch Psychostimulantien (wie Extasy oder Crack, weniger durch Kokain) und — dosisabhängig — durch Euphorika (wie Alkohol, Opium, Cannabis). Ebenso kann sich das Filtersystem auflösen in extremen psychischen Zuständen (rasende Angst bis Panik), unter extremen Umweltbedingungen, z. B. einsam in der Hitze der Wüste, sogenannter Reizentzug oder — im Gegenteil — durch Reizüberflutung, z. B. exzessive Techno-Disco.

Das Gros von Wahrnehmungen (z. B. das Hören eines Liedes, Riechen einer Speise) oder Empfindungen (Spüren einer angenehmen Atmosphäre) oder Erfahrungen (z. B. das anerkennende Lächeln eines Mitmenschen nach einer bestimmten Leistung) durchqueren den mentalen Filter und erreichen die Psycho-Matrix, ohne daß wir uns dieses Vorgangs unbedingt bewußt werden. So sammeln wir ständig — unbewußt — Informationen und Eindrücke und speichern sie. Was alles in unseren inneren Archiven und Vorratskammern des Gehirns lagert, hat so unvorstellbare Ausmaße erreicht, daß keiner von uns dies annähernd überblicken könnte. Hinzu kommen noch die bereits beschriebenen, gewissermaßen prähistorischen Empfindungen aus unserer Pränatalzeit.

Übung: „Gong erleben"

Bitte versuchen Sie, Ihre Wahrnehmung zu erweitern:
Schlagen Sie einen Gong (oder erzeugen Sie mit einem Musikinstrument einen ähnlich intensiven Ton):
Versuchen Sie, den Ton zu h ö r e n (Tonhöhe, Intensität etc.),
versuchen Sie, den Ton zu s e h e n (welche Farbe, welche Gestalt hat der Ton, welche Bewegungen etc.),
versuchen Sie, den Ton auf Ihrer Haut zu s p ü r e n (Vibrieren oder Kribbeln auf der Haut etc.),
versuchen Sie, den Ton zu r i e c h e n (blumig, stinkig, scharf etc.),
versuchen Sie, die Temperatur des Tones zu empfinden, den Ton mit den Fingern zu tasten (spitz, scharf, weich etc.), versuchen Sie zu erahnen, ob der Ton einsam ist oder gesellig, ob er Geschwister hat oder eigene Kinder,
versuchen Sie, zu erahnen, was der Ton beruflich macht, welche Stimmung er gerade hat, welches Hobby,
versuchen Sie, sich in den Ton hineinzubegeben — werden Sie selbst zum Ton . . . so erfahren Sie alles . . .

Bei manchen Lebewesen — oder bei allen? — kristallisiert sich inmitten des Meeres der Individual-Seele eine kleine Insel des Bewußt-Seins. Man *ist* nicht nur die eigene Existenz, sondern man kann gewissermaßen auch daneben stehen und seine eigene Existenz — wie von außen — betrachten. Bewußt-Sein. Ein weiterer Schritt führt zum Ich-Bewußtsein, Ego-Bewußtsein.

Die genetisch-neurale Schablone ist das Basis-Equipment der Psycho-Matrix. Die Psycho-Matrix erfährt aber von Anbeginn ihres Seins dauernde und zahllose Prägungen und Konditionierungen, die allmählich zum Aufbau von relativ selbständigen Matrix-Einheiten — sogenannten Ego-Bausteinen — führen. Der Mensch verfügt nicht nur über ein „Ego", sondern über viele Egos.

Beispiel: Die kleine C. sieht am Gartentor ihre Freundin (Wahrnehmung, Außenreiz) und freut sich (die Wahrnehmung gelangt ungefiltert zur Psycho-Matrix und hat eine Stimmung erzeugt). In Sekundenschnelle werden noch andere Instanzen der seelischen Matrix berührt (Denken, Gedächtnis, Imagination, soziales Empfinden etc.), schließlich wird unter den vielen Egos eine Auswahl getroffen und dem „kindlichen Spiel-Ego" der Auftrag erteilt zu reagieren. Die kleine C. ruft: „Komm rein, wir können vielleicht baden gehen und dann Eis essen." Alsdann wird das „kindliche Vernunft-Ego" mobilisiert und C. sagt weiter: „Ich frag' gleich den Papa . . ."

Auch ohne Außenreize ist die Psycho-Matrix in eine ständige Selbstbeschäftigung vertieft, die einzelnen Instanzen der Matrix „reden" dauernd angeregt miteinander und stimmen Prägungen und Reaktionsmuster untereinander ab. Wenn vorher von mehreren Egos gesprochen wurde, dann auch deshalb, weil dadurch sichtbar wird, daß der Mensch nicht nur über eine Persönlichkeit, nicht nur über ein Ego verfügt, sondern eine ganze Horde von Egos dirigieren muß. Das bewußte Kennenlernen dieser Teil-Persönlichkeiten ist nicht nur für Menschen mit psychischen Störungen nützlich, sondern kann auch von „Normalen" auf sehr kreative Weise im Alltag gewinnend eingesetzt werden. Viele Mitglieder unserer Leistungsgesellschaft schaffen sich jedoch immer neue, besonders gut funktionierende Ichs, die — rekordsüchtig — auf noch mehr Großtaten, Arbeitsoutput und glänzende Auftritte getrimmt werden. Im vielleicht winzigen Moment einer kleinen Erleuchtung ahnt man dann, daß dies nicht der Sinn des Lebens sein kann und spürt eine unbestimmte Sehnsucht nach einem Zustand, wo man — einfach — ohne diese multiplen Egos glücklich sein kann.

Wahrnehmungen, Empfindungen und Erfahrungen stürmen durch den mentalen Filter hindurch und ergießen sich auf die diversen psychischen Matrices; diese sprechen sich dann schnell untereinander ab, einer oder mehrere Ego-Bausteine erhalten den Auftrag zu reagieren, meist in Form eines konditionierten Reflexes.

Doch die Menschen (und auch die Tiere, vielleicht auch die Pflanzen) *müssen nicht nur reflektorisch handeln, sie können auch tief im Innern der Seele eine bewußte, ein-malige Entscheidung wählen*: ein schöpferisches Unikat (!), anstelle des sterienmäßigen und ubiquitär vorhandenen Reflexverhaltens.

Das Ergebnis des Reflex-Verhaltens ist eine einfache Re-Aktion (wobei „einfach" nicht abwertend gemeint ist). Das Ergebnis einer bewußten Entscheidung, einer getroffenen Wahl (!) ist schöpferisch und zeigt sich als selbständige Handlung.

Nehmen wir einen einzigen, beliebigen Alltag unseres Lebens: Wie oft handeln wir reflektorisch, in Re-Aktion — wie oft handeln wir aus bewußter, freier Entscheidung, in einem selbständigen Tun?

Die Wahrnehmung haben wir als wichtiges Geschehen beschrieben, durch das die psychischen Matrices in Bewegung geraten. Die Wahrnehmung ist vielfältig: Sehen, Hören, Riechen, tastendes Spüren, Schmecken, Temperatur und Lage empfinden, Tasten — und der siebte Sinn — und so weiter.

Die Wahrnehmung ist — wie sollte es anders sein — kein objektiver Vorgang: Jeder sieht die Welt mit anderen Augen, jeder erlebt eine andere Realität!

Was wir wahrnehmen, ist nur eine Illusion, ist nicht die Realität, sondern ein — subjektiv vorgefärbtes — Abbild.

Der Mensch — zum Larvenstadium verurteilt?

Die DNS der Larve enthält den Entwurf und das Potential für den bunten, flatternden Schmetterling. Ähnlich ist es mit den Menschen: Viele ahnen nicht einmal, welche Entfaltungsmöglichkeiten ihrem Wesen innewohnen. Die Metamorphose in bunter Entfaltung ist genetisch angelegt, wird aber durch das Verhaftet-Sein an das Gegebene abgebremst.

Der einzelne zerfließt in der allgemeingültigen Ameisenvolk-Ideologie. Die Biomaschine „Ameise" ist übertragbar auf die Biomaschine „Mensch": Der Mensch ist geprägt und konditioniert, sein Robotertum zu akzeptieren; und wenn er als Roboter weiteragiert, darf er „gut" leben, kriegt Nahrung und Behausung und Geselligkeit.

Der Behaviorist und Harvard-Professor B. F. Skinner hat seine Ratten-Studien im „Skinner-Käfig" ziemlich treffend auf den Durchschnittsmenschen übertragen:

> „Da die Menschen, denen es anheimgestellt ist, frei zu handeln, nicht verantwortungsvoll handeln werden, müssen sie psychologisch genötigt und darauf konditioniert werden, pflichtbewußt, tugendhaft, verläßlich, prompt, fähig, glücklich und gesetzeshörig zu sein. *Die Menschen müssen ununterbrochen mittels Belohnungen und Bestrafungen dazu gebracht werden, das Richtige zu tun.*"

Die Räson des menschlichen Ameisenstaates zwingt uns zu folgendem:

Das naiv-chaotische Aufbegehren des Menschen wird gezügelt, schon früh in der Kindheit müssen die wilden Ur-Impulse unter Kontrolle gebracht werden: Eltern, Lehrer haben diese Aufgabe, notfalls rücken Polizisten und Psychiater an — diese Kontrolle muß lebenslang fortgeführt werden. Die „dienlich konditionierten humanoiden Roboter" werden jedoch für ihr angepaßt-gehorsames Verhalten — ähnlich wie die Ratten in Versuchskäfigen — vielfach belohnt: Konsumartikel, Selbst-Bestätigung durch die Gleichartigkeit der anderen, Sex, Drogen, Fernsehen. „Die larvale Zivilisation gleicht einer Beckett-Landschaft. Jeden Morgen eilen Millionen von Humanoiden zu ihren Sandhaufen und beginnen erneut zu bauen." (Timothy Leary)

Aus der einprogrammierten Ameisenstaat-Mentalität können wir ausbrechen, doch müssen wir dazu unser inneres Programm, unsere Prägungen und Konditionierungen radikal ändern. Das ist nicht einfach, denn die Programmierung zum Massenmenschen hat bereits im Zentralnervensystem spezifische nervale Muster, spezifische Synapsenverbindungen und Neurotransmitter-Kanäle, entstehen lassen.

Extreme in unserem Leben, durch die wir aus der Einförmigkeit des Alltags herausgerissen werden, können alte Programmierungen widerrufen: Wie einst Saulus — durch eine blitzartige Vision — zu Paulus wurde. Zwar erfahren nur die wenigsten eine göttliche Erscheinung, aber es gibt noch andere, tiefgreifende Vorgänge, die das Leben radikal verändern können; dies können high-lights sein oder Deprimierungen: hochakute Verliebtheit, oder eine tief-depressive Krise, ein ungeahnter Erfolg oder Krankheit, Schock, Unfall, transzendales Erleben oder der Tod eines nahen Menschen, ein unerwartet-glamouröser Erfolg, das Gebären eines Kindes, Erfahrungen durch psychedelische Drogen, Trance, Exstase, transzendale Meditation, mystisches Erleben, Grenzerfahrungen des Lebens.

Durch ein überwältigendes Geschehen können die alten neuralen Programmierungen getilgt werden. Sodann öffnet sich der Weg zur Neu-Prägung.

„Das ganze Leben ändern" — das kann schlagartig geschehen durch ein extremes Ereignis — oder langsam, Schritt für Schritt — beispielsweise mit Unterstützung eines Psychotherapeuten oder eines „natürlichen Helfers": auch hier kann sich die Möglichkeit auftun, alte, einengende Programmierungen loszuwerden und sich darauf zu besinnen, daß man nicht im Larvenstadium verharren muß, sondern daß in der DNA der Larve eine Weiterentwicklung zum bunten Schmetterling vorgesehen ist. Man muß „nur" lernen, dieses genetische Spielzeug des Kosmos nicht zu bremsen, sondern gewähren zu lassen, damit es sich tatsächlich entfalten kann.

Übung: „Grundbedürfnisse leben"

Mindestens einmal pro Tag sollten Sie bitte
— laut lachen, auch ohne Anlaß
— singen oder musizieren
— traurig-sein
— tanzen
— spielen wie ein Kind
— jemanden küssen, evtl. auch sich selbst
— erzählen und sich erzählen lassen
— mit Tieren und Pflanzen reden
— sich vor der Sonne verneigen, sich beim Mond bedanken und die Sterne bewundern
— zu innerer Stille finden, wenigstens für eine kleine Weile
— bewußt Liebe empfinden . . .

Bewußt-Sein und sogenanntes Unbewußt-Sein

> Ein westlicher Psychotherapeut im Gespräch mit dem indischen Lehrer Duvanenanda, in Kalkutta:
> Duva: „Was machst du als Psychotherapeut?"
> Therapeut: „Ich versuche, psychische Störungen zu lindern und mehr Selbst-Bewußtsein ins Leben zu bringen."
> Duva: „Mehr Selbst-Bewußtsein — ist das gut?"
> Duva lacht: „Selbst-Bewußtsein bringt Dualität ins Leben. Verschleiert die Wahrheit und schafft — durch Zwiespalt — Leiden. Gib deinem Hund Selbst-Bewußtsein, und er wird unglücklich werden."

Bewußt-Sein heißt — einfach — bewußtes Da-Sein. Ich bin wissend um mich selbst und die Welt. Ich erlebe mich selbst als waches, fühlendes, denkendes Bewußt-Sein. Ich bin bewußt-Sein. Das Bewußtsein ist manchmal da und manchmal nicht da. Wenn es da ist, ist es in seiner Einfachheit da und nicht steigerbar: Es gibt kein geringes oder hohes Bewußtsein. Die genannte Form von Bewußt-Sein „haben" Menschen, Tiere und wohl auch Pflanzen. Zu unterscheiden ist noch das Ich-Bewußtsein: Wenn ich mich als lebensgeschichtlich kohärentes, erlebendes und handelndes „Ich" erfahre, dann entsteht Ich- (oder) Selbst-Bewußtsein. Das Ich-Bewußtsein zeigt viele Grade: es kann fehlen, wenig ausgeprägt oder maßlos übersteigert sein.

Das Gegenteil von (Ich-)Bewußtsein ist nicht Unbewußt-Sein, sondern ursprünglich-naives Eins-Sein mit der Welt-um-uns (so erleben dies im Kleinkindesalter sowohl Menschen wie Tiere).

> „Unser normales Wachbewußtsein, das rationale Bewußtsein, wie wir es nennen", so der amerikanische Philosoph und Psychologe William James, „ist nur ein besonderer Bewußtseinstypus, während drumherum, getrennt nur durch den allerfeinsten Schleier, völlig verschiedene potentielle Formen des Bewußtseins liegen."

Ein Fisch im Wasser schwimmt einfach. Hätte dieser Fisch ein Ich-Bewußtsein, so würde er morgens überlegen, wohin er heute schwimmen könnte und vielleicht seinen Bauch betrachten und denken: „Ich muß mal wieder abnehmen."

Das Bewußtsein ist in der Gegenwart (wobei die Gegenwart nicht als Gegenwart wahrgenommen wird). Das Ich-Bewußtsein dagegen schafft Vergangenheit, Gegenwart und Zukunft, es vergleicht sich mit anderen und bringt Hoffnungen und Planungen auf vorauseilende Ziele.

Der Zen-Lehrer Dogen (im 13. Jahrhundert):

> „Wenn ein Fisch schwimmt, dann schwimmt er immer weiter, und das Wasser hat kein Ende. Wenn ein Vogel fliegt, fliegt er immer weiter, und der Himmel hat kein Ende. (. . .) Wenn es aber einen Vogel gäbe, der erst die Ausdehnung des Himmels, oder einen Fisch, der zuerst die Ausdehnung des Wassers prüfen und dann versuchen wollte, zu fliegen oder zu schwimmen, so fände er seinen Weg nie. (. . .) Der Weg ist niemals groß oder klein, weder selbst noch ein anderes. Er hat nie zuvor existiert, und er tritt auch jetzt nicht ins Dasein. Er ist einfach, wie er ist."

Das „Reservoir (gespeicherter) individueller Wahrnehmungen" und das „Reservoir verdrängter Erfahrungen" wird zusammen mit dem „archetypischen Seelenleben" von der Psychologie mit einem Begriff belegt: das „Unbewußte". Die Bezeichnung „Unbewußtes" ist eigentlich die Negation von „Bewußtes" und definiert sich darüber. Es ist ungeschickt, einen Negationsbegriff zu nehmen, um so wichtige Bereiche der Seele zu benennen. Dabei ist die Trennung in Bewußtes und Unbewußtes artifiziell und findet im Seelenleben nicht statt — immer schöpfen wir in unserem Handeln aus den gespeicherten individuellen Wahrnehmungen und Erfahrungen, teilweise „bewußt" und teilweise „unbewußt", immer als eine Mischung von beiden. Was wir „unbewußtes Handeln" nennen, ist lediglich reflektorisches Tun aufgrund unserer Konditionierungen oder instinktives Tun.

Wenn wir wollen, dann können wir im Bewußtsein verschiedene Ebenen entdecken:

Das „Bewußt-in-der-Realität-sein" ist kein einheitliches Geschehen, sondern wird von drei parallel-bestehenden und manchmal sich-gegenseitig-störenden Bewußtseinsebenen bestimmt. Die eine Ebene nenne ich *helles Bewußtein*, die zweite Ebene *dunkles Bewußtsein* und die dritte Ebene *kosmisches Bewußtsein*.

Übung: „Universum und Leere"

Kreis-malen:
Der Kreis symbolisiert die Absolutheit des Universums und gleichermaßen dessen Leere . . .
Setzen Sie sich entspannt entweder auf den Boden oder an einen Tisch. Vor sich legen Sie ein weißes Blatt Papier, Sie nehmen einen Stift oder einen Pinsel mit Farbe und malen — sehr konzentriert — einen Kreis . . . malen lange in kreisförmigen Bewegungen den Kreis und versuchen sich — in Gedankenleere — zu versenken in dieses Malen . . . und in den Kreis . . .

Zum hellen Bewußtsein: Dies bedeutet, das Leben in der herrschenden — allgemein bekannten — Realität erfassen, meine momentanen Gedanken und Gefühle wahrnehmen, das mich-umgebende-Jetzt erleben; zum Beispiel einen Menschen oder eine Landschaft betrachten, oder meine eigene Arbeit, mein Sprechen oder Essen merken, das heißt, bewußt werden — dies ist das helle Bewußtsein: hell wie der Tag — weil ich erkennen kann.

Das helle Bewußtsein hat gewissermaßen eine ständige Begleiterin: das schwerer erfaßbare *dunkle Bewußtsein*, das Unruhe macht, Angst entfacht, alles in Frage stellt, das dir ein Spiegel ist für die eigene Schwäche, innere Armut, Gewissenlosigkeit, das dir deinen sicheren Untergang, deine Sterblichkeit zeigt. Das dunkle Bewußtsein ist uns etwas fern, so fern vielleicht wie ein drohendes, nächtliches Gewitter, das den Horizont verdunkelt, das in Windeseile hereinbrechen kann und dann mit donnernden Blitzen Gefahren mit sich bringt.

Im Laufe des Lebens wird das dunkle Bewußtsein immer größer, es bildet sich einmal aus jenen Erinnerungen, die mich belasten, quälen oder gar auszehren: finstere Erinnerungen aus der Kindheit, aus späteren Jahren und aus der jüngsten Vergangenheit. Es bildet sich — zum anderen — aus jenem traurig-hilflos-machenden Wissen, das auch ein verrückt-machendes Wissen sein kann, oder ein das Leben-erdrückendes Wissen, zum Beispiel das Wissen um das verbreitete Elend in unserer Welt, das Wissen um meine Umzulänglichkeit, aber auch das Wissen um eine eigene unheilbare Krankheit, um eine verlorene Liebe, um die Sinnlosigkeit und Absurdität meines Da-Seins, um die eigene Einsamkeit.

Das dunkle Bewußtsein ist wie ein besonderer Wächter, dessen Besonderheit darin liegt, daß sein Wachen kein Be-wachen ist, sondern ein Wach-rütteln.

Neben oder zwischen dem hellen und dunklen Bewußtsein steht noch das kosmische Bewußtsein: Diese Bezeichnung ist bildhaft gemeint und weist auf die Öffnung hin, die unsere „krugähnliche" Individual-Seele mit der Ur-Seele verbindet. In lichten, glücklichen Momenten unseres Da-Seins ahnen wir unsere Verbindung zur Ur-Seele — und dennoch bleibt die Ur-Seele, das unendliche Sein, das „Göttliche", nicht ergreifbar und nicht begreifbar, obwohl es allgegenwärtig scheint. Die lichten, glücklichen Momente unseres Da-Seins weisen uns nicht nur zur „göttlichen" Ur-Seele, sie sind überdies — ganz banal — auch „Stoff" für Hoffnung, Frohmut, erfreuliche Gefühle und angenehme Gedanken, auch für Selbst-Täuschung . . .

Übung: „Ich liebe mich"

Sagen Sie bitte laut folgenden Satz:
„Ich liebe mich."
Kommt der Satz leicht über die Lippen? Entstehen Zweifel? Lieben Sie andere mehr als sich?
Wenn Sie wollen, wiederholen Sie „Ich liebe mich" mehrmals am Tag.
Und wenn Sie wollen, können Sie in diesen Liebes-Satz auch Ihnen nahestehende Mit-Menschen einschließen:
„Ich liebe mich und liebe A und B und C . . ."
Bitte sagen Sie den Satz — möglichst laut — „Ich liebe mich" dreimal täglich.

Dunkles Bewußtsein und kosmisches Bewußtsein lassen sich teilweise oder ganz — bei jedem Menschen auf andere Weise — verdrängen, sogar vergessen; auch das helle Bewußtsein kann davon betroffen sein. Dies kann gut sein oder schlecht, falsch oder richtig . . .

Viele suchen einen Psycho-Trainer oder Psycho-Therapeuten, um ihr Selbst-Bewußtsein, ihr Ich-Bewußtsein, zu verstärken. Das mag zweifellos für manche wichtig sein, vielleicht auch überlebenswichtig, doch wenn das Ich-Bewußtsein um jeden Preis aufgebläht und mit rücksichtsloser Power die Ich-(Selbst-)Verwirklichung durchgedrückt wird, dann ist das Ziel verfehlt. Unumschränkte Ich-Stärke zeigen und seinen vermeintlich gefundenen Weg als Ego-Trip begreifen — dies kann das Gesichtsfeld einengen: Die Bedürfnisse der nahen Mitmenschen verschwimmen im Rausch des eigenen Höhenfluges. Da wird mit Ellenbogen-Mentalität die Karriereleiter hochgestürzt, einst geliebte Ehepartner und Kinder werden verlassen, das soziale Umfeld dient nur noch als Selbstbestätigungsfeld.

Der Ich-Mensch in seiner Selbst-Verantwortlichkeit, der aus freiem Willen, eigene Entscheidungen trifft — und der Mensch, der sich als kosmisches Teilchen, als „Werkzeug Gottes" versteht, als Fisch, der sich im Strom treiben läßt . . .

Beide (!) können denselben „wahren Weg" gehen. Nochmals Tao-tê-ching:

> „Wenn der wahre Weg die Welt regiert,
> dann sind die Pferde auf dem Felde.
> Ohne diesen wahren Weg
> werden die Pferde in den Krieg geführt,
> es verlangen die Menschen nach immer mehr,
> und dies ist das größte Unheil,
> Gier und Habsucht
> ist die größte Verfehlung,
> ist Quelle der Selbstsucht -
> ich! ich! ich!
> Würden die Menschen doch lernen,
> daß genug ist, was genug ist,
> dann wäre es ausreichend, und die Menschen wären zufrieden,
> und die Menschen wären glücklich."

Der Seelenvogel

Die Seele — sie lebt in uns, um und über uns und verbindet uns mit der Erde und dem Himmel. So groß, ja so groß ist die Seele — und dennoch haben sie nur wenige Menschen gesehen. Und diese wenigen, die die Seele erblickt haben, waren erstaunt: Die Seele erschien ihnen nicht in Riesengestalt, sondern als kleiner weißer Vogel. Aber eigentlich ist es nicht überraschend — denn tief im Innern der Seele wohnt tatsächlich ein Vogel, der Seelenvogel — er hat listige Augen, einen roten Schnabel, weiße Federn und steht — bevorzugt — auf einem Bein, manchmal auf dem rechten, manchmal auf dem linken. Sein Gesicht hat ziemliche Ähnlichkeit mit einem menschlichen Antlitz — das wußten schon die alten Ägypter. Die alten Ägypter wußten auch, daß der Seelenvogel schon lange vor der Geburt in die kleine Menschenseele hineinschlüpft und darin bleibt, in harten und glücklichen Zeiten. Erst mit dem Tode verläßt der Seelenvogel den menschlichen Körper durch das linke Ohr und fliegt mit bedeckten Augen zum Himmel hoch . . .

„Lieber Seelenvogel — woher kommst du, was tust du, wohin gehst du nach meinem Tod?“

Der Seelenvogel lächelt: „Ihr Menschen müßt immer fragen . . . immer Erklärungen haben . . .“ Und — nach einer Pause — fährt er fort zu reden: „Die kosmische Seele schickt mich zu dir, damit deine Seele nicht verlorengeht . . . Und was ich tue? Ich esse nicht, ich schaue nur . . . und wenn du weinst, dann kommen auch mir die Tränen, und wenn du lachst, dann kichere ich mit. Du siehst — du bist nicht allein, immer bin ich bei dir . . . Und ich helfe dir, wenn du willst, glasklare Gedanken zu fassen und leuchtend-rote Liebe zu spüren.

Und nach deinem Tode? Da trage ich fliegend deine Seele in den Kosmos zurück, wo sie sich glücklich auflösen wird . . .“

Ich: „Was machst du, wenn ich böse bin?“

Seelenvogel: „Dann helfe ich dir — richtig — böse zu sein . . . ‚richtig‘ heißt: auch im Böse-Sein die Liebe nicht ganz zu verlieren . . .“

Ich: „Und wenn ich glücklich bin?“

Seelenvogel: „Dann freu’ ich mich mit dir, und gleichzeitig sorge ich dafür, daß dein Glück begrenzt ist . . .“

Ich: „Warum denn das?“

Seelenvogel: „Du sollst Mensch bleiben und Begrenztheit erfahren. Wenn du die menschlichen Grenzen aufheben möchtest, dann mußt du mit mir — mit mir — fliegen . . .“

Ich: „Das heißt wohl — nur im Sterben werde ich meine Grenzen lösen . . . Bist du, lieber Seelenvogel, bist du unsterblich?“

Seelenvogel: „Sterblich — unsterblich — was heißt das schon . . . willst du wirklich immer leben, ewig und ewig so weiterleben . . . du ruhst all-nächtlich in deinem Tiefschlaf . . . der Tiefschlaf ist ein kleiner Tod, traumlos ist der Tiefschlaf, die Versuchung des Sterblichen . . . du wagst es — oder du freust dich gar darauf, jede Nacht probeweise das Tor des Todes zu durchschreiten, indem du dich in den endlosen See des Tiefschlafs hineinsinken läßt . . . der all-nächtlich erfahrene kleine Tod im Schlafe gehört zum Gezeitenwechsel des Lebens . . . Tag und Nacht . . . Sonne und Mond . . . Leben und Tod . . . Tätigsein und ewig-scheinende Ruhe . . . Was sagt dein Herz jetzt?“

Ich: „Ich weiß nicht.“

Seelenvogel: „Das ist eine kluge Antwort . . .“

Ich: „Kennst du all meine Geheimnisse?“

Seelenvogel: „Ich bin dein Geheimnis — ich, dein Seelenvogel, bin dein Geheimnis . . . hüte es gut, dein Geheimnis . . .“

Wenn die Seele schreit

Seelische Konflikte und der Unsinn psychiatrischer Diagnostik

Alle Menschen erfahren im Laufe ihres Lebens — unterschiedliche — psychische Konflikte, leiden unter Minderwertigkeitskomplexen, psychosomatischen Störungen oder an allgemeinen Gefühlen von Unzufriedenheit und innerer Leere — andere geraten in Angstzustände, Verzweiflung, Depressionen. Wieder andere flippen total verrückt aus, sind dauernd über-euphorisch, hyperaktiv, verschleudern ihr ganzes Geld oder tanzen nackt vor dem Rathaus — und fühlen sich dabei keineswegs krank, sondern vielleicht glücklich wie noch nie zuvor, nerven aber ihre Umwelt bis an die Grenze der Belastbarkeit. Hier sind es meist Angehörige und Freunde, die den Betroffenen zu irgendeiner Form von Behandlung drängen. Manche Menschen empfinden einen Persönlichkeitswandel und sehen sich — angenehm — als Reinkarnation von Napoleon oder Jeanne d'Arc oder glauben sich — unangenehm — von Geheimdiensten verfolgt oder von galaktischen Strahlen verseucht: Solche Heiligen, Propheten, Ver-rückte, Phantasten, gequälte Überlebenskünstler oder exotische Träumer — sind sie psychisch krank? Diese Seelenkünstler bezeichnen sich selbst meist nicht als „krank", wohl aber hält die Umgebung vielerlei Beurteilungen bereit: Wahnsinn, Geisteskrankheit, Verrücktheit, Irre-sein oder — „Schizophrenie" (eine Erfindung der Psychiatrie und somit eine „Krankheit" , die keine ist). Wieder andere Menschen gleiten immer mehr in die finsteren Bereiche des Lebens und geraten an die Grenze des Erträglichen — sie wünschen sich den Tod, denken über Selbstmord nach oder versuchen gar, sich zu töten. Einzelne quälen sich durch eine Tretmühle voll von Phobien und zwanghaftem Tun. Sehr, sehr viele Menschen sind schon immer — ihr Leben lang — eher melancholisch, ernsthaft, in-die-Tiefe-gehend, introvertiert und leiden unter Einsamkeit (auch während einer Partnerschaft), sie lassen sich von negativen Geschehnissen des Alltags viel tiefer beeindrucken als von positiven und spüren immer wieder das Gespenst einer spirituellen Krise — die quälende Sinnlosigkeit des Lebens ...

„Ich kann nicht mehr ...", sagt Frau C.*, verzweifelt, mit Tränen in den Augen ... „Ja, ich muß es so sagen — ich kann nicht mehr ... Ständig habe ich Angst ... maßlose Angst ... diese Angst zerfrißt mich noch ... dann krieg' ich nichts mehr auf die Reihe ... in meiner Wohnung sieht es aus, als hätte eine Bombe eingeschlagen ...
Ich habe einen sehr stillen Arbeitsplatz, da funktioniere ich gerade noch ausreichend, auch wenn ich manchmal heulen muß, ganz ohne Grund. Am Morgen, wenn ich erwache, bin ich jedes Mal entsetzt, daß ich erwache — wie schön wäre es, wenn ich sterben könnte ... nicht qualvoll zugrundegehen, sondern friedlich sterben möchte ich ... aber das Sterben geht zur Zeit auch nicht, ich sehne mich mal nach dem Tod, und manchmal habe ich gleichzeitig unheimlich Angst davor ... ja, ich habe — vor mehreren Jahren — schon einmal versucht, mich umzubringen, mit Tabletten — eine Freundin hat mich gefunden ... das Ganze endete in einer furchtbaren Intensivstation mit Magenauspumpen und so weiter — entsetzlich ...
Ich bin eigentlich sehr religiös, gott-gläubig, doch nun weiß ich, daß auch Gott mich verlassen hat ... ‚Heilige Maria, Mutter Gottes, sei mir gnädig und helfe einer armen Sünderin' — das habe ich immer gebetet, das hat früher auch geholfen, jetzt aber hab' ich den Eindruck — ich schäme mich fast, dies zu sagen — ich hab' den Eindruck, die Heilige Maria wendet sich spöttisch lächelnd von mir ab ...
Ich kann nicht mehr schlafen, nachts wache ich auf und habe brennende Herzschmerzen ... Herzinfarkt denke ich ... so kann es nicht weitergehen ... ich geh' zugrunde ..."

---

* Weitgehend Originaltext einer Frau in mittleren Jahren, die zum ersten Mal eine psychotherapeutische Praxis aufsucht. Diese und folgende Originalschilderungen werden modifiziert, um eine Identifizierung der betreffenden Klienten zu vermeiden.

Unerträgliche Lebensbedingungen treiben manche Menschen in psychische Krisen oder verursachen vielfältige psychosomatische Störungen. Solch unerträgliche Lebenssituationen entstehen beispielsweise durch mangelnde Entfaltungsmöglichkeit innerhalb der Familie, durch Isolierung in Wohnghettos oder durch Konkurrenzdruck am Arbeitsplatz und so weiter.

In unserem Kulturkreis lagert das seelische Gleichgewicht im wesentlichen auf drei Säulen: Wohnung, Beziehung, Job. Fällt eine oder gar zwei dieser tragenden Säulen, wächst das Risiko einer psychischen Störung, vor allem dann, wenn eine spirituelle Orientierung (vorgegebene Religion oder eigene Lebensphilosophie) fehlt.

Darüber hinaus sind wir alle im wachsenden Maße direkt bedroht von Umweltzerstörung, militärischer Aufrüstung und dauernden großen und kleinen Kriegen, indirekt betroffen von Elend und Hunger in den armen Regionen dieser Erde. Die langsame oder plötzliche Vernichtung der gesamten Menschheit ist möglich geworden — dies wird oft „Wahnsinn" genannt und dokumentiert eine derzeit objektiv feststellbare Ausweglosigkeit, die zweifellos das psychische Elend vieler Menschen vermehrt.

Es gibt aber auch Menschen, die die Lebensbedingungen auf unserer Erde scheinbar weniger belasten, die einen erfüllenden Job haben, harmonische Beziehungen, Freunde — und die dennoch sehr unzufrieden oder traurig sind, keinen Ausweg mehr sehen und unter verschiedenartigen seelischen Störungen leiden: Hier spielen oft lebensgeschichtliche Prägungen eine entscheidende Rolle.

Die meisten psychischen Konflikte und Krisen werden ohne fremde Hilfe — durch Selbstheilungskräfte der Seele — überwunden, manchmal unterstützt von engagierten Freunden.

Auf der Suche nach Auswegen aus der individuellen Misere greifen nicht wenige zu legalen oder illegalen Psycho-Drogen, zu Drogen auf Rezept (wie Tranquilizer vom Typ Valium oder das amerikanische Allerwelts-Antidepressivum Prozac, in

Deutschland: Fluctin) oder Drogen, die es überall gibt: Nr. 1 ist der Alkohol, doch auch Haschisch und Marihuana und Kokain sind auf dem Schwarzmarkt zu bekommen. Wer innerhalb von Psycho-workshops Zuflucht in Selbsterfahrungsgruppen sucht, findet oft weniger die Erfahrung des Selbst, als vielmehr die — durchaus wohltuende — Erfüllung seiner Sehnsucht nach gegenseitiger Zuwendung, Wir-Gefühl und Liebe.

Die Notlage des einzelnen wird nicht nur von der Pharma- und Drogenindustrie ausgenutzt, sondern zunehmend auch von einem quasi-industriellen Psychomarkt, der das Begehren nach seelischem Heil und spirituellem Hunger geschickt zu befriedigen weiß. Bei langschwelenden psychischen Spannungen oder in akuter Not bieten sich noch die staatlich oder durch Krankenkassen finanzierten Institutionen an, z.B. psychiatrisch-psychotherapeutische Praxen, die psychosomatischen und psychiatrischen Krankenhäuser und die Universitätskliniken mit ihren psycho-wissenschaftlichen Einrichtungen. Vor allem die letztgenannten Institutionen haben innerhalb unseres industriellen Gesellschaftssystems die Aufgabe, einerseits das Normal-Sein und andererseits die psychische Krankheit zu definieren und Materie-orientierte Behandlungsstrategien zu offerieren (Materie Psychopharmakon, Materie Elektroschock, auch materiell angewandte Psychotherapie). Wohin kann frau/man sich wenden in seelischer Not, wenn Selbstregulierungen nicht mehr lindern?

An den Hausarzt, Sozialpsychiatrischen Dienst, an Freunde, die Telefonseelsorge, Ambulanz für Lebenskrisen (die es in allen größeren Städten gibt), an Psychiater, die eigene Familie, an den Psychologen, Pfarrer der zuständigen Gemeinde, Psychotherapeuten, an Selbsthilfegruppen, an eine psychiatrische Klinik, Privatklinik, an Heilpraktiker, Wunderheiler, zum Psycho-Training oder zur Meditation in ein Kloster?

„Ich bin so selig“, intoniert Patricia P. auf dem Marktplatz der Kleinstadt A., in der sie lebt . . . „Ich bin so selig . . .“, singt sie mit entrückter Stimme, dabei wirkt sie tatsächlich irgendwie glücklich.

Sie zieht durch die Stadt und zieht hinter sich her eine große Kartonschachtel voll mit Papier und Holzscheiten. Schließlich entledigt sich Patricia ihrer feinen Kleider und baut — aus Karton- und Holzteilen — einen mittelalterlichen Scheiterhaufen der Inquisition . . . immer engelgleich singend: „Ich bin so selig . . . flammend in Liebe mit Euch" . . . Patricia, mittlerweile nackt, entzündet den Scheiterhaufen zu einem lodernden Feuer und umschreitet in weiblich-entblößter Schönheit — immer singend — das Feuerritual . . . zwischendurch ruft sie in die größer werdende Zuschauermenge: „Werft alle Sünden in die Flammen und verbündet Euch mit Jupiter — so werdet ihr erlöst werden und Glück wird sein für immer auf Erden und nie mehr wird Hunger und Not regieren . . ."
Patricia, Gott-verbunden, erzählt überdies der umstehenden Menge, daß sie mit der berühmten amerikanischen Popsängerin Julia N. heimlich, ja heimlich liiert sei — über das Fernsehen gibt die allbekannte Julia N. der Patricia geheime Zeichen der gemeinsamen Ehe . . . sie, Patricia, ist auch mit Julia N. zusammengetroffen, in sexueller Verbindung gar . . . „und jetzt darf ich Euch allen die erfreuliche Mitteilung zurufen — ich, Patricia bin schwanger, erwarte ein Baby: erstmalig in der Geschichte der Menschheit ist eine Frau von einer Frau befruchtet worden . . . diese befruchtete Frau bin ich." Doch statt in die geburtshilfliche Klinik wird Patricia P. — weil sie laut singend und glücklich befruchtet ihr Feuermal umkreist — in die psychiatrische Aufnahmestation gebracht . . .

Wer ist normal und wer ist psychisch krank, ver-rückt?

Darauf gibt es keine klare Antwort. Es bestehen keine klaren Grenzen zwischen Normal-sein und Psychisch-krank-sein — außer jener Grenze, die man gewaltsam-artifiziell zieht. Es gilt gemeinhin: Normal ist, wer nicht auffällt, wer sich in die bestehende staatliche und familiäre Ordnung einfügt, wer in den immer komplexeren Lebens- und Arbeitszusammenhängen optimal und pflegeleicht funktioniert, seine Krisen still und lautlos überwindet, ohne Sand ins Getriebe des gesellschaftlichen Lebens zu streuen.

Wer die Schreie seiner Seele verschluckt und die Tränen heimlich trocknet, gilt länger als „normal" als jene, die sich erhitzen, explodieren und psychisch auffällig werden.

Der Terror der Normalität läßt Extravaganzen nicht zu

Psychisch auffällig werden kann jeder, zum unangepaßten Außenseiter wird man schnell: Manche flippen aus, weil die übergroßen Anforderungen ihrer Umgebung sie aus der Bahn werfen; andere protestieren auf ungewöhnliche Weise gegen absurdes Ordnungsdenken, das unseren Alltag bestimmt, verweigern ein „Weiter-funktionieren“ als Angestellter, Schüler oder Hausfrau und entwickeln allmählich oder plötzlich „anormales Verhalten“ (depressive Krise oder Fluchtversuch in eine andere Welt etc.). Wieder andere leben lediglich ein nichtangepaßtes Sexualverhalten, gehören einer kulturellen Minderheit an oder sind Hochstapler, verrückte Künstler, Pessimisten, Melancholiker, Hysteriker, arbeitslose Überlebenskünstler, Heilsbringer, Visionäre oder Phantasten.

Übung: „Das Tor zur Seele öffnen . . .“

Versuchen Sie sich zu entspannen, vielleicht schließen Sie die Augen . . . Nun stellen Sie sich vor, Sie wandern einen weiten Weg hoch zu einem Berg. Oben, hoch am Berg, steht ein riesiges Schloß. Sie gehen über die Zugbrücke durch das Eingangstor, dann steigen Sie eine Treppe empor zum Hauptgebäude. Am Ende der Treppe stehen Sie vor einer verschlossenen Türe. Auf einem kleinen Türschild steht: „Die Seele des Menschen. Bitte eintreten.“
Sie öffnen langsam die Türe . . . und schauen . . .
was sehen Sie hinter der Türe?

Die Grenze zwischen Psychisch-gesund-sein und Psychisch-krank-sein ist artifiziell und entbehrlich, denn zwanghaftes Handeln, unklare Angstzustände, Melancholie gehören genauso zum Menschen und seinen Ausdrucksmöglichkeiten wie etwa eine extravagant-versponnene Beurteilung der eigenen Person bzw. der Mitwelt (psychiatrisch: „Wahnvorstellungen“), außerordentliche irreale Sinneseindrücke (psychiatrisch: „Wahrnehmungsstörungen“ oder „Halluzinationen“) oder mystische Erfahrungen, Ekstasen oder eidetische Fähigkeiten.

Um jemanden als „psychisch krank“ einzustufen, müßte zu allererst klar sein, was „geistig gesund“ heißt. Aber: wer über mögliche Definitionen von „geistiger Gesundheit“ nachgedacht hat, wird bald feststellen, daß sich dieser Begriff nicht annähernd festlegen läßt. In den meisten psychiatrischen Lehrbüchern sucht man vergebens nach einer überzeugenden Definition von „geistiger Gesundheit“, jedoch wird ausführlich all das beschrieben, was aus der röhrenförmigen Sicht der Psychiatrie psychisch-krank und anormal sein soll: Da wird von Hebephrenie, Bulimia, Manie etc. gesprochen, von depressiver Neurose oder neurotischer Depression, die neuerdings in Dysthymia umbenannt wurde — entsprechend den medizinisch verbindlichen ICD 10 (International Classification of Deseases). Psychosen gibt es, Schizophrenia simplex, schizoaffektive Störungen — immer entsprechend diesem ICD — „schizodepressive Störungen“ und „nicht näher bezeichnete schizoaffektive Störungen“, „Hypomanie“, „Manie ohne/mit psychotischen Symptomen“, „nicht näher bezeichnete bipolare affektive Störung“, „depressive Episode mit/ohne somatischer Symptome“, „sexuelle Aversion“, „Angst und depressive Störung gemischt“, „Anpassungsstörungen“, „Pavor nocturnus“, „Orgasmusstörungen“, „soziale Phobien“, „mangelnde sexuelle Befriedigung“.

Übung: „Sexuelle Phantasien“

Nehmen Sie ein Seidentuch und parfümieren es mit erotisierendem Parfum. Entspannen Sie sich in einer bequemen Position und binden Sie sich das aphrodisierende Tuch um die Augen. Dann malen Sie sich vor Ihrem inneren Auge sexuelle Träumereien aus, homosexuelle oder heterosexuelle Zärtlichkeiten, bizarre Liebespositionen, Sexualität zu mehreren, oral, anal, mit oder ohne Kleider, mit oder ohne Sex-Apparate, auf einem öffentlichen Platz oder unter Wasser, phantasieren Sie bislang nie probierte sexuelle Perversionen, ohne Gewalt gegen sich oder andere anzuwenden, verführen Sie und lassen Sie sich verführen . . .
Lassen Sie Ihren wilden sexuellen Gelüsten freien Lauf . . . die Grenzen zwischen imaginierten und realen Sex-Erlebnissen sind fließend . . .

In anderen, bis vor wenigen Jahren gültigen Diagnosekatalogen (z.B. ICD8) sind Homosexualität, Fetischismus, Transvestitismus usw. als psychiatrische Krankheiten aufgeführt, als „sexuelle Perversionen". Nicht diese sexuellen Besonderheiten sind pervers, sondern die Psychiater und Psychologen, die solche Diagnosen kreieren.

Besonderes, doch durchaus verbreitetes sexuelles Leben wird durch den vormals gültigen ICD8 zur Krankheit erklärt (Originaltext):

> Diagnose Nr. 302.0 Homosexualität: Ausschließliche oder vorwiegend sexuelle Anziehung zwischen Personen des gleichen Geschlechtes mit oder ohne körperliche Beziehung. Dazugehörige Begriffe: lesbische Liebe, Sodomie.
> Diagnose Nr. 302.1 Fetischismus: Eine sexuelle Verhaltensabweichung, in der alle Empfindungen durch den Kontakt mit unbelebten Objekten angeregt werden.
> Diagnose Nr. 302.3 Transvestitismus: Eine sexuelle Verhaltensabweichung, in der sexuelle Lust durch das Anlegen von Kleidern des Gegengeschlechtes erreicht wird.

Die Paradoxie und Fehlerhaftigkeit internationaler Klassifizierung psychischer Störungen wird durch ständige Willkür- und Fehldiagnosen offensichtlich.

Da wurde — zum Beispiel — einer jetzt 35jährigen Frau vor 17 Jahren der erste Schub einer juvenilen Schizophrenie bescheinigt und eine „Behandlung" mit persönlichkeitszerstörenden Depot-Neuroleptika angeordnet. Während der Neuroleptika-Medikation wurde aus der schönen jungen Frau ein schwerstgestörter Zombi, mit einer neuroleptika-induzierten Parkinsonkrankheit: dauernd offener Mund, Speichelfluß, lallende Sprache, Zittern der Hände und Beine, innere Unruhe, Konzentrationsverlust und Depressionen. Die junge Frau fand glücklicherweise einen aufgeklärten Hausarzt, der sie (nach Entlassung aus der Klinik) beim langsamen Absetzen der psychiatrischen Medikation unterstützte und auch zu einem nicht-diagnose-verblendeten Psychotherapeuten schickte. Nach Absetzen der Medikation ging es der jungen Frau bald besser, sie holte das Abitur nach, studierte Kunstgeschichte mit erfolgreichem Abschluß; danach folgte eine Restaurator-Ausbildung und ein beruflicher Einstieg. Mittlerweile ist sie verheiratet und hat zwei kleine Kinder. Nach ihrem damaligen Psychiatrie-Aufenthalt befragt, sagt sie:

„Das war der Horror-Trip meines Lebens. Ich bin damals schon total ausgeklinkt: ich hab' mich damals — noch ohne Abitur — bei der Akademie beworben und glaubte, daß der zuständige Professor, der mit mir sprach, mich durch geheime Strahlen verseuchte und mittels Fernseher zuhause überwachen ließ. Im Gymnasium hab' ich mit Sprayfarben die Eingangshalle bunt bemalt, Zeitungsblätter fest an die Wand geklebt und das ganze zum schützenswerten Weltkulturgut im Sinne der Unesco erklärt . . . Ich hab' also schon einiges angestellt, aber habe keine Menschen verletzt — das alles ist doch kein Grund, mich wie einen Schwerstverbrecher in eine geschlossene Station zu sperren. Ans Bett gebunden wurd' ich — weil ich mich natürlich wehrte — und dann hat man mich, halb ausgezogen, mit diesen diabolischen Injektionen vollgestopft. Ich hab' nicht gewußt, daß es so was gibt in unserem Lande, so was wie die Psychiatrie, so gewalttätig, und dann die Diagnose „Schizophrenie" — trotz aller Ablehnung der Psychiatrie hab' ich irgendwie doch Angst, ich könnte irgendwann mal wieder durchdrehen . . . Aber eigentlich spür' ich innerlich — nie mehr werd' ich in der Psychiatrie landen . . ."

Die psychologisch-psychiatrischen Diagnosen sind semantische Fallen — dies dokumentiert eindrucksvoll die bekannte Studie des quer-denkenden Psychologie-Professors Dr. L. Rosenhan:

Zwölf gesunde Versuchspersonen, alle ohne erwähnenswerte psychische Beschwerden, ließen sich in verschiedene psychiatrische Kliniken einweisen. Bei der Aufnahmeuntersuchung logen alle gleichermaßen, sie hätten eigenartige Stimmen gehört. Alle anderen Äußerungen der Versuchspersonen aber waren „normal" und wahrheitsgemäß, sie verhielten sich unauffällig und fingierten keine anderen Symptome. (Ergänzend muß gesagt werden, daß jeder Mensch beispielsweise in ungewöhnlichen Streß-Situationen, bei längerer Schlaflosigkeit oder bei Drogenmißbrauch „Halluzinationen" haben kann.)

Alle zwölf Pseudo-Patienten wurden stationär aufgenommen und unter der Diagnose „Schizophrenie" zwischen sieben und 52 Tagen in den Kliniken behalten. Ein erfundenes halluzinatorisches Ereignis — und schon ist man mit der folgenschweren Diagnose „Schizophrenie" etikettiert.

Das sehr breite Spektrum der menschlichen Seele wird durch psychiatrische Diagnostik im Schubladen-Denken katalogisiert und in bizarre Ordnungen gesperrt, was den betroffenen Menschen in keiner Weise dienlich ist, sondern lediglich dem Psychiater oder dem Psychologen helfen soll, etwas Licht in das Dunkel seiner psychopathologischen Theorie zu bringen.

„Psychiater und Psychologen sind außerstande, geistig Gesunde von geistig Kranken zu unterscheiden."
Psychologie-Professor Dr. L. Rosenhahn

Die psychologisch-psychiatrische Diagnostik ist nicht nur diskriminierend, sondern absolut willkürlich und widerspricht kraß selbst den schulmedizinisch erhobenen Wissenschaftskriterien. Es sind mehrere Untersuchungen bekannt, in denen verschiedene Psychiater im Hinblick auf ein- und denselben Patienten abweichende bis gegensätzliche Meinungen über die Art der Krankheit geäußert haben. Eine psychologisch-psychiatrische Diagnose ist manchmal weniger von der Symptomatik der Patienten abhängig als vielmehr von der Person des Psychiaters.

„Ein Mensch ist bedürftig, fühlt sich elend und schlecht, und die Psychiater sagen, er ist schizophren", so der Psychiatrie-Professor F. Basaglia.

Die Seele schreit, ist traurig, gebärdet sich maßlos oder ist gefangen, fühlt sich minderwertig, ist absolut durcheinander oder hyperaggressiv, will selbst sterben oder andere zugrunderichten, ist leer oder in spiritueller Krise — bringt diagnostisches Ordnungsdenken irgendeine Erleichterung für die betroffene Persona? Nochmals F. Basaglia:

„Das Bedürfnis nach einer neuen ‚Wissenschaft' und nach einer neuen ‚Theorie' führt zu dem, was fälschlicherweise als ‚ideologisches Vakuum' bezeichnet wird und das in Wirklichkeit die glückliche Situation ist, in der man anfangen kann, den Problemen auf eine andere Art und Weise zu begegnen (. . .) in dieser Situation sind wir gezwungen, uns mit Angst und Leiden auseinanderzusetzen, ohne sie automatisch in ein ‚Krankheitsschema' einzufügen, ohne neue Erklärungen und Gesetzmäßigkeiten aufzustellen . . ."

Wenn Psychiater und Psychologen „ihren Patienten" in Diagnose-Schemata einordnen, dann machen sie diesen Menschen zu einem „Krankheitsbild", zu einem kranken Objekt. Der Psychiater schafft eine Distanz zwischen sich und dem Patienten, er begutachtet das Leid des anderen. Auf diese Weise muß sich der Psychiater nicht in die psychischen Probleme des anderen hineinfühlen: Die Probleme des Patienten sind für den Psychiater nur ein Teil des „wissenschaftlich" definierten Krankheitsbildes.

Ein Mensch sieht keinen Ausweg, fühlt sich traurig, elend und weint verzweifelt. „Klar", denkt der diagnostisch orientierte Psychiater, „klar, daß dieser Mensch weint, er hat eine schwere depressive Episode." Die psychiatrische Diagnostik dient bestenfalls den Schul-Psychiatern/-Psychologen, um menschliche Begegnungen zu verarbeiten.

Der New Yorker Psychiatrie-Professor Th. Szasz nennt die psychiatrische Diagnostik eine „Rufmord- und Diffamierungstechnik":

„Aus dem Gebrauch und dem Mißbrauch psychiatrischer Diagnosen könnte man folgern, sie hätten überhaupt keine Bedeutung. Das stimmt aber nicht.
Entscheidend ist hier nicht, daß psychiatrische Diagnosen bedeutungslos sind, sondern daß sie als semantische Keulen geschwungen werden können und oft geschwungen werden. Indem man einen Menschen seines Ansehens, seiner Würde beraubt, zerstört man ihn nicht minder gründlich, wenn nicht gar noch gründlicher, als dadurch, daß man ihm den Schädel einschlägt. Nur wird eben — und darin liegt der große Unterschied — der Totschläger mit der Keule von jedermann als gemeingefährlich begriffen, nicht aber derjenige, der mit der psychiatrischen Diagnose zudrischt."

Wer sich psychisch wohlfühlt, ist geistig gesund (auch wenn ihn Psychiater als „schizophren" oder „manisch" kategorisieren).

Wer sich jedoch psychisch krank fühlt, bedarf der Beachtung (auch wenn kein Diagnosenschema passend erscheint) es sollte ihr/ihm einfühlsame, nicht-direktive Begleitung geboten werden.

Unklare Angst, Hyperaggression, Hoffnungslosigkeit, Grenzsituationen des Lebens, seltsame Wahrnehmungen, irreale Visionen, Selbstmord-Ideen und Verzweiflung kann jeder von uns erfahren! Die meisten von uns haben das eine oder andere irgendwann in irgendeiner Form bereits erlebt — solche seelischen Situationen gehören zum menschlichen Leben wie Nahrungsaufnahme, Sexualität, Schlaf, Streit und Liebe. Jede seelische Äußerung ist Teil des *ganzen* Menschen.

Ohne Zweifel gibt es einzelne Menschen, die sich in ihrem Verhalten und durch ihre Äußerungen erheblich von den anderen unterscheiden, die durch ihr andersartiges Fühlen und Denken gleichsam in einer „anderen Welt" leben. Aber „Anders-Sein", „Ver-rückt sein", „Wahnsinn" sind keine Krankheit, sondern lediglich eine andere Art und Weise, sein Leben zu leben.

Ein Mensch ist tieftraurig — und wir begegnen ihm in seinem Traurig-Sein.

Ein Mensch ist über-aggressiv und zerstörerisch — und wir begegnen ihm in seiner maßlosen Wut.

Ein Mensch sieht sich als Mega-Prophet und Mittelpunkt der Welt — und wir begegnen ihm in seiner (eingebildeten oder realen) Besonderheit.

Den Menschen in *seinem* Mensch-Sein erfassen — und *seine*, ihm ur-eigene Lebensphilosophie erkennen, das heißt, offenen Auges und offenen Herzens auf ihn zugehen, ihn im Anders-Sein an-erkennen und — wenn er gewaltfrei lebt — wertschätzen.

> „Um irgendeinen Menschen zu verstehen, muß man wissen, wie *seine* Antwort auf die Frage des Seins lautet, oder anders ausgedrückt: was seine geheime, individuelle Religion ist, der er alle seine Bemühungen und Leidenschaften widmet. Die meisten der sogenannten „pychologischen Probleme" sind nur sekundäre Folgen seiner fundamentalen „Antwort", und es ist daher ziemlich

nutzlos zu versuchen, sie zu heilen, bevor man nicht diese fundamentale Antwort — d. h. seine geheime, private Religion verstanden hat."
E. Fromm

Es ist wichtig, lange in sich hineinzuhorchen, um zu erfahren, weshalb man auf dieser Erde lebt und was die ur-eigene, geheime Leidenschaft ist, derenthalben es sich zu leben lohnt. Wer intensiv in sich gründelt, wird immer entsprechend fündig werden (auch wenn es manchmal lange dauert), er wird den Ur-Sinn oder Un-Sinn und die Absurdität seines individuellen Lebens kreativ entdecken und daraus eine — seine — Passion erkennen und seinen Sinn des Lebens. Das irdische Ausformen seiner eigenen Individual-Seele kann den Zugang zu einem höheren Selbst, zur Ur-Seele erleichtern.

Übung: „Wilde Meditation"

Kreieren Sie sich — durch Überspielen entsprechender Musik — auf eine Kassette fünf Minuten meditativ-ruhige Musik, dann fünf Minuten sehr dynamische, laute Rhythmen, dann nochmals fünf Minuten meditativ-ruhige Musik (jeweils nach Ihrem Geschmack).
Während der ersten Fünf-Minuten-Musik entspannen Sie sich im Stehen durch konzentriertes Atmen, die Augen geschlossen und schweben Sie innerlich mit den Tönen der meditativen Musik . . . Dann — während der zweiten Fünf-Minuten-Musik — tanzen Sie zu den dynamischen Rhythmen möglichst ausgelassen, wild und — soweit es geht — schreien und stöhnen und singen Sie laut . . . Zu Beginn der dritten Fünf-Minuten-Musik bleiben Sie stehen, kommen Sie allmählich zur Ruhe und schütteln Sie Ihre Arme und Beine, die Schultern, den Kopf, das Becken, schütteln und lockern Sie Ihren Körper. Dann stellen Sie sich wieder an den Platz — wie zu Anfang der Übung — entspannt, ruhig und gelassen . . . lassen Sie die Töne der Musik in Ihr Inneres eindringen und schweben Sie mit den Tönen durch den Raum . . .

Sein psychisches Anders-Sein klar empfinden oder eine psychische Krise bewußt erleben — dies kann auch Chance sein, einen neuen Lebensweg zu suchen. Dies kann überdies eine Chance der gesamten gesellschaftlichen Kultur, in der wir leben, sein: der kleine oder große Wahn-Sinn — wenn er ausbricht — stellt den herrschenden Normal-Sinn überstürzend an die nackte Wand der Erkenntnis. Die psychische Krise eines einzelnen — als Wahn-Sinn — spiegelt den pulsierenden Widerspruch der menschlichen Gesellschaft wider. Dies ist eine Chance, nicht nur die individuelle Situation, sondern das gesamte soziale System, die soziale Umwelt kritisch zu durchschauen.

Vielleicht gibt eine psychische Krise dem krisengeschüttelten Menschen den längst fälligen Blick, die Möglichkeit, nach einem neuen Lebensweg zu forschen. Vielleicht gibt diese Situation eine Anregung, die bisher bestehenden Lebensumstände in Frage zu stellen, der immer stärker werdenden Isolation und Einsamkeit zu entkommen oder sich besser darin zurechtzufinden. Vielleicht kann eine Krise zur Chance werden, zu mehr Zufriedenheit zu gelangen oder eine innere Revolution herbeizuführen.

Therapie der schreienden Seele — Psycho-Therapie

Sich mit seinen eigenen psychischen Problemen auseinanderzusetzen ist seit einigen Jahren durchaus populär geworden. Wer regelmäßig zum Psychiater „muß“, verheimlicht dies meist, doch wer einen Psychotherapeuten „hat“, Psychoanalyse oder Therapie „macht“, erzählt dies — in entsprechenden Kreisen — durchaus unverblümt, vielleicht sogar mit einer Spur von Überheblichkeit: Ich traue mich, mein Innenleben zu beleuchten, und was machst du? Eine unüberschaubare Flut von Literatur befaßt sich mit den vielfältigen Aspekten der menschlichen Psyche, von den Möglichkeiten der Selbsterfahrung bis zur Entdeckung des eigenen Astralleibes. Wer — absichtlich oder durch existentielle Krisen bedingt — immer tiefer in die eigenen, dunkel-unbekannten Bereiche seines Seins eindringt, für den verwischen sich — wie von selbst — die scheinbaren Grenzen zwischen Realität und Phantasie, ändern sich die Fähigkeiten der Wahrnehmung bis hin zum Visionären.

In solchen Grenzsituationen des Lebens entfernt man sich von den herrschenden „Normalitäts-Vorstellungen" des Durchschnittsbürgers, ist dann oft in einer Verfassung, den Psychiater als psychischen Ausnahmezustand bezeichnen, als akute Exazerbation eines neurotischen Syndroms, als Psychose oder Paranoia oder . . .

Wir haben bereits gesehen, daß die Grenze zwischen „psychischer Auffälligkeit" und anerkannter „Normalität" willkürlich ist, ein Diagnose-Stempel kann für den psychisch-auffälligen Menschen jedoch fatal werden: Denn er soll mit allerlei Mitteln in die Normalität zurückgebracht werden — von Psychopharmaka bis Psychotherapie bis psychiatrischer Zwangsbehandlung. Hier wird erkennbar, welchen gesellschaftlichen Auftrag (innerhalb der sozio-kulturellen Einheit der Industriegesellschaft) die Psychotherapie — als Institution — zu erfüllen hat: seelisch-leidende Menschen sollen, mittels psychologischer Techniken, wieder arbeitsfähig, beziehungsfähig, funktionsfähig gemacht werden. Wird die gesellschaftliche Funktion der Psychotherapie in diesem Kontext gesehen, so ist ihre Aufgabe vergleichbar mit der der Psychiatrie: Normalisierung und Anpassung, durch Psychotherapie oder durch Psychopharmaka.

Kreativ wird die Psychotherapie dann, wenn gesellschaftliche Fassaden gesprengt werden und die Individualität wie eine Knospe — zwar heftig, aber sanft — durchbricht und sich zur individuellen Blüte entfaltet — zur eigenen Freude und zur Freude anderer.

Auf der einen Seite steht das Erforschen der eigenen Psyche, das Suchen nach Selbst-Erfahrung, auf der anderen Seite droht die Gefahr, durch dieses Suchen psychisch auffällig zu werden.

In den Industriestaaten nehmen „psychische Störungen" — so heißt es in den Statistiken — von Jahr zu Jahr zu. Legt man die Angaben der Krankenkassen zugrunde, so scheinen allein in Deutschland pro Jahr ca. 800 000 Menschen zu einem Psychiater oder einem ärztlichen Psychotherapeuten zu gehen. Etwa 300 000 suchen einen Psychologen zu einer Beratung oder Psychotherapie (über mindestens drei Stunden) auf oder suchen

Zuflucht bei einem psychotherapeutisch-ausgerichteten Heilpraktiker — zumindest letzterer muß (fast immer) aus eigener Tasche bezahlt werden. Darüber hinaus ist nicht nur die Telefonseelsorge, sondern auch „die Seelen-Sorge“ durch Priester beider christlicher Kirchen von unverminderter Bedeutung.

Übung: „Kosmische Energie“

Stellen Sie sich ins Freie, an eine Stelle, wo Sie den Himmel über sich möglichst umfassend wahrnehmen können. Sie stehen breitbeinig, die Arme zu einer Umarmung ausgestreckt, die Handflächen nach oben, das Gesicht himmelwärts gerichtet. Sie schauen hinauf in den Himmel, es kann ein bewölkter Himmel sein, ein strahlend blauer Himmel oder der Sternenhimmel der Nacht.
Während Sie hinaussehen, dringt Ihr Blick immer weiter in die Tiefe des Himmels . . . dringt in endlose Ferne . . . grenzenlos . . .
. . . Sie nehmen die kosmische Energie durch Ihre Handflächen auf, durch Ihr Gesicht und durch Ihren gesamten Körper . . .
. . . Sie verbinden sich mit dem Himmel und verbinden sich — körperlos — mit der all-umfassenden Energie des Kosmos . . .

Die Psychotherapie der Psychiater, Psychologen oder anderer Spezialisten ist eine unter vielen Möglichkeiten zur Behandlung von seelischen Störungen. Doch diese Art der Behandlung spielt eigentlich nur in den mittel- und nordeuropäischen Staaten und in Nordamerika eine große Rolle; in den südlichen Ländern Europas, z. B. in Griechenland und in Italien, hat die Psychotherapie eine sehr viel geringere Bedeutung. In Griechenland gibt es durchschnittlich pro 100 000 Einwohner zwei Psychologen; in Deutschland fühlen sich für dieselbe Anzahl von Menschen etwa 20—25 Psychologen zuständig. Allein in München sind dreimal soviel Psychologen tätig wie in ganz Griechenland. Nun könnte man entweder sagen, Griechenland (und andere Staaten mit vergleichbar wenig Psychotherapeuten) ist eben noch psychotherapeutisch unterversorgt. Man könnte aber auch anders argumentieren und feststellen, daß südliche Länder deshalb weniger Psycho-Experten brauchen, weil sie andere Möglichkeiten bieten, mit psychischen Störungen umzugehen und psychische Konflikte zu überwinden (hinzu kommt im Süden die — wissenschaftlich nachgewiesene — antidepressive Wirkung der Sonnenstrahlen). Der römische Psychologieprofessor G. Jervis unterscheidet die Psychotherapie durch „Spezialisten“ (Psychologen, Psychotherapeuten etc.) von der Psychotherapie „durch Nicht-Spezialisten“. Er nennt die nicht-spezialisierte Therapie eine „psichoterapia della portinaia o del barista“, also eine psychotherapeutische Hilfe und Unterstützung, z. B. durch Pförtnerinnen, Barkeeper, Kneipenwirte und so weiter. Psychische Unterstützungen durch sensible Freunde, einfühlsame Bekannte oder einfach Menschen, die zuhören können, Mitgefühl zeigen, wirklich mitbetroffen sind — solche „natürlichen Helfer“ können manchmal mehr bewirken als die „bezahlten Helfer“. Sind solche „natürlichen Helfer“ in den nördlichen Industrie- und Ballungszentren wirklich seltener oder reichen die „natürlichen Helfer“ — quantitativ gesehen — nicht aus, weil das Ausmaß psychischen Leidens im Norden größer ist?

> „Wenn sich Menschen ohne psychologische Vorbildung . . . mit den psychischen Problemen eines Patienten auseinandersetzen, dann tun sie das, als wäre es ihr eigenes Problem. Sie haben das, was man Einfühlungsvermögen nennen könnte. Im Bildungsgut der Psychiater finden wir das alles nicht!“
> *Psychiatrie-Professor Franco Basaglia*

Wo es an natürlichen Unterstützungen mangelt, „müssen“ — um seelisch-auffällige, seelisch-leidende Menschen zu korrigieren oder therapieren — allerlei Psycho-Behandlungsmöglichkeiten angeboten werden: Psycho-Beratung, stationäre Psychotherapie, ambulante Psychotherapie (durch Psychologen, Ärzte, Sozialarbeiter etc.), der Seelsorger als Therapeut, Gruppentherapie, Psychoanalyse, Psychopharmaka, Einweisung in psychiatrische Kliniken, psychosomatische Kliniken.

Als S. Freud, C. G. Jung und ihre Mitwirker zu Anfang des 20. Jahrhunderts die Therapie der Psyche wieder(!)entdeckten, haben sie letztendlich die Arbeit priesterlicher Seel-Sorger und die seelische Fürsorge von Ärzten und Krankenschwestern, Hebammen und anderen Heilberuflern aufgegriffen, methodisch veredelt und schließlich einen eigenen Beruf daraus gemacht. Eingebettet in eine Theorie und Methodik, die bei Freud eher materialistisch-naturwissenschaftlich, bei Jung eher mystisch-weltreligiös gestaltet ist, beinhaltet das Grundkonzept ein insgesamt sehr intensives, zeitaufwendiges Eingehen auf den psychisch leidenden Menschen. Möglichst vorurteilsfrei und auf Rat-Schläge weitgehend verzichtend, werden Techniken eingesetzt (Aufarbeitung frühkindlicher Erfahrung, Traumanalyse, freie Assoziation etc.), die vom Therapeuten viel seelsorgerische Geduld und Einfühlungsvermögen verlangen. Im Gegensatz zu den meisten Seelsorge-tragenden Vertretern der Kirche verzichten die Freud- und Jungianer auf göttliche Gebote, Dogmen und Sündenerlaß.

Der Terminus „Psychotherapie“ wird von uns als Sammelbegriff verwendet für prä-freudianische Seelsorge, für Freuds Psychoanalyse, Jungs Analytische Psychologie, die moderne Tiefenpsychologie und die Verhaltenstherapie (jede Richtung mit jeweiligen Varianten). Diese Psychotherapie — als Behandlungsmethode — hat sich im Verlaufe eines Jahrhunderts vielfältig differenziert und systemisch erweitert, sie ist aber — nach wie vor — keine wertfreie Methodik: In den Händen von konservativen Psychiatern wird die Psychotherapie zu einem konservativen Verfahren. Solche „Psychoheiler“ wollen psychische Störungen beseitigen und die bestehende Persönlichkeitsstruktur in Richtung auf eine angeblich erstrebenswerte Normalität verändern: Ziel ist hier nicht primär das Wohlergehen und Entfalten des hilfesuchenden Menschen, nicht die Befreiung, sondern eine Wieder-Einpassung des Patienten, sein Wieder-Funktionieren im sozialen Getriebe. Für traditionelle Psychiater und Therapeuten ist die Psychotherapie ein „geplanter interaktioneller Prozeß zur psychologischen Beeinflussung“ und verfolgt als Behandlungsziel eine Normalitäts-Anpassung — oftmals mit allen Mitteln, von Psychotherapie über Psychopharmaka bis zum Elektroschock. Der Großteil der europäischen (und auch außereuropäischen) Psychiatrie hat sich von dem — vom Humanismus beeinflußten — psychotherapeutischen Konzept der Freud- und Jungianer weit entfernt, obwohl sie äußerlich in ihrer Nähe bleiben will. Trotz aller Kritik muß hinzugefügt werden: Viele Patienten wollen nur dieses „niedrige" Niveau von Heilung, sie wollen nur ein Wieder-Funktionieren erreichen und haben oftmals Angst, die eigentlichen Ursachen ihrer psychischen Krise zu erforschen, eine höhere Bewußtseinsebene einzunehmen und in spirituelle Bereiche vorzudringen. Wenn solche ängstlichen Patienten dann auch noch bei einem ängstlichen Psychiater landen, der zusätzlich leichthändig Pharmaka rezeptiert, dann wird die psychische Störung bestenfalls repariert — eine Chance zur Weiterentwicklung wird verbaut.

Freud-, Jung-, Adler- und Reich-Anhänger hatten es — zu ihrer Zeit — zunächst schwer, für ihre Therapie der Seele einen Platz innerhalb der Medizin zu erobern. Epochen später war es für die Verhaltenstherapie deutlich einfacher, als Therapie-Methode Anerkennung zu finden: Schließlich stammt die Verhaltenstherapie nicht von irgendeinem schwermutgeplagten, jüdischen Arzt aus Wien, sondern wurde in Amerika geboren, dem Land der unbegrenzten Möglichkeiten. Während die psychologisch-orientierte Psychotherapie lange Zeit etwas Elitäres hatte und wenigen — meist intellektuellen — Einzelpersonen vorbehalten war, schuf sich die Verhaltenstherapie eine deutlich breitere Basis, erreichte ihr Therapieziel schneller und war so kostengünstiger. Überdies paßte die Verhaltenstherapie ideal in das (neo-)materialistische Weltbild als Fortführung der vormals mechanistischen Sichtweise von Seele und Körper.

Der Psychotherapeut Karl Rogers (ein US-Amerikaner) entwickelte — anders als Psychoanalyse, anders als Verhaltenstherapie — die Vorstellung, daß der Patient möglichst wenig therapiert, möglichst wenig aktiv beeinflußt oder analysiert werden soll. Psychotherapie bedeutet für Rogers, eine Art von Beziehung herzustellen, in der der Patient (den Rogers „Klient" nennt) in sich die Fähigkeit entdecken soll, sich mit Hilfe dieser Beziehung zu verändern und zu entwickeln. Dadurch soll der Klient zunehmend mehr Selbstverwirklichung, Selbstverantwortlichkeit und Autonomie erreichen.

Aus einer völlig anderen Sicht äußerte sich ein radikales Patientenkollektiv (das SPK in Heidelberg) über Psychotherapie:

> „. . . im Sinne einer sozialistischen Theorie und Praxis sollte der Patient seine ihm aufoktroierte Konsumhaltung, die sich im Verhalten gegenüber dem Therapeuten reproduziert, aufgeben (. . .) das heißt, jeder Patient ist sein eigener Therapeut und der der anderen Patienten auch."

Dieser Entwurf findet eine gewisse Realisierung in der sogenannten „Therapeutischen Gemeinschaft". In einer solchen, meist innerhalb einer Klinik gebildeten Therapeutischen Gemeinschaft haben Patienten und Klinikmitarbeiter (also Schwestern, Pfleger, Ärzte, Psychologen usw.) möglichst gleiche Rechte, die Meinung eines jeden soll gleichermaßen beachtet werden, von jedem wird maximale Toleranz gegenüber dem einzelnen Mitglied der Gemeinschaft erwartet. In häufigen Diskussionen und Versammlungen werden die alltäglichen Probleme des Zusammenlebens und die Schwierigkeiten außerhalb der Klinik aufgegriffen und erörtert. Progressiv eingestellte therapeutische Gemeinschaften wollen einen Patienten nicht nur wieder fit für den Arbeitsplatz machen, sondern ihm insgesamt mehr Bewußtsein, mehr innere Stärke und mehr soziales Gefühl mitgeben, damit er — außerhalb der Klinik — im Alltagsgefüge nicht nur besser, sondern auch anders zurechtkommt. Solche therapeutischen Gemeinschaften entstanden vor allem in England und Nordamerika, im Rahmen der radikalen Psychiatriereform auch in Italien (in Gorizia, Triest etc.).

Äußerst skeptisch, ja Psychotherapie-ablehnend zeigt sich der Pschiatriekritiker Th. S. Szasz:

> „Menschen leiden an allen Arten von Schmerzen und Pein, Ängsten und Schuldgefühlen, Aggressionen und Zwecklosigkeit; viele von ihnen konsultieren Experten, Psychotherapeuten, oder werden dazu genötigt; (. . .) das Zusammentreffen dieser beiden Parteien und die Resultate ihres Zusammentreffens werden konventionell als Psychotherapie bezeichnet. (. . .) Da gibt es Psychotherapeuten,

die versuchen, unglücklich verheiratete Paare in glücklich Verheiratete zu verwandeln; Homosexuelle in Heterosexuelle; Kriminelle in Nicht-Kriminelle. (...) Wir können daher begreifen, warum die Sprache der Psychiatrie, der Psychoanalyse und Psychotherapie (...) notwendigerweise antiindividualistisch und daher eine Bedrohung menschlicher Freiheit und Würde ist."

Wieder neue Gesichtspunkte auf dem Riesencampus der Psychotherapie erwachsen durch die Vorstellungen der Humanistischen Psychologie und anderer kritisch-humanistischer Richtungen in Psychologie und Medizin, die wieder vermehrt gesellschaftliche und politische Entwicklungen in das psychotherapeutische Konzept miteinbeziehen.

Erich Fromm, einer der Hauptvertreter der humanistischen Psychologie:

„In dieser Welt wird der Mensch zu einem Ding, was dazu führt, daß er dem Leben mit Angst und Gleichgültigkeit, wenn nicht gar mit Haß gegenübersteht. (...) Es erhebt sich die Frage, ob wir uns auf eine neue Barbarei zubewegen (...) oder ob eine Renaissance unserer humanistischen Tradition möglich ist."

Eine fundamentale In-Frage-Stellung des gesamten Psycho-Systems — anders aber als bei Szasz — loderte in England auf durch die dortigen Vertreter der Anti-Psychiatrie, R. Laing und D. Cooper. In seinem Buch „Der Tod der Familie" schreibt David Cooper:

„Wie einfältig ist es doch, vom Tod Gottes oder vom Tod des Menschen zu sprechen — das ist nichts als eine Parodie der ernstgemeinten Bestrebungen mancher zeitgenössischer Theologen und Philosophen des Strukturalismus — solange wir nicht einmal den *Tod der Familie* exakt ins Auge fassen können — den Tod dieses Systems, dessen gesellschaftliche Funktion es ist, den größten Teil unserer Erfahrung abzufiltern, um so unsere Handlungen aller echten und uneigennützigen Spontaneität zu berauben."

Im wesentlichen läuft es bei dem, was wir professionelle Psychotherapie nennen, immer wieder auf folgendes hinaus: Psychotherapie kann als Versuch verstanden werden, eine künstliche Beziehung aufzubauen zwischen einem bezahlten Spezialisten, der sich Therapeut nennt, und einem psychisch leidenden oder psychisch auffälligen Menschen, der als Patient oder Klient bezeichnet wird; mit Hilfe dieser Beziehung soll der Therapiesuchende seine Psycho-Probleme bewältigen und über eine Vermehrung der Ich-Stärke eine Selbstentwicklung erreichen. Wichtig ist, im Auge zu behalten, daß es sich bei einer professionellen Psychotherapie um eine künstliche Beziehung handelt, und daß sich der Therapeut für Einfühlungsvermögen und Zuwendung (garniert mit diversen psychologischen Techniken) bezahlen läßt. Der Therapeut als bezahlter Freund. Anders ist es, wenn ein „Nicht-Spezialist" als Therapeut fungiert, als natürlicher Helfer handelt.

Übung: „Selbst-Entspannung"

Im folgenden erfahren Sie ein leicht erlernbares Verfahren zur tiefgehenden Selbst-Entspannung. Während der Übung können Sie sich immer mehr innerlich lösen und versenken und so eine körperlich-seelische Ausgeglichenheit erreichen.

Die Selbst-Entspannung-Übung ist kein Leistungssport, es kommt nicht darauf an, ob Sie sich gleich beim ersten Mal oder erst beim hundertsten Mal entspannen können. Versuchen Sie ein Geschehen-lassen. Nehmen Sie sich fünf bis 15 Minuten Zeit. Wählen Sie — wenn möglich — einen ruhigen Raum mit gedämpften Licht, bitte entledigen Sie sich Ihrer Schuhe und lockern Ihre Kleidung. Ratsam ist eine bequeme Rückenlage mit angewinkelten Armen oder eine gemütliche Sitzhaltung.

Dann schließen Sie die Augen. Nun atmen Sie tief ein und aus. Beim Einatmen dehnen Sie Brust und füllen Bauch und Becken, beim Ausatmen spüren Sie die Wärme Ihres Atems über dem Leib fließen. Ihr Gesicht ist ganz locker, die Zunge gelöst, gelockert auch die Schultern, die Arme ganz entspannt, Brust und Bauch sind angenehm warm, die Beine angenehm ruhig und entspannt. Die Atmung bleibt ruhig und regelmäßig. Auftauchende Gedanken ziehen vorbei wie Wolken am Himmel, sie können nicht stören. Sie richten Ihren Blick nach innen und langsam gleiten Sie in einen trance-ähnlichen Schwebezustand, einem Zustand zwischen Wachen und Schlafen . . . Sie verbleiben in diesem Zustand, ganz ruhig und entspannt, einige Minuten lang . . .

Wenn Sie schließlich die Übung beenden, dann tun Sie dies ähnlich dem morgendlichen Erwachen: tief einatmen, Hände zur Faust, Arme und Beine strecken, Augen auf . . .

Nach dieser Übung werden Sie sich innerlich ruhiger, gelassener und insgesamt kraftvoller fühlen.

„With a little help from my friends"

Bei langwährenden psychischen Leiden oder in akuter Krise bedarf es manchmal helfender Personen, die dazu beitragen, daß seelische Wunden wieder verheilen. Ob es sich bei diesen helfenden Personen um professionelle Helfer oder um engagierte Freunde handelt, gleichermaßen stellt sich die Frage:

Welche Haltungen und Aktivitäten sind in der Rolle als Helfer förderlich?

Die Antwort ist einfach:

Wenn der Seelenvogel rebelliert, schreit, weint, keine Freunde hat, sich scheu zurückzieht oder total verrückt spielt, dann kann ich — als Helfer, Begleiter —

- einengend sein: den Seelenvogel (wieder) domestizieren und in den Käfig sperren (vergleichbar dem Vorgehen der klassischen Psychiatrie), oder ich kann
- befreiend wirken: dem Seelenvogel in Würde, liebevoll begegnen . . . Dies ist das Entscheidende, es bedeutet im einzelnen: sich einfühlen in den Seelenvogel des anderen Menschen, in sein Tun und seine Laune, ihn annehmen und ernstnehmen, so, wie er sich gebärdet, ausgesandte Symbole erkennen und versuchen, sie zu verstehen, seinen Wunsch nach — vielleicht radikaler — Änderung erahnen und ihn dabei unterstützen, seine inneren Kräfte zu entdecken und zu entfalten, ihn gewähren lassen, soweit er anderen nicht schadet und sich selbst nicht ruiniert, den Werde-Prozeß des Seelenvogels wahrnehmen und seine Wandlung begleiten — Katharsis — ein anderer Vogel — Phönix — kreierte sich in radikaler Wandlung selbst . . .

Nun sind wir bereits inmitten dessen, was wir — im weitesten Sinne — *„Psychotherapie" nennen können, ob sie nun von professionellen Helfern oder von helfenden Freunden ausgeht*. Aus einer humanistisch-orientierten Haltung bedeutet Psychotherapie im Kern etwas — scheinbar — sehr Einfaches, nämlich:

Dem Menschen in seinem seelischen Konflikt in Würde und freundlicher Anteilnahme begegnen; der helfende Mensch versetzt sich einfühlsam in den hilfesuchenden Menschen und bewahrt dennoch eine therapeutische Distanz, die Raum gibt für Selbst-Heilung und Selbst-Entfaltung.

Bei dieser einfühlsamen Zuwendung eines Therapeuten oder natürlichen Helfers entsteht eine Atmosphäre, die auch als „therapeutisch-liebevolle Anteilnahme" benannt werden könnte, was im Christentum der Nächstenliebe ähnlich kommt.

E. Fromm schreibt in diesem Zusammenhang über den Psychoanalytiker S. Ferenczi:

> „In der Geschichte der Psychoanalyse wurde die Vorstellung vom objektiven Beobachter (. . .) modifiziert, und zwar zuerst von Ferenczi, der in seinen letzten Lebensjahren behauptete, es genüge nicht, wenn der Analytiker beobachte und interpretiere, sondern er müsse imstande sein, den Patienten mit genau der Liebe zu lieben, die der Patient als Kind gebraucht und doch niemals erfahren hatte. Ferenczi meint nicht, der Analytiker solle seinem Patienten gegenüber erotische Liebe empfinden, sondern eher eine mütterliche oder väterliche Liebe oder, um es noch allgemeiner auszudrücken, liebevolle Anteilnahme."

Der therapeutische Prozeß besteht also im wesentlichen in der, mit der Persönlichkeit des Therapeuten verbundenen, würdevollen Begegnung und freund-lichen einfühlsamen Anteilnahme bei therapeutisch-kreativer Distanz. Alle anderen Haltungen und Aktivitäten des Therapeuten sind — wenn auch wichtige — Ausformungen dieser grundsätzlichen Einstellung zum Klienten. Die genaue inhaltliche Seite und die Art des Verfahrens sind bei einer solchermaßen skizzierten Psychotherapie eher sekundär. So wird auch folgendes verständlich: Das Entscheidende am Erfolg einer (professionellen) Psychotherapie ist ein möglichst großes Vertrauensverhältnis zwischen Klient und Therapeut, von untergeordneter Bedeutung ist die Methodik (ob Psychoanalyse oder Verhaltenstherapie, Gestalt- oder Gesprächstherapie, Bioenergetik oder Systemische Therapie — extrem exotische Verfahren seien mal ausgenommen). Ein solch „großes Vertrauensverhältnis" kann selbstverständlich auch von einem natürlichen Helfer aufgebaut werden.

Auch wenn methodische Ansätze und Übungen und therapeutische Einstellungen (als förderliche Aktivitäten eines Therapeuten) nicht im Vordergrund stehen, sind sie für den seelischen Prozeß des betroffenen Klienten durchaus tragend, oftmals sehr dienlich und können als Katalysator die psychische Entwicklung beschleunigen. Solche therapeutischen Einstellungen und Übungen oder Methoden verhelfen dem an kleinen und großen Konflikten leidenden Seelenvogel, die Vielzahl an Wunden heilen zu lassen, sich seiner Stärke zu besinnen und sich auszuweiten in geistiger Kommunikation und Freiheit. Dies ist keine leichte Aufgabe, ist dennoch erlern- und erfahrbar...

Viele therapeutischen Übungen sind in diesem Buch in unterschiedliche Kapitel eingestreut oder bei den jeweiligen Themen-Kapiteln beschrieben. Entscheidend sind die Grundprämissen therapeutischen Handelns, die im folgenden nochmals aufgegliedert werden:

1. Die Würde des Menschen achten, einfühlsam Anteil nehmen und den anderen in seinem So-Sein akzeptieren und Hoffnung geben.
2. Selbstheilungs-Kräfte mobilisieren und die ureigene Lebensphilosophie herauskristallisieren.
3. Den Menschen als soziales und potentiell liebevolles Wesen fördern.
4. Therapeutisch-kreative Distanz üben, um Abhängigkeit zu vermeiden und Raum zu geben für Selbstregulierung.
5. Das Ziel der Psychotherapie klar und plastisch beschreiben und problem-spezifische Methoden und Übungen zur Selbstregulierung anbieten.

Einschränkend zu Punkt 1 sei hingewiesen: Das erwähnte „Akzeptieren in seinem So-Sein" hat dann Grenzen, wenn der Klient Gewalt übt gegen Mitmenschen, z. B. sexuellen Mißbrauch, psychische oder physische Folter. Hier muß der Helfer kraft seiner Autorität entsprechend intervenieren und den Klienten keineswegs in seinem So-Sein bestärken, sondern ihn zu anderen Maßnahmen führen.

Wenn wir die oben genannten Punkte genauer betrachten, dann wird ersichtlich, daß ein natürlicher Helfer viele dieser therapeutischen Einstellungen erfüllen kann. Dabei wird, statt der professionellen Qualifizierung eines Psychotherapeuten, von einem natürlichen Helfer eine Art „Herzens-Qualifizierung“, eine Herzens-Bildung geboten. Das heißt nicht, daß professionelle Therapeuten entbehrlich wären: Sie arbeiten anders, systematischer und wagen sich auch an schwer-entgleiste Persönlichkeiten; überdies kann ein ärztlicher Psychotherapeut erkennen, wann körperliche Krankheiten (z. B. eine Schilddrüsen-Fehlfunktion, cerebrale Störungen etc.) Ursache oder Mit-Ursache sind für psychische Störungen, die eventuell zusätzlich andere Interventionen erforderlich machen. Außerdem kann mit einem Psycho-Arzt eine eventuelle Medikation — beispielsweise Anxiolytika als vorübergehende Krücke — besprochen werden. Viele psychisch Leidende suchen bewußt einen Arzt oder Psychologen auf, weil sie eine professionelle Psychotherapie mit einer gewissen Heilserwartung verbinden.

Doch nochmals sei betont: Die jedem Menschen innewohnenden Kräfte der Selbstregulierung versuchen, einen gestörten Seelenvogel wieder in ein inneres Gleichgewicht zu bringen. Das nach einer Krise gewonnene „neue“ Gleichgewicht kann von dem ursprünglichen Zustand weit entfernt sein — und ist alles andere als stabil, denn der Mensch ist ständig wechselnden Erschütterungen ausgesetzt, etwa durch seine Mitmenschen, durch Umwelteinflüsse, durch das „innere Verarbeiten“ seiner Sinneseindrücke. Diese wechselnden Gezeiten und Stürme im Seelenleben sind natürlich — und natürlich ist auch, wenn man dabei — falls nötig — Hilfe erfährt durch seine Mitmenschen . . .

Übung: „Tag des Lächelns"

Wählen Sie einen Tag, an dem Sie mehrere Besorgungen zu erledigen haben, mit unterschiedlichen Menschen zusammenkommen (in der Bäckerei, am Arbeitsplatz, in der Metro, am Zeitungsstand etc.).
Versuchen Sie, an diesem Tag ganz bewußt allen Menschen, mit denen Sie zu tun haben, ein deutliches, sehr freundliches Lächeln zu schenken. Gehen Sie lächelnd durch die Welt — einen Tag lang — oder jeden Tag?

Vielfalt therapeutischer Begegnungen

Psychotherapie ist ein einzigartiges, ubiquitäres Geschehen, das in beliebigen Erscheinungen auftritt.

In einem Intercity-Zug, wo eine junge, weise Frau eine noch jüngere, verzweifelte Frau durch Zuhören zu trösten vermag.

In einem Taxi, wo ein Fahrer verständnisvoll nickend das quälend-hoffnungslose Erleben des ersten Selbstmordversuchs geschildert bekommt.

In einem säkularisierten Kloster in Umbrien, wo 30 junge und ältere Menschen zu einer Meditation — es ist Vollmond-Nacht — zusammengetroffen sind.

In einem Thermalbad, wo vier Männer ihre Familiensorgen austauschen.

Auf dem Flughafen von Ikeja/Nigeria, wo eine Stewardeß ein zitterndes, kleines Mädchen in den Armen hält, das von den Eltern ausgesetzt wurde.

In einer ärztlichen Praxis, wo ein junger Prophet und Visionär, flankiert von seinen verzweifelt-ratlosen Eltern, einem Psychotherapeuten vorgeführt wird.

In einer psychotherapeutischen Praxis, wo eine erfahrene, analytisch-orientierte Familientherapeutin zum ersten Mal die völlig zerrüttete Familie ihrer Klientin ins Therapiezimmer bittet — die zwei pubertierenden Töchter, die eine anorektisch, die andere viel zu dick, der hochaggressive, adoptierte neunjährige Sohn, der sich weigert, sich zu setzen, nur Grimassen schneidet und kürzlich vier Wochen lang in der Kinderpsychiatrie stationär war, schließlich der Ehemann, der Unwillen und Verweigerung dadurch zeigt, daß er dauernd mit kleinen Späßchen und Zynismen um sich wirft: doch allein schon dieser Akt, daß die *gesamte* Familie zum Therapeuten geht, verändert positiv etwas im System dieser Familie.

In einer einfachen Klinikstation, subtropisches Klima, Ventilator an der Decke, liegt auf bleichem Leinen ein ausgezehrter Mann, der den Tod in seiner Nähe riecht und in Angst bebt und schwitzt ... da setzt sich zu ihm die Krankenschwester, die ihn in den letzten Wochen umsorgt hat, trocknet seine Stirn, lächelt ihm traurig in die Augen, legt ihre Hand in die seine und bleibt bei ihm, während er mit kraftlos-hechelndem Atmen langsam sein Leben aushaucht.

Szenenwechsel. Wir begeben uns — als heimliche Beobachter — in eine „normale" Psychotherapie-Praxis:

Um 9 Uhr hat Frau L. einen Termin: es ist ihre dritte Stunde; in all den Jahren vorher war sie bei einem Psychiater, der ihr Lithium rezeptierte (ein Mittel gegen wechselweises Auftreten von sogenannter Manie und Depression). Dieses Lithium hat sie von sich aus langsam reduziert, hat jetzt aber Angst, wieder in der Psychiatrischen Klinik zu landen (es wäre das elfte Mal). Sie bezeichnet sich selbst als depressiv, kann kaum mehr schlafen, innere Unruhe und unbestimmte Ängste sind da; ihr Lebenspartner zeigt wenig Verständnis, für ihn ist die Grenze der Belastbarkeit längst überschritten.

10 Uhr: eine forsch-auftretende Mutter hat sich und ihren 16jährigen Sohn angemeldet. Vor einem und vor drei Jahren war der Sohn in der Kinder- und Jugendpsychiatrischen Klinik, Diagnose: juvenile Schizophrenie — „die Diagnose ist Quatsch", sagt die Mutter — da muß ihr der Therapeut recht geben. Die verordneten Neuroleptika haben beide Betroffene, Sohn und Mutter — in Übereinstimmung — abgesetzt. Der Sohn: „Unter diesem Zeugs war ich wie ein steinalter Opa, null verstanden hab' ich mehr in der Schule — Samstag und Sonntag nur geschlafen. Außerdem hab' ich wie ein Geisteskranker dreingeguckt und gezittert." In die Klinik wurde er gebracht, weil er als „Robin Hood" durch die Wälder zog, die Schule schwänzte, nicht mehr nach Hause kam, auf die anderen verwirrt wirkte, schließlich auf der Autobahn die Autos anhalten wollte — „Scheißverkehr, müßte man sämtlich verbieten!" Die Mutter ist therapieerfahren: „Vor zehn Jahren, als mein Mann

Selbstmord verübte, hab' ich Therapie gemacht." Der Sohn lehnt jede Form von Therapie ab. „Ich bin ja gesund, krank sind die Psychiater in der Klinik."

10.30 Uhr, Frau S., ihre 45. Therapiestunde, ursprünglich unter extremem Mangel an Selbstwertgefühlen leidend, vor der Therapie auch scheu, zurückgezogen; selbst bei eindeutigen beruflichen Erfolgen hat sie sich selbst niedergemacht und gebremst, ihre Selbstzweifel wurden immer größer. „Mein Freund meint", so sagt sie heute, „ich sei durch die Therapie richtig frech geworden und zu selbstbewußt, ich würde mir überhaupt nichts mehr gefallen lassen." Frau S. ist sehr gläubig einer religiösen Gruppe zugetan. Nach einem abgeschlossenen Soziologiestudium hat sie sich intensiv mit Psychologie und Psychotherapie befaßt. „Mein enorm gesteigertes Selbstbewußtsein, meine gewachsene Ich-Stärke find' ich einerseits wunderbar — das hilft mir in der Partnerschaft, im Beruf und so weiter — andererseits will ich — irgendwann bald mal — gottergeben leben, im Sinne von: ‚Herr, dein Wille geschehe, nicht der meine', mich demütig treiben lassen im göttlichen Strom der Geschehnisse."

11.30 Uhr Herr Sch., sechste und vorläufig letzte Therapiestunde. Erfolgreicher Unternehmer, der vor einigen Wochen — zum ersten Mal — wie er sagt, in einen „ganz komischen, grausigen Zustand von Adynamie und völliger Wurstigkeit" fiel. Die Ehefrau drängte ihn zum Psychotherapeuten — in den ersten Stunden blieb er sachlich-distanziert („Eigentlich halt' ich nicht viel von diesem Psycho-Theater") und dennoch zeigte er eine gewisse Fähigkeit zur Introspektion. Mittlerweile funktioniert er wieder, ist wieder voll leistungsfähig in seinem Beruf: mehr will er — momentan — nicht.

12.30 Uhr, Herr H. kommt alle sechs Wochen — seit Jahren schon — für eine halbe Stunde in die Praxis: ihm wurden von Abgesandten einer fernen Galaxis Mini-Sender in sieben Zähne — unterhalb der Plomben — implantiert, und so steht er voll in Diensten dieser galaktischen Gesandten. Er muß Aufzeichnungen machen über experimentelle Zeitsprünge, der die gesamte Erdbevölkerung unterliegt, ohne es zu merken, das heißt: es werden Tage und ganze Monate übersprungen — nur er, gewissermaßen wider Willen zum Außerirdischen gemacht, erkennt dies. Vor fünf Jahren war er zweimal in der Psychiatrie: „Das war die Hölle, die Psychiater haben null verstanden, sie haben mir Injektionen und Tabletten gegeben, als wenn Pillen gegen implantierte Sender helfen könnten." Seine Stelle als Bibliothekar an der Universität hat er behalten. „Aus der Sicht der anderen leb' ich alleine, doch ich habe eine Lebensgefährtin, sie lebt in K. (800 km von seinem Heimatort entfernt, er hat sie seit fünf Jahren nicht mehr gesehen). Für eine engere Beziehung hätt' ich keine Zeit, ich muß meine astronomischen Aufzeichnungen paraphierend verschlüsseln und mit Hilfe von kosmo-elektrischen Feldern versenden." Seine außerirdischen Aufträge behält er für sich, darunter leidet er oft sehr, aber „die anderen verstehen das nicht, die meinen, ich sei geisteskrank und müßte zum Psychiater. Doch das Ganze ist ein galaktisches Problem, das uns eigentlich alle betrifft."

Dieser Herr H. erinnert den Therapeuten an Frau T. (sie war vor zwei Wochen in der Praxis), auch sie führt ein ungewöhnliches Leben. Frau T., jetzt 30jährig, seit fünf Jahren „in Therapie" (maximal einmal pro Monat, in Konfliktsituationen häufiger). Bis zu ihrem 25. Lebensjahr war sie 30mal (!) in psychiatrischen Institutionen, zum erstenmal als Zehnjährige (die üblichen psychiatrischen Diagnosen: juvenile Schizophrenie, Borderline, rezidivierende psychotische Episoden mit Paranoia und Halluzinationen etc.). Sie ist eine astrale Wandlerin auf Erden, spricht mit den Sternen; sie hört die Stimme des Vollmondes, der ihr sagt, sie solle im Springbrunnen ihrer Kleinstadt nächtens nackt baden, was sie auch befolgt — die wenigen Zuschauer genießen offenbar ihre schöne Weiblichkeit. In der Psychotherapie lernte sie, so zu leben, wie sie ist und wie sie nur leben kann — sie auf dieser Erde. Sie lebt wie ein Kind, meta-rational und lieblich-anziehend. Und in dieser Gesamt-Erscheinung hat sie einen ihr freundlich-zugewandten Mann kennengelernt, der sehr boden-verhaftet ist, beruflich Buchhalter, der sie gar — in Heirat — zur Frau nehmen durfte: ein bizarr-unterschiedliches Paar, das die graue Szenerie der Durchschnittsameisen bunt befleckt.

13.30 bis 14.00 Uhr Pause für den Psychotherapeuten

Um 14 Uhr kommt die 19jährige Susanne P., Azubi, gutgelaunt, keck aussehend. 18. Therapiestunde, mittlerweile kommt sie nur alle drei bis vier Wochen. In der ersten Stunde, vor einem halben Jahr, sagte sie: „Ich leide unter Agoraphobie — das hab' ich im Lexikon gelesen (= Platzangst), und ich habe genitalen Waschzwang. Letzteres hat mir meine Hautärztin gesagt." Ursprünglich brauchte sie — da sie weder die Metro benutzen konnte, noch große Straßen und Plätze zu überqueren vermochte, mehr als 1½ Stunden für den 2 km langen Weg ins Büro. Mindestens stündlich mußte sie damals ihr Genital mit Seife und Wasser reinigen, was ein chronisches Reizekzem bewirkte. Ihr damaliger, mehrjähriger Freund hatte Verständnis, obwohl er von Susanne P. sexuell abgelehnt wurde: nie hatte sie intravaginalen Sex mit ihm. Mittlerweile braucht sie statt 1½ Stunden nur noch 15 Minuten zur Arbeitsstelle. „Statt waschen onanier' ich, wie damals als Mädchen in der Pubertät, bevor es mir auf drastische Weise verboten wurde." Von ihrem bisherigen Freund hat sie sich getrennt, sie hat sich für einen Bioenergetikkurs angemeldet und befaßt sich sehr — erstmalig für sie — mit Buddhismus, in Vorträgen und Büchern.

15 Uhr — eine langzeitige Klientin, Frau A., 97. Stunde (anfangs wöchentlich, dann 14tägig, seit einem Jahr sechswöchig kommend). Mittlerweile bald 60jährig, mit erfolgreicher Karriere an der Universität, viel Arbeit, viel Anerkennung — doch sie möchte, seit Jahren schon, diesen Job (andere würden sie darob beneiden) einfach hinwerfen und kündigen. Sie schafft es nicht. „Ich bin das Opfer einer grauenvollen Kindheit, immer einsam, ungeliebt." Selbst hat sie keine Kinder, worunter sie sehr leidet. Die vor der Psychotherapie leibhaftigen, schweren depressiven Einbrüche sind mittlerweile nicht mehr, nur noch vereinzelte melancholische Tage gibt es. Doch die ersehnte große Befreiung — Befreiung wohin? — fehlt. In der Psycho-

diagnostik würde man hier von „chronifizierter Symptomatik“ sprechen. Doch die Psychodiagnostik irrt, und Frau A. wird eine Lösung für sich finden: ausbrechen aus dem derzeitigen Rahmen und ... und dann? Oder das derzeitig gelebte Leben akzeptieren, so wie es ist, und raffiniert und hyperb und — auch transzendal — ausgestalten. Oder: das Leben — aus freier Entscheidung — beenden; dies ist eine häufige Idee von Frau A. — kein Selbstmord, Freitod wäre dies, betont sie. „Noch hält mich irgend etwas am Leben.“

16 Uhr, ein Termin, kurzfristig vereinbart. Es kommt ein Mann, Mitte 30, müde, überarbeitet und traurig wirkend, von Beruf Schriftsteller und Illustrator. Zum ersten Mal in seinem Leben sucht er einen Psychotherapeuten auf: „... diese grauenhaften Depressionen ... und diese schleierhaften Ängste und Selbstzweifel, die mich zersprengen ... vernichten, ja vernichten ...“ Es entwickelt sich ein inniger Dialog, unterbrochen von heftigem Weinen und unterbrochen von einer Zeichnung, die der Künstler auf Anregung des Therapeuten fertigt. Schließlich erklärt ihm der Therapeut, einfühlig und achtsam — im folgenden sinngemäß, verkürzt, wiedergegeben: „Das Hineinfallen oder das Hineinsteigen in den tiefen Brunnen der Melancholie brauchen Sie als Künstler, es ist die Quelle Ihrer Kreativität. Dieser Vorgang ist schmerzhaft, manchmal kaum erträglich, der Angstschweiß wird Öl für Ihr kreatives Feuer. Aus dem Leiden heraus leben Sie ...“ Der Therapeut rät ab von Psychotherapie — „Sie brauchen die schreiende Seele für Ihre künstlerischen Schöpfungen ...“

Eine scheinbar andere, doch absolut ähnliche Situation gab es letzte Woche: Frau B., in mittleren Jahren — sichtbar depressiv — wurde von ihrem Hausarzt geschickt. „Schon immer sind Melancholie und Depression treue Begleiterinnen in meinem Leben. Als ich — vor fast 20 Jahren — zwei Jahre lang Psychoanalyse gemacht habe —, war das damals schon erkenntniserweiternd für mich, aber es ging mir eigentlich nur noch schlecht, und je mehr in meiner öden, einsamen Kindheit 'rumgestochert wurde, desto tiefer fiel ich in Hoffnungslosigkeit, ich war eigentlich nur noch ein heulendes Elend ... Irgendwann hab' ich beschlossen: Schluß mit der Therapie, ich verdränge — so gut ich kann — meine dunkle Kindheit und die gegenwärtigen Erinnerungen daran. Ich verdränge, auch wenn ich durch meine Eltern immer wieder daran erinnert werde, diese Eltern, die noch leben, und um die ich mich — als Einzelkind — nun mal kümmern muß; sie sind halt alte Leute, inzwischen." Frau B. schluchzt viel, dicke Tränen tropfen, zwischendurch lächelt sie traurig-freundlich, entschuldigt sich für ihr leidvolles Auftreten und erzählt weiter: „Ich habe in meinem Leben einen Ausgleich gefunden, das hilft nicht immer, aber manchmal, und dessen bin ich froh: mit den Tönen meiner Lieblingsmusik kann ich in den Himmel schweben, ich höre Mozart, früh, wenn ich aufstehe, vor der Arbeit, und abends, nach Feierabend, immer Mozart ... immer Mozart. Und ich singe im Bach-Chor meiner Gemeinde — da jubiliert meine Seele, da kann ich irgendwie glücklich sein — ich lache jetzt ja auch, wenn ich das erzähle ... das ist meine Art des Ausgleichs." Der Therapeut gab der Frau B. recht — sie braucht keine Psychotherapie. Auch keine, vom Hausarzt erwogenen Antidepressiva — sie, Frau B., hat *ihren* Weg auf dieser Welt gefunden: sie ist Künstlerin auf ihre Weise, Lebens-Künstlerin.

Wieder ähnlich und doch anders: Frau Clara Ph., mit extrem traumatisierter Kindheit: Ihr Vater war Metzger und bestrafte die kleine Clara auch bei geringfügigem „Ungehorsam" oder „Vergehen" mit drakonischen Aktionen, mit einer Art Schein-Hinrichtung — er packte das kleine Mädchen und schleppte es in den Metzgerkeller und inszenierte mit dem Hackebeil, wie er ihr Hand oder gar Kopf abschlagen könnte. Bei einer dieser Pseudo-Hinrichtungen hackte er ihr tatsächlich — versehentlich — die Spitze des linken Zeigefingers ab. Clara Ph. hat ein Dutzend Therapien hinter sich, von mehrjähriger Analyse bis Janovscher Primärtherapie, doch noch immer brandet ihr Herz in Wut und Schmerz gegen den tollwütigen Vater (vor zehn Jahren verstorben) und gegen die ohnmächtige Mutter (immer noch lebend und verleugnend all das, was damals geschehen). Frau Ph. kommt seit einem halben Jahr wöchentlich, die Kindheit möchte sie unberührt lassen: „Ich habe ja jahrelang detailgenau alles aufgedeckt bis zur völligen Entblößung, manchen mag das helfen, ob es mir nützlich war — ich weiß es nicht. In den letzten Jahren hab' ich wieder vieles verdrängt. Und ich bin froh darüber.“ Der Therapeut bestärkt Frau Ph. in ihrem Verdrängungsprozeß, auch wenn Verdrängtes irgendwann in irgendeiner Form wieder auftauchen könnte. In der Psychotherapie wird versucht, mehr Helligkeit in ihr jetziges Da-Sein zu bringen, die positiven, ja sogar heiteren Wesenszüge ihrer Persönlichkeit wieder zum Erleben zu bringen. Ihre jetzige spirituelle Krise kann sie zunehmend als — in der Gegenwart geschehenden — kathartischen Akt durchleiden, ihre stechenden Zweifel sind das Feuer ihrer Läuterung. Clara Ph. versucht, ihre Seele im christlichen Glauben einzubetten, doch allzu viele Zweifel flackern auf. Ihr Schicksal, ihr so-geartetes Da-Sein in der Welt akzeptieren? Clara Ph. beginnt es langsam zu erahnen — und langsam verdichtet sich ein Hauch von Selbst-Liebe — einer Selbst-Liebe, trotz geschundener Kindheit.

> Das Verdrängen von Gedanken und Gefühlen ist ein lebenserhaltender Prozeß.
> Da sind Bilder von sterbenden Kindern aus Eritrea, ausgemergelte, hohläugige Wesen mit Blähbauch ohne Nahrung und ohne Wasser — wenn wir diese Bilder nicht immer wieder verdrängen, wie könnten wir dann, Schluck für Schluck, ein frisches, sprudelndes Glas Mineralwasser genießen?

17 Uhr: zum zehnten Mal ist Richard V. „zur Therapie“ erschienen — ein offenbar erfolgreicher Show-Fallschirmspringer, Paraglider, Drachenflieger, den — obwohl beruflich herausragend — Minderwertigkeitsgefühle plagen. Er wirkt sehr männlich imponierend, sieht gut aus, und dennoch quälen ihn vielschichtige Kontaktprobleme zum weiblichen Geschlecht. In der Therapiestunde gibt er sich betont rational, wehrt sich noch gegen emotional-betroffenes Rückblicken auf seine wüste, einsame Kindheit und die entsprechenden Prägungen seiner kind-

lichen Psycho-Matrix. „Natürlich" fliegen ihm viele junge Frauenherzen zu, doch er erwählt mit fataler Zielsicherheit immer und immer wieder das Ebenbild seiner kalt-berechnenden, abweisenden Mutter, die ihn früh verließ. Sich tief-emotional zu öffnen und die eigene öde Kindheit schmerz-ergriffen zu beweinen — dies fällt dem mega-erfolgreichen Luftsportler noch schwer. (Frauen tun sich leichter, sich in einen solchen emotionalen Prozeß einzulassen, ebenso Männer mit viel weiblichen Anteilen in ihrer Seele.)

Abends um 20 Uhr, in derselben Praxis, aber im großen Gruppenraum, treffen 23 Therapiesuchende und zwei Therapeuten, eine Frau und ein Mann, zusammen. Gruppentherapie. Die Teilnehmer sitzen im Kreis, die meisten am Boden. Im Hintergrund — bis die Sitzung beginnt — leise beruhigende Musik. Auf einem kleinen Tisch leuchtet eine dicke Kerze. Es herrscht eine entspannte, leicht-meditative Atmosphäre. Das Ganze erinnert an eine besondere Form von stiller Messe, wie sie von vielen religiösen Kirchen und Gruppen geboten wird. Dieser Eindruck wird noch verstärkt, als die Therapeutin mit der Geste einer Priesterin ein Buch in die Hände nimmt und einen Text vorträgt, ein Gedicht, zur Einstimmung — wie es heißt. Danach ergeht die stille Aufforderung an die Teilnehmer, sich zu äußern. Recht schnell erfüllt B. P. die Situation mit einer Schilderung, mit tränenbelegter Stimme. Liebeskummer. Doch längst (vor zwei Jahren in etwa zehn Stunden Einzeltherapie) hat er gelernt, mit *seinen* Besonderheiten — homosexuell, mit wechselnden Partnern, und sehr melancholisch — relativ gut zu leben, am anerkannten Rande der Gesellschaft, unbehelligt von Hetero-Dogmen. Während er redet, danach im offenen Gespräch mit den Gruppenteilnehmern, weint er viel, doch es sind befreiende Tränen. Die Teilnehmer hören zu, manche einfühlsam, andere sind eher mit sich selbst befaßt. Die meisten Gruppenmitglieder kommen regelmäßig, Woche für Woche, wenige nur sporadisch. Eine offene Gruppe. Später erzählt sehr bewegt — auch sie weinend — eine junge Frau, daß sie vor zwei Tagen ihre beste Freundin verloren hat. Verkehrsunfall. Daraus erwächst zum Hauptinhalt des Abends das Thema „Tod“. Auf großen Blättern malen schließlich alle — jeder für sich — ein Bild, das entsteht beim Sich-Hineinfühlen in Sterben und Tod. Manche Bilder vermitteln eine erstaunlich erlösende, fast heitere Stimmung. Abschließend ist whirling. Zum getragenen Rhythmus der Suffi-Tänzer dreht sich jede und jeder mit ausgestreckten Armen, halbgeschlossenen Augen, tanzend im Kreise und läßt sich — tranceartig — von den astralen Tönen der Meditationsmusik tragen — im Gleichmaß eines leisen Wiegenliedes. Danach dauert es noch eine Weile, bis die Gruppe sich auflöst . . .

Schicksalsschläge — ob in der Kindheit oder im Erwachsenenalter — müssen beweint werden; wer nicht tief emotional betroffen reagiert, trägt lebenslang einen abgekapselten Eiterherd in sich, der irgendwann als Krankheit oder Krise hervorbrechen kann.
Doch ist mal heftige Beweinung geschehen, dann dürfen schlimme Traumata auch (wieder) weitgehend verdrängt werden.

Am anderen Morgen, um 9 Uhr: Frau Clarissa R., obwohl Kinderkrankenschwester, schlägt ihr einjähriges Töchterlein blindwütig bei kleinsten „Vergehen“. „Manchmal gerat' ich so in Rage, daß ich mein Kind erwürgen oder an die Wand klatschen könnte . . . es ist so furchtbar, wenn ich das sage, weil ich eigentlich weiß, daß ich grausig falsch gepolt bin.“ Frau R. war in ihrer Kindheit als kleine Clarissa immer Opfer: schikaniert, gedemütigt und täglich geschlagen, vegetierte sie in einer verkommenen Pflegefamilie (die diesen Job nur ver-richtete, um Geld vom Jugendamt einzustecken). Eines Tages befreite ein Mitarbeiter des Jugendamtes das halbverhungerte Mädchen und steckte es in ein Kinderheim; dort gingen die Grausigkeiten weiter — die kleine Clarissa wurde regelmäßig sexuell mißbraucht, von einem Erzieher, der ihr drohte, er würde sie bloßstellen, weil sie ihn ständig sexuell verführte. Schließlich wurde das Mädchen Clarissa wieder der leiblichen Mutter überbracht, die sie erniedrigte, ungerechtfertigt ständig auslachte, aber dennoch mit täglichen Aufgaben und Verpflichtungen und den mütterlichen Sorgen überbürdete. Die kleine Clarissa lernte, sich den wechselnden Widrigkeiten des Lebens bedingungslos anzupassen — die einzige Möglichkeit, nicht völlig unterzugehen.

Ein drangsalierter Kanarienvogel im Kleinkäfig, der — im Überlebenskampf — die Stärke eines Adlers entwickelte.

Das Beispiel der kleinen Clarissa zeigt: Nicht nur die Rolle als Opfer prägt nachhaltig die Psycho-Matrix, auch das Verhalten des Täters wird — als stark und somit vorbildlich — in die Psycho-Matrix des Opfers eingebrannt. Clarissa R. bekam gewissermaßen andressiert: „Als Erwachsener schlage ich mein Kind, demütige und mißbrauche es" — genau dieses angelernte Programm vollzieht Frau Clarissa R. nunmehr an ihrem eigenen Kinde. Diese Programmierung ist stärker als ihr intellektuelles Wissen.

17jährig trennt sich Clarissa R. von ihrer Mutter, Lehre, 2. Bildungsweg, dann Abitur, Studium, 22jährig Heirat (der Ehemann ist introvertiert, beruflich die gesamte Woche unterwegs); 24jährig gebärt sie ihre Tochter.

Der Psychohistoriker Lloyd DeMause über den Krieg im Kosovo (in einem Interview im Mai 1999):

„(. . .) es gibt immer noch die alte Garde, die ihre Kinder regelmäßig schlägt. Neuere Statistiken belegen, daß 80 % der Eltern ihre Kinder immer noch züchtigen. Leute, die in ihrer Kindheit unterdrückt und geschlagen wurden, tragen in einer Art Regression ihre Familienprobleme später auf der politischen Bühne aus. Sie unterstützen starke Männer wie Hitler oder die NATO-Allianz gegen Jugoslawien. Ich nenne das die Wiederholung der Familiengewalt."

10 Uhr: Herr C. (Mitte 40) hat die vorangegangene fünfte Stunde mehrmals verschoben. Schließlich verging die damalige halbe Therapiestunde mit allerlei selbstgewählten Nebenschauplätzen, bis er schließlich seinen innersten, ihn verbrennenden Zwist — zunächst sehr verschlüsselt — zu skizzieren vermochte. Herr C. ist seit acht Jahren verheiratet, seine Frau ist, wie er, im Lehramt tätig, allerdings ist sie Gym-

nasialdirektorin, er nur „normaler“ Lehrer an derselben Schule. Beide sind im evangelischen Kirchenvorstand ihrer Kleinstadt sehr aktiv. Nur in den ersten zwei Ehejahren gab es alle paar Monate Sexualkontakt („Das war alles sehr verkrampft und fast komisch“), seither entstehen keinerlei sexuelle Berührungen mehr. „Meine Frau ist ein absolutes sexuelles Neutrum, sachlich korrekt, zwanghaft ordentlich, selbstbewußt.“ In stockenden Redepausen verlor Herr C. den Mut, das ihn Bedrängende endlich loszuwerden, doch behutsam führt ihn der Therapeut immer wieder zum eigentlichen Konflikt zurück, einen Konflikt, den Herr C. noch gar nicht genannt hat. Aufgewachsen sei er in einem rigiden, sexual-feindlichen Elternhaus, und schon damals hatte er vielerlei sexuelle Phantasien und gleichzeitig ein schlechtes Gewissen, da er doch sehr gottgläubig war und immer noch ist. Er habe — jetzt, als erwachsener Mann — Angst vor selbstbewußten Frauen, wobei fast alle Frauen zu selbstbewußt für ihn seien. Durch „anregendes Zuhören“ des Therapeuten — non-verbales Auffordern zum Weiterreden — verdichten sich schließlich die Hinweise des Herrn C. zu einem Konzentrat, das der Therapeut erkennt und in einem allgemeinen Satz formuliert: „Es gibt Männer, die haben Angst vor starken Frauen und fühlen sich eher von kleinen Mädchen sehr angezogen, auch erotisch angezogen — kennen Sie das manchmal auch?“ Herr C. greift dieses Gesprächsangebot bereitwillig auf und erzählt sehr ausführlich: Wenn er Sexualität mit sich allein macht — Onanie — dann stellt er sich in seiner erregenden Phantasie immer kleine Mädchen vor, die er — durch erotische Spiele — sexuell aufzuklären hat, im Auftrag der Kirche. In der Phantasie beschränkt er sich auf orale Kontakte, in die kleine Mädchen-Vagina versucht er nicht einzudringen, nicht einmal in der Phantasie. Außerdem schildert er — real — Besuche bei einer befreundeten Familie mit drei kleinen Töchtern: Wenn er mit der Neunjährigen spielt, ohne sie unziemlich zu berühren, oder wenn sie sich auf seinen Schoß setzt, dann spürt er regelmäßig eine heftige Erektion. Er schildert dies äußerlich unbeweglich, doch innerlich bebend. Noch nie hat er mit jemanden darüber geredet. Herr C. verfügt über stark kontrollierende innere Instanzen (vor allem seine Religiosität), die ihn davor bewahren, seine pädophilen Phantasien in die Realität umzusetzen. Auch in der heutigen sechsten Stunde beginnt Herr C. mit belanglosen beruflichen Dingen, nimmt die Anregung des Therapeuten jedoch dankbar auf, sich wieder über seine sexuellen Neigungen auszulassen. Herr C. berichtet über Träume mit kleinen Mädchen, Träume, die ihn aber moralisch aufrüttelten und läuternd bewegten.

In seiner Ehe hätte Herr C. gerne eigene Kinder gehabt, doch seine Frau wollte keine leiblichen Kinder zu einem Leben zwingen in einer Welt voll von Umweltzerstörung und Kriegen — so ihr Argument. So übernahmen die beiden Patenschaften für fünf kolumbianische Kinder. Am Ende der Stunde erwähnt Herr C., er hätte — entsprechend der Anregung des Therapeuten — seine Frau gefragt: Sie wäre grundsätzlich zu einer Paarsitzung bereit.

> „Eine kathartische Technik, die von Patienten oft spontan angewendet wird, ist die der verbalen Äußerung. Es ist bekannt, daß jemand, der sich in Gefahr befunden hat — etwa in einem Autounfall oder Flugzeugunglück —, eine fast zwanghafte Neigung hat, dieses Ereignis auf dramatische Weise mit starken Gefühlsaufwand mitzuteilen, und zwar öfter. Dies ist ein selbsttherapeutischer Prozeß, denn nach einer gewissen Anzahl von Wiederholungen haben sich die Emotionen entladen — bei jedem Erzählen ein wenig mehr."
> *Roberto Assagioli, Psychiater*

11 Uhr, Herr M., Anfang 20, Buchhändler. „Sinnlos, absolut sinnlos ist das Leben. Absurd dieser öde Alltag. Für was diese täglichen Anstrengungen? Wozu soll das dienen: leben, lieben, leiden?" Natürlich habe er eine Freundin, die verstehe aber seine tristen Gedanken nicht. Auch sonst im Gespräch mit anderen, bei Partys, in der Buchhandlung, mit Bekannten und Freunden fühle er sich kaum oder gar nicht verstanden. Seit Jahren liest er ausschließlich Nietzsche, Camus, Heidegger, Sartre, Abbagnagno — „Sisyphos von Camus — das ist das

Buch der Bücher für mich!" — „Manchmal fühl' ich die Absurdität meines Lebens so elendiglich, daß ich nur den Freitod, nicht den Selbstmord, als Erlösung sehe — aber wahrscheinlich fehlt mir dazu der Mut."

Herr M., ein junger Philosoph, der an der eigenen Philosophie verzweifelt? Im Laufe weniger Therapiestunden lernt er, sich so anzunehmen, wie er ist und lernt darüber hinaus, die theoretisch aufgenommene existentialistische Philosophie zur eigenen Lebensphilosophie zu erklären: Ich erkenne das Leben als absurd und lebe *trotzdem*.

Im Leben keinen eigentlichen Sinn zu erkennen, führt nicht zwangsläufig zu der Erkenntnis, das Leben lohne sich nicht zu leben: zwischen beiden Erklärungen besteht keine zwingende Beziehung. Auch als Nihilist kann ich die prächtige Natur des Sonnenaufgangs genießen, einen erotischen Rausch oder kosmische Gedankenspiele.

> „Selbst die Menschen ohne Evangelium haben ihren Ölberg. Und auch auf ihrem Ölberg dürfen sie nicht einschlafen. Für den absurden Menschen geht es nicht mehr um Erklärungen und Lösungen, sondern um Erfahrungen und Beschreibungen. Alles beginnt mit einer scharfsichtigen Gleichgültigkeit."
> *Albert Camus, „Der Mythos von Sisyphos"*

Aus dem „Patienten-Dasein" zum Therapeuten werden

„Das Tao gleicht einem leeren Gefäß,
man schöpft aus ihm, ohne es zu erschöpfen.
Es hat keinen Boden, es ist der Ursprung
aller Dinge der Welt.
Es gleicht einem Tümpel,
der niemals austrocknet,
ich weiß nicht, wessen Kind es ist.
Es scheint älter zu sein als Gott."
Lao-tse

Sie erinnern sich: Der Seelenvogel schreit in Angst, Verzweiflung, Verwirrung, er fühlt sich wertlos und elendiglich . . .

Als professioneller oder natürlicher Therapeut kann man den Seelenvogel in einen Käfig sperren — irgendwann wird der Seelenvogel sich beruhigen: die brachiale Domestizierung ist der bequemste Weg. Und hinzu kommt: Manche Seelenvögel lassen sich sogar gerne einsperren.

Oder: Man kann — als professioneller oder natürlicher Therapeut — dem Seelenvogel zur Freiheit verhelfen, dies ist selten einfach, oft bedarf es einer großen Hingabe, einem freund-lichen Einfühlungsvermögen und einer am Du-orientierten grenzenlosen Phantasie.

Versuchen Sie folgendes Paradoxon zu erspüren:

Nur aus einer psychischen Extremlage, ohne die gängigen Werktage der Logik, kann sich ein Mensch geistig-seelisch in eine höhere Ebene entwickeln. Eine Methode des Zen besteht darin, den Schüler in eine existentielle Ausnahmesituation zu bringen, aus der er sich nur ohne Logik — irr-rational — befreien kann.

Ein Mensch in psychischer Krise ist in einer ungemein privilegierten — und gleichermaßen leidvollen — Situation, in der er existentielle

Grenzerfahrungen durchleben „darf", einen Ausweg jenseits der Vernunft finden muß und so eine höhere Stufe in Richtung auf die Ur-Seele — das Selbst, das „Göttliche" — erklimmen kann. Dieses soeben bezeichnete *Selbst* enthält im Kern Erlösendes.

Der Therapeut ist dabei kein Therapeut im schulmedizinischen Sinne. Er ist ein „Meister", der gleichzeitig diesen Titel ablehnt, weil er weder Hybris will noch Besserwisserei — ein Meister, der seine eigene Psyche wie auch seine eigene soziale Umgebung meistert und dem Klienten das Existentielle widerspiegeln kann: das menschliche Leben in seiner extremen Vielfalt — das Leben — eben — . . . Das Sein . . .

Aber es gibt auch als Behandlungsweg eine Psychologie ohne Seele, geschaffen für die, die keine höheren Bedürfnisse (dies ist nicht wertend gemeint) haben, sondern lediglich — wieder oder zum ersten Mal — im Alltag funktionieren oder von Symptomen frei sein wollen. Dies ermöglicht ein Weiterleben mit weniger Sorgen, ein Eintauchen in das all-bekannte Leben der Alltäglichkeit, das wenig Einsamkeit bringt und viele erfreuliche Ablenkungen. Dies kann bedeuten, sich halbwegs gemütlich einzurichten in dieser Welt, wo man gelernt hat, die Widrigkeiten des Alltags zu ertragen, ohne sie zu hinterfragen, und wo man die geheimnisvolle Tür zum Sein nur eine Handbreit oder gar nicht öffnet.

> „Das Ich, das „ich möchte dies — ich möchte das" sagen kann, und das Ich, das will — ist eine schwache Kreatur; es muß sich am Ende verständigen mit dem hartnäckigen, dem zähen Ich: das stumm ist, das niemals redet, das nicht argumentiert; und in manchen Menschen vielleicht der Wächter ist — doch in Menschen meiner Art der dumpfe, der unerbittliche, der unüberwindliche Geist der Mittelmäßigkeit (. . .) Da war eine Tür, und ich konnte sie nicht öffnen. Ich reichte nicht bis an die Klinke. Warum konnte ich mein Gefängnis nicht verlassen? Was ist die Hölle? Die Hölle ist man selbst, allein. Die anderen Gestalten darin sind nur Projektionen. Da ist nichts, wovor und nichts, wohin man fliehen könnte. Man ist immer allein. Man ist immer allein." *T. S. Eliot, Cocktailparty*

Aufbauend auf den Prägungen der Psycho-Matrix (z. B. während der Kindheit) und einer genetisch-neuralen Schablone (als angeborene Gegebenheit) erwächst bewußt oder instinktiv die *individuelle Lebensphilosophie,* die eigene, geheime Religion, die individuelle Antwort gibt (oder geben kann) auf die Frage, warum ich auf dieser Erde bin. Erfahrungsgemäß übersteigt dabei die eigene geheime Religion in ihren Inhalten und ihrer Tragweite die (in den Industrieländern) staatstragende philosophische Ideologie des Konsumismus.

Die meisten psychischen Konflikte und sogenannten psychischen Krankheiten sind letztendlich fundamentalistische Antworten oder fundamentalistische Widersprüche bezüglich der individuellen Lebensphilosophie, der eigenen geheimen „Religion". Um irgendeine „psychische Krankheit" — ob Depression oder sogenannte Psychose, ob mangelndes Selbstwertgefühl oder Angstattacken — zu verstehen, muß man zuerst in den Tempel der privaten Lebensphilosophie eintreten. Es ist wenig ergiebig zu versuchen, eine „psychische Krankheit" zu heilen, bevor man nicht die private Lebensphilosophie des betroffenen Menschen erkundet hat.

Der lebenslange Prozeß des Geboren-werdens

Der Mensch durchlebt mehrere Entwicklungsstadien, bis er schließlich — oftmals erst im reifen Erwachsenenalter — ganz geboren wird, das heißt, zu dem wird, was er seinen genetischen Anlagen nach sein kann; er schält sich gewissermaßen aus dem Larvenstadium — peu à peu — heraus und dringt zum Schmetterling-Sein vor. Die Prägungen der Psycho-Matrix hemmen oder fördern diesen Prozeß. Mit diesem jahrzehntelangen Prozeß des Geboren-werdens gehen *existentielle Phänomene* einher, die, entsprechend den individuellen und sozialen Gegebenheiten, zu psychischen Krisen explodieren oder zu „psychischen Krankheiten" gefrieren können. Im folgenden Abschnitt werden einige dieser existentiellen Phänomene beschrieben und mit * markiert; sie sind Orientierungspunkte für eine eventuell notwendige therapeutische Intervention.

Jeder Mensch, ob kindlich oder erwachsen, gedeiht fortwährend innerlich — überdies treten fortwährend psychische Potentiale in Erscheinung, oftmals _spannungsgeladene psychische Potentiale_*. Für den einzelnen stellt sich die bewußte oder instinktive Frage: Welchen Sinn, welche Richtung sollen die aktualisierten Impulse und Fähigkeiten erhalten? Die Frage nach dem _Sinn des Lebens_* kristallisiert sich zum Mittelpunkt: Manche geben ihrem Leben gewissermaßen einen vorgefertigten Sinn (übernommen von einer bestimmten Religion oder Ideologie) oder zimmern sich selbst ein sinngebendes Gebäude, sie suchen ein Leben lang oder — vergessen und verdrängen die Sinnsuche wie auch immer die persönliche Einstellung zum Sinn des Lebens gestaltet wird. Der Mensch ist immer-wiederkehrend konfrontiert mit der _Freiheit der Wahl_* und _Entscheidung_* und der daraus erwachsenden _Verantwortung_*. Die „Freiheit der Wahl" ist dabei keine absolute Freiheit, sondern eine relative, begrenzt durch _individuelle und soziale Gegebenheiten_* (zum Beispiel begrenzte Talente, soziale Restriktionen etc.). Stehe ich vor Wahlmöglichkeiten und muß Entscheidungen treffen, dann höre ich vielleicht auf meine _innere Stimme_* oder — wenn es Gott für mich gibt — füge mich _Gottes Willen_* oder höre gar nichts und gleite unbemerkt in irgendeine „Entscheidung" hinein.

> „Es stellte sich die Frage der Freiheit, und wir waren am Rande der tiefsten Kenntnis, die der Mensch von sich selbst haben kann. Denn das Geheimnis eines Menschen ist nicht sein Ödipus- oder Minderwertigkeitskomplex, es ist die Grenze seiner Freiheit selbst; es ist seine Widerstandskraft gegen alltägliche Marter und Tod. (. . .) sowohl Marx' wie auch Freuds Theorien sind Theorien von der äußeren Bedingtheit. Wenn Marx sagt: es sei unwichtig, was die Bourgeoisie zu tun glaubt, wichtig ist nur, was sie tut, so braucht man nur ‚Bourgeoisie' durch ‚Hysteriker' zu ersetzen, um eine Freudsche Formulierung zu erhalten. (. . .) Noch heute schockiert mich etwas, was für das Freudsche Denken unvermeidlich ist: die biologische und physiologische Sprache, in der er Gedanken ausdrückt, die anders nicht mitteilbar sind. Das Ergebnis ist, daß seine Beschreibung psychoanalytischer Phänomene nicht frei ist von einer Art mechanistischen Krampfes.

„(. . .) ich habe niemals aufgehört zu zeigen, daß jeder letztlich dafür verantwortlich ist, was man aus ihm macht, selbst dann, wenn ihm nichts anders übrig bleibt, als diese Verantwortung auf sich zu nehmen.“ *Jean-Paul Sartre*

Ständig sind kleine und große Entscheidungen auf dem Weg unseres Lebens, ob wir nun die Entscheidungen bewußt, halbbewußt oder instinktiv treffen. Selbst wenn ein Tun ‚nur‘ als Reaktion anmutet, steht am Ursprung dieser Reaktion ebenfalls eine — wenn auch nicht-bewußte — Entscheidung.

Bewußte Entscheidung → selbst-ständiges Handeln.

Instinktive (= „unbewußte“) Entscheidung → konditionierter Reflex → Reaktion.

Beides hat ähnlichen bis gleichen Ursprung: Die einzelnen Psycho-Matrices bekommen (z. B. durch Wahrnehmung einer Gefahr) Information von außen, stimmen die Botschaft mit den Ego-Bausteinen ab — dann eröffnen sich zwei Möglichkeiten:

(a) Kraft meines bewußten Denkens und meiner bewußten Gefühle kann ich eine bewußte Entscheidung treffen, die in selbst-ständige Handlung mündet.

(b) Das „Ich“ (als bewußtes Ich) tritt hundertprozentig zurück — seine gewachsenen Instinkte „entscheiden“ und wählen einen ihnen geeignet erscheinenden konditionierten Reflex, der in reaktives Handeln mündet.

So gesehen ist der Mensch immer — ob bewußt oder instinktiv — ein *sich-entscheidendes Wesen**.

Immer sind wir in einem *Gestimmt-Sein* (*Stimmung*)* in unserer Welt. Schon die alten Griechen kannten verschiedene Grundformen des Temperaments: sprunghaft-heiter, heißblütig-aufbrausend, bedächtig-langsam, schwerblütig-zurückgezogen-ernst (= melancholisch). Gerade die *Melancholie**, die jeder — in unterschiedlichem Maße — in sich trägt, ist der Brunnen, der in die Tiefen und so zu den Quellen des Lebens führt, gleichzeitig ist die Melancholie die brennende — oft schmerzhaft-brennende — Fackel, die den Weg zum Transzendenten beleuchtet.

Zu den wechselnden Erfahrungen der menschlichen Kommunikation, zum Erleben von Beziehungen bis hin zur Verschmelzung einzelner Individuen gehört auch ihr Gegenpol: die *Einsamkeit**, die sich vom Alleinig-Sein (all-einig!) durch Leiden unterscheidet. Im weiten Feld von Kommunikation und Beziehungen ist die Partnerschaft von Frau und Mann oder von homosexuellen Paaren ein zentraler Aspekt, doch eine harmonische Integration kann auch viele Individuen erfassen: Familienverbände, Gemeinden, größere Gruppen einer spezifischen Gesellschaftsschicht oder einer bestimmten Kultur, spirituelle Organisationen bis hin zur „einen Menschheit", die wohl Sehnsucht und Illusion bleiben wird. Auch zur einigermaßen harmonischen Integration gibt es einen Gegenpol: das *Ausgegrenzt-Sein**, das Gefühl, nicht dazuzugehören (was nicht gleichbedeutend ist mit Einsamkeit).

Auch dann, wenn man innerhalb menschlicher Beziehungen lebt, innerhalb einer Familie, einer bestimmten Arbeitsgemeinschaft, einer kulturellen oder religiösen Gemeinschaft, ist hier keineswegs immer die heile Welt, sondern allerlei Pathologisches kann von diesen Beziehungssystemen ausgehen. In Gegenwart eines anderen Menschen wird alles Tun — ob stumm oder laut, ob gezielt oder passiv — zur Kommunikation. Die Mehrzahl der Menschen lebt in fortwährender Kommunikation, selbst die „Singles" in den Großstädten. Diese Kommunikationen prägen permanent. Es geschieht die weitere *Seinsprägung und die eigene Seins-Erkennung durch Kommunikation**: das kann *Ich-Aufwertung** oder *Ich-Entwertung** bedeuten, kann tragend und *wegweisend zur eigenen Erleuchtung**, aber auch seelen-verwundend und ver-rückt-machend sein, *nahe an den Wahnsinn führen** oder das Gefühl, *seelisch-zu-hause-sein** vermitteln. Das Leben in Beziehungssystemen ist einer der hervortretendsten und prägendsten Aspekte menschlicher Existenz. Es ist erstaunlich, daß das Wissen von der Dynamik menschlicher Beziehungen so fragmentarisch ist.

Steht ein Mensch vor dem Abgrund der Hölle, dann erlischt jegliche Beziehung zu anderen Menschen, es ist *ein aus vertrauten Beziehungen Herausgerissen-werden**, eine Konfrontation mit dem Unheimlichen.

Täglich, ja täglich tauchen wir — bewußt oder instinktiv — ein in die tiefen Räume des Lebens, die von Blitz und Feuer, Zittern und Unbehagen durchbebt werden und uns zur Wachsamkeit aufrütteln — dies ist der Raum, den die *Angst** erfüllt, Angst, die eng verbunden ist mit *Leiden**, verbunden mit einem anderen dunklen Ur-Phänomen des Menschen — dem *Grauen**.

Im Erleben der Angst wird der Mensch — nackt seiner Fähigkeiten — ganz *in die ausweglose Öde der eigenen Existenz hineingeworfen**. Heidegger: „Die Angst offenbart im Dasein das Sein zum eigensten Seinkönnen, das heißt, das Freisein für die Freiheit des Sich-selbst-wählens und -ergreifens."

Nicht der *Mut**, sondern seine Begleiterin, die *Hoffnung**, dieses unfaßbare, irreale Wesen, erlöst uns von der Angst.

Das Leben führt zu Abgründen und zu Gipfeln, es bringt *Freudiges**, *Kreatives**, *Visionäres**, *Mystisches**, bringt *Lachen**, *Verliebt-sein**, aber auch *Schmerzliches**, *Tragisches** — all das kann exzessiv gesteigert werden zu Extrem-Erlebnissen *Gipfel-Erfahrungen** (Maslow: peak experiences) — high lights — dunklen und hellen Grenzerfahrungen.

All die genannten Begriffe (*) sind Lebensinhalte und präsentieren sich jeweils als breites Spektrum. Die Mitte des Spektrums wird als „Normalität" definiert, am Rande dieses Spektrums entdecken die Psychiater ihre psychischen Krankheiten.

„Angst" darf jeder mal haben, wenn Angst lebensbestimmend wird, entstehen Diagnosen wie „Angstsyndrom", „Panikattacken" etc.

Verliebt-sein gilt als wunderbar, wenn sich aber ein Mann maßlos in einen unerreichbaren Filmstar verliebt, die einseitige Verliebtheit erwidert glaubt und seinen Alltag danach ausrichtet, kommt er in das Kästchen „Paranoia".

„Melancholie" als ernsthaft-traurige Stimmung erfährt jeder unterschiedlich häufig — dies gehört zum Leben. Wer beständig in Melancholie versinkt, für den gibt es die Diagnose

„depressives Syndrom“ mit seitenlangen pseudo-logischen Untergliederungen.

Wird „Visionäres“, „Mystisches“ voll ausgelebt, so kann dies psychiatrisch unter die Rubrik „Schizophrenie“ subsumiert werden.

Häufen sich „euphorische Gipfel-Erfahrungen“, so wird dies im psychiatrischen Jargon zur „manischen Psychose“.

Grundprämissen therapeutischen Handelns

„Das Ziel einer Psychotherapie ist es,
daß aus dem Patienten
ein Erleuchteter wird.“
D. T. Suzuki

Ein Mensch ist auf der Suche nach dem Innersten seiner Seele bis an das Ende der Welt vorgedrungen und ist gerade dabei, die Grenze zwischen Innen und Außen zu überschreiten — da gerät er in existentielle Verwirrung und bedarf eines fremden Wegbegleiters. Der psychische Grenzgänger wird zum Klienten, der Wegbegleiter nennt sich Psychotherapeut. Dabei kann an die Stelle des Therapeuten oftmals auch ein natürlicher Helfer treten.

In der ersten Begegnung — und all den folgenden Treffen — dominiert als Atmosphäre das, was bereits als Grundprämissen genannt wurde:

Freundlich-einfühlsame Anteilnahme bei gleichzeitiger therapeutisch-kreativer Distanz und Stimulierung der Selbstheilungskräfte.

Wie geschieht dies?

Der Therapeut versucht, im Einklang zu sein mit der Stimmung des Klienten, das heißt, sich auf die Ebene der Stimmung des Klienten zu begeben, ohne diese Gestimmtheit selbst zu übernehmen. Der Therapeut tritt bei einem traurig-verzweifelten Klienten auf die Etage „Traurigkeit-Verzweiflung“, ohne selbst in dieses Gefühl zu versinken. Einfache Hilfsmittel sind dabei, den Atemrhythmus des Klienten wahrzunehmen und sich darauf einzustellen, ebenso seine Körperhaltung, den Rhythmus und die Lautstärke seiner Sprache und seine innere Gefühlswelt zu re-präsentieren — ohne sie persönlich zu übernehmen.

Einem tief ängstlichen Menschen begegnet der Therapeut auf der emotionalen Ebene der Angst, sehr natürlich, aber ohne selbst in Angst zu versinken. Indem ein Therapeut die emotionale Ebene des Klienten findet, kann er eine gewisse Spiegelung dessen vollführen, was dem Klienten begegnet. Ist ein Klient aufgewühlt und manisch erregt, so wird auch der Therapeut, wenn auch abgeschwächt und zweifellos artifiziell, diesem Temperament getragen-kontrolliert folgen — nur so kann er sein Gegenüber erreichen. Nochmals sei betont: Der Therapeut begibt sich zwar auf die Ebene von „Depression", „Manie", „Paranoia", „Phobie", „Halluzination" oder „Minderwertigkeitsgefühl" — aber er, der Therapeut, wird nicht zum Depressiven oder Paranoiker.

Überdies — sehr wichtig — versucht der Therapeut, den Klienten in seinem So-Sein zu akzeptieren und sich hineinzuversetzen in seine Welt, ohne ihn zu be-werten und zu be-urteilen.

Wenn ein professioneller Therapeut diese Einstellung bei einem bestimmten Klienten nicht erreichen kann, dann sollte er nicht weiter versuchen, therapeutisch tätig zu werden, sondern soll dem Klienten andere Möglichkeiten (andere Therapeuten) anbieten. Diese Thesen erinnern an das Konzept von Carl Rogers, das vom Therapeuten verlangt: Empathie (im Sinne von einfühlendem, nicht wertenden Verstehen), positive Wertschätzung, Sich-sorgen, emotionale Wärme und Echtsein im therapeutischen Verhalten.

Therapeuten, die in besonders hohem Ausmaß die drei von Rogers genannten förderlichen Haltungen einsetzen konnten, erreichten bei einem Klienten, daß dieser sich „geholfener" fühlte und sich konstruktiver wandelte als bei einem Therapeuten, der diese Bedingungen weniger erfüllte. Die Rogersche

Dreiheit — Empathie, Achten, Echtsein — bewegt beim Klienten Vorgänge, die günstig wirken auf seine seelischen Funktionen und auf seine Persönlichkeitsentwicklung. Diese „Technik“ — auch Gesprächstherapie genannt — kann auch bei Erziehern gegenüber Kindern und Jugendlichen zum Tragen kommen und ebenso — ganz allgemein — zwischen Menschen im täglichen Miteinander. Diese Methodik erfordert eigentlich keine besondere Vorbereitung und nicht unbedingt eine aufwendige Ausbildung, auch wenn man natürlich allerlei Ausbildungsinstitute für die Gesprächstherapie nach Rogers installiert hat. Unabhängig von jeglicher institutioneller Ausbildung gibt es natürliche Begabungen unter den Menschen, die auf ihre Mit-Menschen sehr förderlich, tiefgehend und spirituell bereichernd eingehen können — natürliche Therapeuten oder geborene Seelsorger, so wie es Künstler gibt, die nie eine Kunstakademie absolviert haben.

C. Rogers hat interessante Aspekte für Therapeuten zusammengefaßt, die Empathie und die anderen Pointen seines Konzepts hat C. Rogers jedoch nicht neu erfunden: das wurde tausendmal vor ihm — modifiziert — formuliert. Auch der Ur-Vater der modernen Psychotherapie und Guru der Analyse, Sigmund Freud, hat bereits eine vergleichbare Einstellung vertreten: Seine vom Therapeuten geforderte „gleichschwebende Aufmerksamkeit“; die „Abstinenzregel“, die den Patienten von Geboten und Ratschlägen verschont und letztendlich einer warmen, mitfühlenden Haltung des Therapeuten entspricht; die Offenheit und die Freiheit von Äußerungen von seiten des Patienten etc.

S. Freud bescheibt in seinen Hinweisen — zu Beginn einer Therapie —, wie ein Patient sich im Gespräch öffnen soll:

> „Noch eines, ehe Sie beginnen: Ihre Erzählung soll sich doch in einem Punkte von einer gewöhnlichen Konversation unterscheiden. Während Sie sonst mit Recht versuchen, in Ihrer Darstellung den Faden des Zusammenhangs festzuhalten, und alle störenden Einfälle und Nebengedanken abweisen, um nicht, wie man sagt, aus dem Hundertsten ins Tausendste zu kommen, sollen Sie hier an-

ders vorgehen (. . .) Sie werden versucht sein, sich zu sagen: Dies oder jenes gehört nicht hierher, oder es ist ganz unwichtig, oder es ist unsinnig, man braucht es darum nicht zu sagen. Geben Sie dieser Kritik niemals nach und sagen Sie es trotzdem, ja gerade darum, weil Sie eine Abneigung dagegen verspüren. Den Grund für diese Vorschrift — eigentlich die einzige, die Sie befolgen sollen — werden Sie später erfahren und einsehen lernen: Sagen Sie also alles, was Ihnen durch den Sinn geht."

Im „Beicht-Spiegel" eines Pater Hieronymus de Cleerk, den dieser für künftige katholische Priester um das Jahr 1840 geschrieben hat, heißt es:

„Erstes ist's, der hilf-suchenden Seel' in meinem Beichtstuhl innerlich Ruh' zu geben. Vertrauen spüren soll der Mann, die Frau, das Kind, das knieend in meinem Beichtstuhl Erlösung sucht von Seelenpein. Dann sag' ich mit warmer Stimm' durch des Beichstuhl's Gitterfenster: ‚Lös' deine Seel' von allem Gram, sag all das, was dich bedrückt, all das, was du niemand sonst auf Erden anvertrauen tätest, tu's hier, im Angesicht unseres barmherzigen Gottes' (. . .) kommt die Red' ins Stocken, forder' ich behutsam und leis' weiteres Erzählen. Dann entlaß' ich die beichtende Seel' mit Buß' und Absolution (. . .)"

Sigmund Freud und Carl Rogers hatten für ihre Therapie der Seele wohlweislich (aber vielleicht nicht-wissend) aus den Ursprüngen der christlichen Seelsorge geschöpft, auch wenn in ihren Schriften darauf wenig oder gar nicht Bezug genommen wird. Ein anderer vormaliger Freudianer heißt C. G. Jung und kannte zumindest die „Beziehung der Psychotherapie zur Seelsorge", so der Titel eines Vortrags aus dem Jahre 1932:

„Es scheint mir, als ob parallel mit dem Niedergang des religiösen Lebens die Neurosen sich beträchtlich vermehrt hätten. (. . .) Das Problem der Heilung ist ein religiöses Problem. (. . .) durch die christliche Tugend der Feindesliebe und der Vergebung heilen wir den leidenden Zustand. Was wir aus christlicher Überzeugung außen empfehlen, das müssen wir in der Neurosentherapie auch innerlich anwenden. Darum wollen moderne Menschen nichts mehr von Schuld und Sünde hören. Sie haben an ihrem eigenen bösen Gewissen genug und wollen vielmehr wissen, wie man sich mit seinen eigenen Tatsachen aussöhnen, wie man den Feind im eigenen Herzen lieben und zum Wolf ‚Bruder' sagen kann."

Grundsätzlich neu ist C. Rogers Therapiekonzept nicht, ebensowenig die von S. Freud kreierte analytische Situation oder gar seine Traumdeutung, die schon 10 000 Jahre vorher bestand. Auch die archetypischen Figuren waren längst vor C. G. Jung in allerlei Beschreibungen präsent, selbst die Verhaltenstherapie hat jahrhundertalte Vorbilder in pädagogischen Bereichen.

Im Dialog vermag der Therapeut die Äußerungen des Klienten nicht nur aufzunehmen, sondern ist überdies in der Lage, die emotionalen Erlebnisinhalte des Klienten tiefer und pointierter auszudrücken, als dieser es momentan vermag. Dadurch wirkt der Therapeut als behutsamer Katalysator beim Eindringen in die Innenräume der Individual-Seele. Durch das therapeutische Schwingen „auf einer Wellenlänge" mit dem Klienten werden bestehende Barrieren überwunden — es kann ein — anfänglich partieller — Durchbruch in bislang unerforschte Bereiche der eigenen Existenz geschafft werden. Im therapeutischen meeting entsteht nicht nur ein weitgehend angstfreies Bewußtwerden der aktuellen Problematik, sondern es keimt die Auseinandersetzung mit dem eigenen Sein, der Individual-Seele, ohne daß der Therapeut wesentlich lenkt, Direktiven oder gar Ratschläge gibt.

Es mag leicht erscheinen, sich als Therapeut auf das Terrain von einfühlendem, nicht-wertendem Verstehen zu begeben, doch in Wirklichkeit erfordert es fortdauerndes Training, Disziplin und Selbstverzicht (Verzicht, eigene Meinungen einzubringen, Verzicht auf Ratschläge), um möglichst intensiv in die innere Welt des Klienten vorzudringen, sie zu verstehen oder ein Verstehen zu erahnen und — darüber hinaus — das Verstandene ohne Be-Wertung, ohne Vorwurf und Besserwisserei dem betreffenden Menschen zu präsentieren. Der Therapeut überläßt die Bewertung des Erlebten und die Wertfindung dem Klienten und enthält sich jeglicher Dirigierung und Lenkung.

Ein Mensch ist „außer sich", „fährt aus der Haut", „steht neben sich", „ist nicht mehr er selbst" — der Seelenvogel sieht ganz anders aus als ursprünglich, ist mal verwirrt, mal tieftraurig — mal irritiert er durch exzessives Umherflattern, mal durch ungewohnte Aggressivität. Der Therapeut fördert die Heimkehr zur ur-eigenen Gefühlswelt des Klienten, ur-eigen im Sinne der Wiederbegegnung mit der Ur-Seele. Es hilft der Therapeut, eine Brücke zu bauen zu jener allgegenwärtigen Ur-Seele — ohne ein Paradies auf Erden zu versprechen, wird dennoch Rückhalt geboten, ein Ahnen darf aufkeimen, ein Ahnen von einer heilen inneren Welt — „Heil" im Sinne von *Annehmen des Weltlichen und Kosmischen, dessen, was ist, des eigenen Da-Seins, wie es ist, und dabei in einem — traurigen oder fröhlichen — Gelassen-Sein leben . . .*

Wenn der Klient spürt, daß er vom Therapeuten — tatsächlich — akzeptiert und respektiert wird, entsteht eine *vertrauensvolle Beziehung,* die die entscheidende Basis für alles künftige therapeutische Geschehen ist. Der Klient öffnet — sehr langsam, und vielleicht zum ersten Mal seit langer Zeit — die vordersten Tore der seelischen Burg und erzählt und äußert sich, da er keine Angst haben muß, daß ihn seine intimsten Schilderungen zum Nachteil werden. In einer besonderen Art von kathartischer Selbstreinigung ergießt er den trüben Absud seiner Seele in die therapeutische Stunde, einmal, zweimal und öfters. Die vormals gefangenen, innerlich tobenden Emotionen dürfen sich — risikolos — entladen. Die ständig neu geschilderten, gleichen Klagen, dieselben Ereignisse und Probleme des Klienten drücken sich aus — dies ist ein Hinausdrücken im wörtlichen Sinne und zeigt somit therapeutische Wirkung. *Es ist dies die Katharsis des rhythmisch wiederkehrenden, individuellen Klageliedes.* Der gegenübersitzende therapeutische Freund hält dies aus, ist nicht beleidigt, wendet sich nicht ab, kommt nicht mit eigenen Geschichten, auch nicht mit Vorwürfen und ablenkenden Durchhalteparolen. Der Therapeut ist gleichbleibend aufmerksam, achtsam, aufnahmefähig, einfühlsam-mitschwingend, freund-lich bis — im therapeutischen Sinne — liebevoll und vermittelt dennoch die kreative Distanz, die — still — zur Selbstregulierung und Selbstverantwortung aufruft.

Der Klient fühlt sich, trotz bizarrer Gefühle, abnormer Lüste, irrealer Visionen — vom Therapeuten verstanden, nicht gemaßregelt, sondern akzeptiert — so kann er sich allmählich in seinem emotionalen Leben der eigenen Innenwelt zuwenden in Richtung einer existentiell-kreativen Auseinandersetzung mit dem individuellen kleinen Selbst und in einem weiteren Schritt — wenn er diesen Schritt will — mit dem großen, kosmischen Selbst der Ur-Seele.

Indem der Klient sich fallen lassen, einlassen kann auf eine — therapeutische — Beziehung, empfindet er mehr Gelassenheit, die ihm hilft, Wahrnehmungen und Empfindungen von Mitmenschen, seine Person betreffend, aufzunehmen, ohne sich mit dem Mit-Menschen zu vergleichen, ohne in Minderwertigkeitsgefühlen und Selbstzweifeln zu enden, sondern Gleichwertigkeit zu spüren und tiefe Gelassenheit. In einem solchen Reifungsprozeß wächst ein Mensch aus seiner Klientenrolle hinaus und kann auch anderen Mit-Menschen zu mehr Erkenntnis verhelfen, indem er sich in Anteilnahme seinen Mit-Menschen nähert. So erfährt der Ex-Klient den Wert der eigenen Person in der Beziehung zum Mitmenschen. *Der „Patient" hilft sich selbst und hilft dem andern. Er wird zum Therapeuten des eigenen Ich und zum Therapeuten des ihn umgebenden Du.*

In der therapeutischen Situation ist der Therapeut nicht nur der große Schweigende, sondern er vertieft atmosphärisch und verbal emotionale Schwingungen des Klienten, stellt einfühlsame Fragen, bringt Probedeutungen und erweitert behutsam den Wahrnehmungshorizont, indem er aus der Perspektive des Klienten neue Möglichkeiten und Wege vorsichtig aufzuzeigen versucht. Zur therapeutischen Situation gehören auch biografische Rückblenden bis in die Kindheit zurück, Traum-Erinnerungen und das differenzierte Kennenlernen der individuellen Charakterzüge, Aufdecken der eigenen Ressourcen und überdies das bunt gefächerte Sammelsurium all dessen, was man „therapeutische Übungen" nennen kann, die jede Therapiesitzung bereichern und bildhaft immer wieder einen kleinen Quantensprung in der Entwicklung des Klienten bringen. Diese therapeutischen Übungen reichen vom Kennenlernen und in-den-Arm-Nehmen des inneren Kindes bis zum Aktiven Imaginieren, von Autogenem Training bis zur Power-Übung, von Selbsthypnose bis Tagebuchschreiben, von Meditation bis zum verhaltenstherapeutischem Training. In diesem Buch werden mehrere solcher therapeutischen Übungen zur Selbstanwendung vorgestellt.

Die Entdeckung der individuellen Lebensphilosophie

Zu Anfang einer Therapie ist es wichtig, die Frage nach der individuellen Lebensphilosophie und der geheimen eigenen Religion des Klienten zu stellen. Hieraus erwächst eine gewisse Reifeprüfung für den Therapeuten, denn er muß gewillt sein, einen anderen Menschen auf seinen wagnisreichen Wegen und Irrwegen zu begleiten, auch wenn er meint, es besser zu wissen aufgrund seiner Erfahrungen. Doch ein Besser-Wissen in bezug auf den Klienten soll es in der Therapie nicht geben, es würde nicht nur das Spektrum des Klienten beschneiden, sondern auch — global — die weite Fülle des Lebens beengen und begrenzen.

Nebenbei bemerkt: Genau diese Beengungs- und Begrenzungsstrategie verfolgt die klassische Psychiatrie, indem sie — „wissenschaftlich" begründet — vorgibt, alles zu wissen über das Gesund-Sein und Krank-Sein der Psyche.

> „Das, was mir als Irrtum erscheint, wirksamer und stärker als die Wahrheit, so liegt es mir zunächst ob, dem Irrtum zu folgen, denn in ihm liegt Kraft und Leben, die ich verliere, wenn ich bei dem, was mir wahr scheint, bleibe. Das Licht bedarf der Dunkelheit, wie anders könnte es denn Licht sein?"
> *C. G. Jung*

Die private Religion eines Klienten kann sich an der in den Industriestaaten vorherrschenden Religion des Konsumismus orientieren, der Suche nach privatem Wohlstand, Erfolg, glücklicher Partnerschaft, Anerkennung — fit for fun and happiness — hinzu kommt bei manchen das Streben nach harmonischer, glücklicher Familie, rundum gesund und ein Häuschen mit Garten, Hund und Katze — dies ist nicht zynisch gemeint: In einer Welt voll von globalen und individuellen Katastrophen ist die Sehnsucht nach einer heilen, kleinen Welt verständlich und „berechtigt". Und dennoch ist *diese* Sehnsucht am Außen, am äußeren Reichtum, orientiert. Es gibt — Sie wissen es — auch den inneren Reichtum.

Hakuin, ein Zen-Meister aus dem 18. Jahrhundert:

> „Für den wahren Weg gibt es drei Grundvoraussetzungen. Die erste ist eine starke Wurzel des Glaubens; die zweite eine große Kugel des Zweifels; die dritte ist große Zielstrebigkeit. Ein Mensch, dem eine von diesen fehlt, ist wie ein dreibeiniger Kessel mit einem gebrochenen Bein. Was ist die Wurzel des Glaubens? Nichts geringeres als der Glaube, daß jeder Mensch sein eigenes inneres Wesen besitzt, das er erkennen kann, und daß es ein Grundprinzip gibt, das er vollkommen durchdringen kann. Nur dies."

„Sein eigenes inneres Wesen erfahren" — erste Erfahrungsschritte in diese Richtung mögen sein: nach der individuellen Lebensphilosophie, der eigenen privaten Religion zu forschen — was ist der Inhalt deines Lebens? Welcher Sinn ist in deinem Da-Sein? Wozu bist du auf Erden? Manche Menschen hatten im Verlauf ihres Lebens irgendwann mal eine recht klare Vorstellung vom Sinn ihres Lebens, wollten ihrem Leben wertvolle Inhalte geben: doch dann haben sie ihre Lebensphilosophie — so unglaublich das klingt — vergessen, im Rhythmus der banalen Verpflichtungen des Alltags untergehen und geistig wegspülen lassen im Strudel von TV und anderen Medien . . .

Mariella F. arbeitet seit ihrem 18. Geburtstag in ein- und derselben Firma als Sekretärin:

> „Ich gehe tagtäglich, seit 20 Jahren, ins Büro. Die Arbeit ist schon irgendwie interessant, und die Arbeitskollegen sind auch nett zu mir. Aber eigentlich komme ich mir vor wie ein seltsames Spielzeug, wie eine Maschine, die morgens aufgezogen wird und dann zum Arbeitsplatz trappelt. Und dort bediene ich dann auch Maschinen, Computer, Telefone, Kopierer, Fax . . . Wenn ich nicht den Nervenzusammenbruch gehabt hätte, wäre ich wohl nie aus diesem Tretmühlen-Irrenhaus herausgeworfen worden."

Eine Nervenkrise errettete Mariella F. aus ihrem humanoiden Maschinendasein . . .

Tschuangtse, einer der großen alt-chinesischen Philosophen, schildert ein Beispiel:

> „Ein Bauer gräbt einen Brunnen und trägt mühevoll das Wasser, Eimer für Eimer, aus der Tiefe des Brunnens nach oben. Ein Vorbeikommender fragt ihn: ‚Warum verwendest du keinen Ziehbrunnen?' Der Bauer, ein kluger Mann, antwortet: ‚Ich arbeite gerne, Arbeit ist mein Leben. Wenn ich einen Ziehbrunnen hätte, würde ich Teil dieser Ziehbrunnen-Maschine werden. Als Teil einer Maschine wäre ich unglücklich und innerlich gefangen.' "

Mensch und Maschine sind gegensätzliche Phänomene; die Maschine braucht den Menschen — der Mensch herrscht nicht über seine Maschinen, sondern wird — im durchorganisierten Maschinenalltag — Teil seiner Maschinen. Dies wird ersichtlich, wenn manche Menschen ihren Computer, aber vor allem ihr Auto liebevoller behandeln als sich selbst. Werden diese Maschinen-Menschen körperlich oder seelisch krank, dann lassen sie sich — wie Maschinen — reparieren, wobei die ‚Fehlersuche' und die ‚Reparatur' oftmals auch von Maschinen übernommen wird (Röntgen, Kernspintomographie, Labor, maschinell hergestellte Pillen, computer-gesteuerte Operationen etc.). Diese Maschinen-Menschen — gut funktionierend im humanoiden Ameisenstaat — haben vergessen, daß tief in ihrem Innern eine Lebensphilosophie schlummert, gar eine individuelle(!) Lebensphilosophie. In den Momenten existentiellen Absturzes gerät dieses Innere schlagartig in das Scheinwerferlicht der eigenen Wahrnehmung. Eine solche Grenzerfahrung war für den Maschinen-Menschen Mariella F. der „Nervenzusammenbruch": Nach einem scheinbar banalen Streit mit ihrem Chef erstarrte Mariella F. in gänzlicher Bewegungslosigkeit, versteinert war ihr Gesicht, ihr gesamter Körper, in Sitzposition verblieb sie wie eine Marmorstatue, starr und unbeweglich — die herbeigerufenen Sanitäter hoben auf ihre Bahre einen zur Statue gefrorenen Frauenkörper, unbeweglich wie Stein, doch innerlich heiß wie ein Vulkan. Die

Psychiater nennen diese relativ seltene Krankheit „febrile Katatonie“.

Mariella F. hat ihre lebensgefährliche Krise zum Anlaß genommen, ihr bisheriges Leben radikal zu ändern, aus dem Maschinen-Menschen ist eine Lebens-Künstlerin geworden.

> „Die Menschen haben vergessen, daß sie als schöpferische ‚Künstler des Lebens‘ geboren wurden. (. . .) Das Leben eines Künstlers des Lebens spiegelt jedes Bild wider, das er aus der unerschöpflichen Quelle seines Unbewußten erschafft. Jede seiner Taten ist Ausdruck seiner Originalität, Schöpferkraft und lebendigen Persönlichkeit. In ihm gibt es keine Konventionalität, keine Konformität, keine hemmende Motivierung. Er bewegt sich so, wie es ihm gefällt. Sein Verhalten ist wie das des Windes, er bläst, wie er mag. Sein Ich ist nicht in seiner fragmentarischen, begrenzten, gehemmten egozentrischen Existenz eingekerkert; er hat sein Gefängnis verlassen.“
> *D. T. Suzuki*

Übung: „Kennen Sie Ihre Lebensphilosophie?
Warum sind Sie auf Erden?“

Skizzieren Sie Ihre Lebensphilosophie, ihre private Religion, Ihre private Moral.
Was ist der Sinn Ihres Lebens?
Warum sind Sie auf Erden?
Welche innere Haltung nehmen Sie gegenüber dieser Welt ein?
Gibt es Aufgaben, die Sie zu erfüllen haben?
Gibt es Gott oder Göttliches für Sie? Ein Weiterleben nach dem Tode?
Und wie füllen Sie das Leben v o r dem Tode?
Was sagt Ihnen — tief im Innersten — die Flamme Ihres Herzens?
Wo liegen Ihre Leidenschaften . . . und nochmals die Frage:
Warum sind Sie auf Erden?

Auch ein spirituell orientierter Therapeut muß — wenn er seinen Prinzipien treu bleiben will — wohl oder übel akzeptieren, wenn „sein“ Klient, dauerhaft verseucht von der staatstragenden Ideologie des Konsumismus, nur äußeres Wohlergehen erstrebt, daß er den Wiedergewinn der Arbeitsfähigkeit und ein Wieder-Funktionieren „haben“ will. Doch der Therapeut darf und sollte auch darauf hinweisen, daß es noch andere — spirituelle — Ebenen des Da-Seins gibt, zu denen vorzudringen es sich lohnt.

Wenn immer wieder von Konsumismus gesprochen wird, dann geschieht dies nicht unbedingt verurteilend. Konsumismus ist zwar die herrschende Ideologie in den Industriestaaten, aber als Lebenseinstellung gibt es sie schon seit hunderten oder tausenden von Jahren: In Reichtum und Luxus leben und sich all das beschaffen, was man an Dingen gerne um sich hat — das war schon immer eine verbreitete Sehnsucht vieler Menschen, doch nur die oberen, privilegierten sozialen Schichten konnten sich materielle Wünsche im Übermaß erfüllen. Im Zeitalter des Konsumismus ist ein Großteil der Bevölkerung (in den Industriestaaten) in der Lage, sich viele materielle Sehnsüchte zu befriedigen. Trotz noch bestehender, großer sozialer Unterschiede gibt es einen gewissen Wohlstand für (fast) alle. Dies ist zweifelsfrei begrüßenswert. Wenn keine materielle Not da ist, dann wäre eigentlich zu hoffen, daß eine Sehnsucht nach inneren Werten, ein spiritueller Hunger entsteht ... mag sein, daß immer mehr Menschen beginnen, nach innerem Reichtum zu suchen ... nach ihrer Lebensphilosophie ...

Wie auch immer eine vormalige und dann vergessene oder jetzt erst erstmalig kreierte private Lebensphilosophie aussehen mag, sie ragt über den dumpfen Alltag hinaus und streckt sich zum Firmament.

Die eigene Lebensphilosophie kann keine oder vielerlei Vorbilder haben:

> „Wie der Körper der Nahrung bedarf, und zwar nicht irgendwelcher, sondern der ihm zusagenden, so benötigt die Psyche den Sinn ihres Seins, und zwar ebenso nicht irgendwelchen Sinn, sondern den jener Bilder und Ideen, die ihr natürlicherweise entsprechen. (...) Die alltägliche Vernunft, der gesunde Menschenverstand, die Wissenschaft als konzentrierter common sense reichen gewiß eine ganze Strecke weit, aber doch nie weiter als die Grenzpfähle der allerbanalsten Wirklichkeit und der durchschnittlichen Normalmenschlichkeit. Sie geben im Grunde keine Antwort auf die Frage des seelischen Leidens und dessen tiefster Bedeutung. (...)

Aus dem Leiden der Seele geht alle geistige Schöpfung hervor und jeglicher Fortschritt des geistigen Menschen." *C. G. Jung*
Die wohl bekannteste Psycho-Analytikerin, *Karen Horney* schreibt:
„Ein wesentlicher Bestandteil der demokratischen Ideale, für die wir heute kämpfen, ist die Überzeugung, daß sich der einzelne — und zwar so viele einzelne wie möglich — im vollen Umfang seiner Möglichkeiten entwickeln sollte. Indem sie ihm dazu verhilft, kann die Psychoanalyse zwar nicht die Leiden der Menschheit beheben, aber sie kann zumindest einige der Schwierigkeiten und Mißverständnisse klären, die Haßgefühle, Ängste, Kränkungen und Verwundbarkeiten, von denen diese Leiden Ursache und Wirkung zugleich sind."
Gloria Levingston (Sängerin):
„Wenn irgendwann die Liebe die Menschen erfaßt, lächelt das Meer — liebt Euch, macht Liebe, liebt Euch, macht Liebe, liebt Euch, macht Liebe, Liebe, Liebe . . ."
Meister Eckhart, Mystiker (Christ oder Buddhist?):
„Alle Kreaturen sind ein reines Nichts. Ich sage nicht, daß sie geringwertig oder überhaupt etwas seien; sie sind ein reines Nichts."
A. Camus als existentialistischer Philosoph:
„Der absurde Mensch ahnt so ein glühend heißes und eiskaltes, durchsichtiges und begrenztes Universum, in dem nichts möglich, aber alles gegeben ist und jenseits dessen der Zusammenbruch und das Nichts liegen."

Sehr unterschiedliche philosophische Äußerungen — und doch allesamt ähnlich.

Schmiede dir deine, schmieden Sie sich Ihre eigene Philosophie, werden Sie zum Religionsgründer in eigener Angelegenheit. Dafür bräuchten Sie eigentlich keinen Psychotherapeuten. Bauen Sie sich einen Altar und setzen sich vor oder auf den Altar, erhaben-demütig und wissend lächelnd.

Taong-tzu, eine Frau, die unter einem Männerpseudonym Gelehrtes verbreitete:
Der Mensch soll die Erde regieren ohne zu handeln, regieren ohne Tun. Und wie soll er das machen? Er nimmt eine respektvolle, feierliche Haltung ein, er wendet sich gegen Süden, von wo Licht und Wärme kommen, und so verweilt er und läßt der Energie des Himmels, der Erde und seiner Seele freien Lauf.
Immer geschieht, was geschieht, denn der Mensch-als-Mensch handelt nicht. Dieses Nicht-Handeln in Gelassenheit ist tiefe

Weisheit und Tugend, und Nicht-Handeln bedeutet keineswegs Passiv-Sein, nein, im Gegenteil: es ist ein Höchstmaß geistiger Stärke und magischer Energie . . .
Der Mensch soll den Weg der Erde, des Himmels, den Weg der Sterne gehen, und das heißt, nicht kämpfen, und nicht einmal wissen, wie man gewinnt; nicht reden, und nicht einmal eine Antwort kennen; langsam und bedächtig sein, und nicht einmal wissen, wie man ein Ziel anstrebt."

Willst du deine individuelle, ganz private — auch atheistische — Religion lieben, oder willst du dich einer weit verbreiteten religiösen Richtung anschließen? Alle Religionen mit Millionen Anhängernschaft — die Religionen der Christen, Mohammedaner, Hindus, Konfuzianer, Buddhisten, Taoisten, Schintiisten, die Religion der sogenannten Naturvölker etc. — all diese Religionen beziehen sich auf eine oder mehrere Gottheiten oder auf gottähnliche Prinzipien. Alle Religionen haben ihre Propheten und Priester, die zwischen dem Gott-Prinzip und dem Menschen vermitteln: Wohin willst du — als einzelner — dich wenden? Sokrates soll gesagt haben: „Ich weiß, daß ich nichts weiß."

Ratlosigkeit befiel auch den einzelnen, der in Systemen des dialektischen und historischen Materialismus lebte — in den ehemals sogenannten sozialistischen Staaten — Religion und Ideologie sind Geschwister geworden: statt Jesus, Buddha oder Mohammed kamen Marx, Lenin und Mao-tse-tung als verbindliche Wegweiser, statt Priester wirkten Parteifunktionäre — allesamt in Diensten eines „höheren Prinzips".

Die modernen Priester des heute herrschenden Konsumismus sind Showmaster, Politiker, Formel-1-Rennfahrer, erfolgreiche (Pop)Musiker und Schauspieler — wie Priester sind sie von einer anderen Welt, in der Welt des sagenhaften Luxus, und sie sprechen — wie echte Priester — zum gemeinen, kleinen Volk. Lassen Sie sich durch die Ideologie des herrschenden Konsumismus verführen?

Die Götterkreaturen der Religionen und die Ersatzgötter der Ideologien, von Marxismus bis Konsumismus, sind allesamt Produkte der menschlichen Hirnphantasien . . . atheistischer oder theistischer Glaube — was bekümmert dies das Universum? Bestenfalls schenkt es den Menschen ein kosmisches Lächeln.

Die eigene Lebensphilosophie finden heißt, die Innenräume seiner Seele erforschen und bereit sein, über diejenige Realität hinauszugehen, die man mit Händen oder menschlichen Begrifflichkeiten fassen kann.

„Ich will mich aus meinen Ich-Konzepten befreien", sagt Christiane V., „ich will mein Haben-wollendes ‚Ich' fallenlassen und eine höhere Bewußtseinsstufe erreichen — aber immer wieder fall' ich zurück in das Elend meiner Kindheit, dann fällt mir meine scharfzüngige, richtende Mutter ein ..." Christiane V. hungert schon seit vier Wochen, nur Flüssigkeit zu sich nehmend, und landet schließlich — da die körperlichen Funktionen völlig durcheinandergeraten sind — auf einer internistischen Intensivstation. In ihrer spirituellen Krise hätte sie beinahe ihr körperliches Da-Sein ausgetilgt. Seit fünf Jahren lebt sie als Eremitin in einer 20 Quadratmeter großen Klause inmitten eines Appartement-Hochhauses am Rande einer Großstadt und vertieft sich in philosophische Studien ihrer Bücher und ihrer Persönlichkeit. Doch innerlich oft ratlos, mit dem Außen in Konflikt geraten, verwirren sich ihre Sinne — auf dem Weg zur Erleuchtung hat sich plötzlich ein tiefer Abgrund aufgetan, ein tödliches Tief. Seit mehr als 40 Jahren trägt Christiane V. — versteckt im Innersten — grausige Geschwüre aus der Zeit ihrer Kindheit in sich: abgekapselt und explosiv trotz unzähliger Therapieversuche. Eine vor fünf Jahren freudvoll — wie eine Erlösung — erlebte religiöse Neuorientierung schien ihr zunehmend Halt zu gewähren, doch die alten Geschwüre brechen immer wieder durch.

Was tun?

Das Leben so zu akzeptieren, wie es ist (was ein Engagement für eine bessere Welt nicht ausschließt), auch akzeptieren, daß der einzelne keine eigene — im Sinne von „Eigen-sein" — Seele hat, nur eine Individual-Seele als reversible Ausstülpung einer Ur-Seele. Die Individual-Seele zeigt wohl kein eigenständiges Weiterleben nach dem Tode. Mit dem Tode geht der Mensch ein in ein allumfassendes Ganzes und verliert dabei seine Individualität, die er eigentlich nie gehabt, sondern die er sich nur eingebildet hat.

„So, wie Sie leben" — sprach der Therapeut zu Christiane V., „so haben Sie wohl einen Weg für sich gefunden, Ihren Weg. Zu diesem Weg gehört offenbar auch Leiden. Umarmen Sie dieses Leiden als Teil Ihres Schicksals." Indem Christiane V. sich mit ihrem Leiden immer mehr anfreundet, wird das Leiden — für Christiane V. erstaunlich — deutlich erträglicher und irgendwie kleiner.

Das Akzeptieren der individuellen, psychischen Gegebenheiten kann für den einen Teil der eigenen Lebensphilosophie sein. Für den anderen kann eine Änderung der Persönlichkeitsstruktur zum Lebensplan, zur eigenen Lebensphilosophie, gehören.

Das Zauberwort, um den richtigen Weg zu finden, heißt in-sich-hineinhorchen. Diesen Prozeß kann ein Therapeut intensivieren, er kann ihn aber auch behindern, indem ein Klient zu sehr vom Therapeuten abhängig gemacht wird, oder indem durch eilfertig verordnete Psychopharmaka das eigentliche Wesentliche verschleiert wird.

Das Ich

In den ersten meetings vollzieht sich der Aufbau der Persönlichkeit des Klienten — sehr praktisch gesehen — mit Hilfe einer Vermehrung der Ich-Stärke, d. h. einer Erforschung und Stärkung der bewußten Persönlichkeit. Auch dies geschieht auf natürliche und spontane Weise millionenfach *ohne* Therapeuten. Ablehnenswert ist es, wenn erfolgssüchtige Psycho-Trainer ein bis zur Rücksichtslosigkeit wachsendes Mega-Ich bei ihren Kunden aufbauen.

Das Ich erkennen
Ich-Stärke aufbauen
und schließlich
diese Ich-Stärke ablegen
wie ein lästiges Gewand?

Ich-Stärke — kennen Sie das? Vermissen Sie das? Wollen Sie Ich-Stärke erreichen oder überwinden?

Ich-Stärke umfaßt ein sehr breites Spektrum und ist eine globale Wesensbeschreibung, die folgendes bedeuten kann:

Ich bin aktiv und zwar eigen-mächtig; ich habe Durchsetzungsvermögen; ich bin mir meiner selbst bewußt; ich pflege Autonomie — weitgehende Selbständigkeit — ich kann die Stürme des Lebens weitgehend autark meistern, ich habe Ansprüche an andere, und ich erfülle in Maßen die Anforderungen meines sozialen Umfelds; Ängste, Depressionen, psychosomatische und sexuelle Störungen kann ich — fast immer — souverän überwinden. Ich gewinne immer mehr Selbstachtung, und ausgehend von meiner inneren Kraft kann ich mich auch — wohldosiert — anderen gegenüber in meinem Fühlen und Denken öffnen. Ich setze mich durch und bin mir — selbstbewußt — meiner enormen Fähigkeiten und Ressourcen bewußt. Ich habe eine persönliche Ausstrahlung und bin — obwohl selbstkritisch — sicher auf meinem Weg. Ich bin zufrieden bis glücklich und weiß um den Sinn meines Lebens.

Manche Menschen können sich mit den eben geschilderten Eigenschaften gut identifizieren, bei anderen erweckt diese Aufzählung Frustrationen, weil es scheinbar an vielem „mangelt". Wie geschieht — praktisch gesehen — der Aufbau von Ich-Stärke und Selbst-Bewußtsein in einem therapeutischen meeting?

Allein schon das Erleben einer Situation, die von den Grundprämissen therapeutischen Handelns getragen ist (Anteilnahme, Akzeptiert-werden in seinem So-sein etc.), vermehrt Ich-Stärke. Hinzu kommen — als Stichworte aufgeführt — folgende förderliche Maßnahmen: bewußtes Wahrnehmen *positiver* Erlebnisse; betontes Erkennen kleiner und großer Leistungen; sich die Vielzahl der eigenen positiven Eigenschaften mehrmals pro Tag präsent machen; sich selbst loben und belohnen für, auch kleine, Erfolge; sich immer wieder klarmachen, daß man alle Energien, Erfahrungen und Fähigkeiten (Ressourcen), um sein Leben zu meistern, in sich trägt; das internalisierte Bild meiner Persönlichkeit, das Selbstbild, größer werden lassen;

bestimmte Eigenschaften (z. B. Melancholie) nicht länger mehr negativ bewerten, sondern als reiche Quelle nützen; Angst überwinden, oder als hilfreiche Begleiterin akzeptieren; die individuelle Energiebilanz aufstellen und für mehr Energiezufluß sorgen; nahe und ferne Ziele konstruieren, die einen positiven Sog ausüben; die „Power-Übung" in das eigene Repertoir aufnehmen; aus Autoaggression ein gesundes Maß an Fremd-Aggression entwickeln (ohne den anderen zu verletzen); lernen, unterschiedliche Stimmungen (freudig bis nachdenklich sein) bewußt herbeizuführen; die Kunst der Autosuggestion kreativ für sich einsetzen; sich üben in der souveränen Kommunikation mit anderen; gleich-mütig (= gleichen Mutes), nicht gleichgültig werden; Leidenschaften entdecken; sich in Liebe erleben etc.

Übung: „Energie-Bilanz"

Sie kennen das: Manche Tätigkeiten oder der Umgang mit manchen Personen kostet „viel Energie", anderes „tankt uns auf".
Machen Sie eine Energie-Bilanz. Nehmen Sie ein Blatt Papier und malen Sie sich in Form eines kleinen Kreises („Ich-Kreis") in die Blattmitte. Dann schreiben Sie an den rechten Rand alle Bereiche untereinander auf, in die Ihre Energie hinfließt (z. B. Beruf, irgendein Rechtsstreit, Familie, eine anstrengende Freundschaft etc.). Und nun schreiben Sie an den linken Blattrand alle jene Bereiche, von denen Sie Energie empfangen (z. B. Familie, Sport, Meditation, berufliche Erfolge etc.); dabei werden manche Nennungen doppelt sein, manche Bereiche spenden Energie und verschlingen gleichzeitig Energie.
Nun ziehen Sie Striche zwischen dem „Ich-Kreis" und den einzelnen Energie-nehmenden und Energie-gebenden Bereichen, wobei die Dicke des Striches die Energiemenge symbolieren soll.
Erhalten Sie genauso viel Energie, wie Sie ausgeben? Leben Sie im Überfluß? Oder in Energie-Defizit? Wo läßt sich Energie einsparen, wo mehr Energie gewinnen, wo soll mehr Energie hinfließen?

Die meisten wollen Ich-Stärke gewinnen, um noch glanzvoller zu funktionieren, um die Grenzen der Aufnahmefähigkeit und Leistung aufzuheben. Die immer schnelleren Verkehrsmittel sind Symbol für immer schnellere Lebensabläufe, wer mithalten will, von dem wird eine Beschleunigung seiner intellektuellen Fähigkeiten verlangt. Flexibilität — z. B. als Arbeitnehmer — ist längst Selbstverständlichkeit geworden, das exponierte eigene Ich muß sich messen lassen an den Ichs der anderen Personen, die zum Vorbild deklariert werden. Gefühle von Ich-Geborgenheit in Tradition, Glauben, Natur und Familie sind in der aktuellen Welt aufgeblähter Ich-Stärken wie verstaubte Antiquitäten. Status- und erfolgsorientierte Armani-Yuppies mit Laptop und einem 10.000-$-Abend im Fünf-Sterne-Restaurant — für zu viele Menschen ist dies Inbegriff von Ich-Power und wird dilettantisch nachgeahmt durch das Rumtragen von Handys und Visa-Cards. Ich — Ich — Ich — der Sog des luxurösen, leichten Lebens wird durch wunderbare, zu-Herzen-gehende Werbung, der neuen Massenreligion, vielfach verstärkt: Das allseits strahlende Ich!

Ist dieses Ich anstrebenswert?

Mit der Ich-Stärke ist es wie mit äußerem Reichtum: Ein bescheidener Reichtum erleichtert das Leben, exzessiver Reichtum bringt Übel für andere und letztendlich auch für sich selbst.

In unserer Konkurrenzgesellschaft, eingebettet in die Ideologie des Konsumismus, mag ein merkliches Maß an Ich-Stärke überlebensnotwendig sein. Ein Lebenskünstler kann seine Ich-Stärke schöpferisch-für-sich und einfühlsam-für-andere leben, kann all-einig sein und eins-sein mit seiner Welt.

Aus der Ich-Stärke kann kreative Auflehnung, Freiheit, Mannigfaltigkeit und Leidenschaft erwachsen — gleichzeitig mit einer tiefen Moral in der Beziehung zum anderen, womit sich das Ich wie von selbst zurücknimmt. Ich nenne dies den „moralischen Eroberer" geistiger Werte.

Gegensätzliches geschieht, wenn in Power-workshops (geleitet von verirrten Psycho-Trainern) mit Turbo-Effekt rücksichtslos Ellbogen-kämpfen geübt wird und Mega-Ichs hochtrainiert werden — Selbstverwirklichung um jeden Preis: dies sind zynisch-rabiate „selbst-süchtige Eroberer" materialisierter Werte.

An sich sind die Grenzen zwischen einem moralischen Eroberer und einem selbst-süchtigen Eroberer ziemlich klar, doch gehört es zur Aufgabe eines Psychotherapeuten, mangelnde Ich-Stärke bei einem Klienten nicht nur aufzubauen, sondern auch die Grenze zur selbst-süchtigen Ich-Stärke erkennbar zu machen. Überdies sollte offensichtlich werden, daß — um gut zu überleben — nicht dauernd Ich-Stärke demonstriert werden muß, vielmehr ist richtiger: Ich-Stärke ablegen, um wahrlich zu leben.

„Gesundheit bedeutet, daß man sein Ich fallenläßt, seine Habgier abstreift, nicht mehr der Erhaltung und Mehrung des Ich nachjagt, das man *ist*, und sich selbst im Sein und nicht im Haben, bewahren, begehren, benutzen erlebt . . ." *E. Fromm.*

Ausflug in die Kindheit

„So sage ich, daß jedes Kind, noch bevor die Indoktrination durch seine Familie einen bestimmten Punkt überschritten hat und die Indoktrination durch die Volksschule eintritt seinem Wesen nach ein Künstler, ein Visionär und ein Revolutionär ist. Wie können wir dieses verlorengegangene Potential wiedergewinnen . . .?"
David Cooper, „Der Tod der Familie"

Die Mücken-Kinder kennen nicht ihre Mutter, nicht ihren Vater, sie haben kein Elternhaus und keinen Lehrer, der sie erzieht — und dennoch können sie alles, was eine Mücke braucht für das Leben. Hochdifferenzierte Instinkte leiten und führen die Mücken-Kinder durch die ersten Stunden und Tage ihres Daseins und begleiten sie auch im weiteren Leben. Die Menschenkinder haben es da schwerer, denn zusätzlich zu den Instinkten gibt es noch Vater und Mutter, die von Anfang an mitmischen.

Durch die menschlichen Instinkte sind die mentalen Eigenschaften — von Geburt an — in eine bestimmte Richtung *an-*, aber nicht *fest*-gelegt. So kann die angeborene Persönlichkeitsstruktur durch die Erziehung und das Lernen von Konditionierungen modifiziert werden, wobei auch große Teile der ursprünglichen Instinkte verdeckt werden. In diesen Instinkten liegt aber — ähnlich wie bei den Mücken — ein beträchtlicher Teil des individuellen Lebensplanes.

Die Instinkte — somatisch verifizierbar in der genetisch-neuralen Schablone — sind Teil der Individual-Seele, und die Individual-Seele ist Teil der Ur-Seele; so besteht von Anfang an eine individuelle Verbindung zu einer kosmischen Größe. Darüber hinaus unterliegen wir — als winzige Mitglieder des Universums — den Einflüssen des Makrokosmos, der Sterne, Planeten und Himmelskörper; das hat nichts mit Glauben zu tun, sondern ist Faktum. Einige makrokosmische Einflüsse auf unserer Erde sind hinreichend bekannt: Der Mond bewegt die riesigen Meere im Gezeitenrhythmus und beeinflußt den Menstruationszyklus der Frauen, die Sonne wirkt direkt auf unser Gehirn und vermehrt manche Neuro-Hormone erheblich (z. B. das Noradrenalin, der Stoff, der gute Laune macht) oder reduziert sie (z. B. das Melatonin, das für den alltäglichen Nacht- und den Winterschlaf zuständig ist).

Der Säugling ist bei der Geburt bereits vielfach geprägt und hat schon reiche Erfahrungen gesammelt: Die heftigen Erlebnisse während des ontologischen Nacherlebens der menschlichen Phylogenese vom im Wasser schwimmenden Ur-Tierchen bis zum Lurch, weiter zum Menschenäfflein und den homoniden Vorfahren. Zweitens besteht während der neunmonatigen Praenatalzeit ein dauerndes, intrauterines Miterleben all dessen, was extrauterin geschieht — immer ist der Embryo Zeuge von dem, was die Mutter erfährt. Wenn wir also an den Säugling denken, muß uns klar sein — er ist zwar klug und erfahren, kann aber seine inneren Fähigkeiten noch nicht selbst umsetzen, sondern bedarf der Fürsorge anderer. Fast alle Säuglinge sind pfiffig genug, die Mutter, den Vater oder andere Personen dazu zu bringen, rund um die Uhr für ihn zu sorgen, Trinken, Essen und auch Zuwendung und Liebe zu geben.

Wenn sich ein Erwachsener an seine Säuglings- oder Kleinkindzeit zu erinnern versucht, dann ist es keine Wiederbelebung der real stattgefundenen Kindheit, sondern das damals Gewesene wird aus heutiger Sicht dargestellt, mit sämtlichen Erinnerungslücken, Verzerrungen und Umdeutungen: eine rekonstruierte Kindheit. Diese Rekonstruktion aus Erwachsenen-Sicht ist gegenwärtige Wahrheit, auch dann, wenn sie nicht übereinstimmt mit den damaligen Geschehnissen.

Die Verzerrungen und Umdeutungen bei der Rückerinnerung können massiv sein. So erzählte eine hochintelligente, junge Frau, daß sie „eine wunderbare Kindheit" gehabt habe: sie war immer in der Natur, hatte viele Freunde und konnte — obwohl der Vater sehr streng war — alles Mögliche ausprobieren. Die besagte Frau wollte eine Hypnose-Sitzung, und da erschien plötzlich eine ganz andere Kindheit: Sie mußte schon als kleines Mädchen, gerade im Schulalter, regelmäßig im elterlichen Betrieb, einer Großbäckerei, mitarbeiten. Während zweier Krankenhausaufenthalte der Mutter zwang sie der Vater wiederholt zu sexuellen Manipulationen. Ein Jahr später verunglückte der Vater tödlich; die Betriebsführung übernahm der Großvater, der die Kleine sehr förderte, Gymnasium und späteres Studium finanzierte. Nicht nur die Täter, manchmal auch die Opfer verdrängen und verzerren erlebte Gewalttaten. Hier paßt das Nietzsche-Zitat: „(. . .) ‚das kann ich nicht getan haben' — sagt mein Stolz und bleibt unerbittlich. Endlich — gibt das Gedächtnis nach."

Menschen mit schlimmer Kindheit vermeiden es oft, sich wieder emotional hineingleiten zu lassen in das Elend von damals; sie haben begreiflicherweise Angst vor der einstmals erlebten kindlichen Hilflosigkeit und Traurigkeit. Wer als Kind von den Eltern (oder von anderen) Grausamkeiten erfahren hat und als Erwachsener darüber hinweggeht, der gibt oftmals die erlebten Grausamkeiten an andere weiter, beispielsweise an den Ehepartner und an eigene Kinder, oder als Soldat an beliebige Menschen, die — nach Soldatenart — willkürlich zum

Feind erklärt werden. Ein Abreagieren in einem Sado-Maso-Flagellanten-Club kann da noch als gute Lösung gesehen werden.

Man muß sich folgendes vor Augen führen: Ein Kind, das psychisch oder physisch gefoltert wird, erleidet nicht ‚nur' die Prägungen als mißhandeltes Opfer, sondern erhält gleichzeitig die ‚Folterknecht-Prägung': — „der Folterknecht ist vorbildlich in seinem Tun, so werde ich es auch machen, wenn ich groß bin!" Bei starker „Folterknecht-Prägung" erlischt im Erwachsenenalter jegliches empfindsames Innenleben, Mitleid und Selbstmitleid schwinden, Nächstenliebe und Sebstliebe verkümmern. Die meisten der psychisch-physisch gefolterten Kinder entwickeln sich im Erwachsenenalter zwar nicht — gottlob — zu „Folterknechten", verhalten sich jedoch nach außen oft hart, aggressiv und anderen gegenüber (verbal oder gar körperlich) verletzend; innerlich sind diese Erwachsenen gleichzeitig „Opfer" geblieben und sind selbst leicht verletzbar und reagieren überempfindsam: die als Erwachsener gezeigte rauhe (bis gewalttätige) Hülle soll den hoch-empfindsamen inneren Kern schützen. Vater und Mutter oder vergleichbare intensiv erlebte Bezugspersonen gelten — instinktiv — immer als Vorbilder. Das haben wir, wie vieles, mit den Entenkindern gemeinsam, die alles nachahmen, was die Mutter macht. „Foltern" wird als nachahmenswertes Tun eingeprägt in die infantile psychische Matrix, auch dann, wenn kindliche Zweifel aufkommen oder — vor allem bei religiösorientierten Kindern — das Unrecht als Unrecht erkannt wird.

Wer als Kind nicht gelernt hat, sich zu wehren (weil dies verboten war) oder wer dauernd eine extrem schwache Mutter erlebt hat oder einen entsprechend wehrlosen Vater — der wehrt sich auch im Erwachsenenalter nicht (oder wehrt sich zu wenig). Doch ein adäquates Sich-wehren kann man im Jugend- und Erwachsenenalter nach-lernen, auf natürliche Weise durch korrigierende Neu-Erfahrungen (s. S. 137) oder durch Psychotherapie (z. B. durch Verhaltenstherapie).

„Wenn ein Feuer im Wasser entzündet wird,
wie ist es dann zu löschen?
Wenn Furcht ist vor dem Beschützer,
wer ist dann da, um dich zu beschützen?
Nagardschuna, „Der Baum der Weisheit“

Die Scheu, erlittene Verletzungen und erfahrene emotionale Kälte in der Kindheit wiederzuerleben, mag nachvollziehbar sein: Entweder läßt es die Idealisierung der eigenen Kindheit und die Idealisierung der Eltern nicht zu, oder es entsteht große Scham. Dies ist die *Scham des Opfers*, sich nicht gewehrt zu haben gegen psychische und physische Mißhandlungen (obwohl Wehren gar nicht möglich war) — es ist darüber hinaus die Scham, eine „solche“ Mutter, einen „solchen“ Vater zu haben.

Wer in der Kindheit körperliche Gewalt oder Psychoterror über sich ergehen lassen mußte oder auch „nur“ Ignoranz, gefühlsarme Frostigkeit oder Lieblosigkeit erlebte, muß sich mit diesen Traumata konfrontieren — ansonsten entstehen abgekapselte, emotionale Bomben, die sich und andere schädigen können. Die Konfrontation mit kindlichen Traumata darf nicht nur auf rationaler Ebene stattfinden, sondern verlangt — auch wenn es schmerzhaft ist — ein emotionales Ergriffen-sein, das schließlich kathartische Dimensionen annehmen kann. Bei dieser Konfrontation mit den Schattenseiten der Kindheit spielt die professionelle Psychotherapie — numerisch gesehen — nur eine marginale Rolle, auch wenn sie sehr hilfreich sein mag. Die meisten Wanderungen in den dunklen Katakomben der Kindheit finden ohne Therapeuten statt, werden allein oder mit Hilfe des Lebenspartners oder einfühlsamer Freunde gemacht.

Wer als Erwachsener selbst Kinder bekommt und ihre Entwicklung intensiv wahrnimmt, der wird — bewußt oder instinktiv — immer wieder zurückgeführt in vergleichbare Situationen der *eigenen* Kindheit: Sind diese Situationen der eigenen Kindheit mit Bitternis durchtränkt, so kann aus dem Sich-rückführen ein kreativ-leidvolles Erinnern werden, wobei sich ebenso ein kathartisches Feuer entzündet wie bei einem tiefgehenden, ehrlichen Austausch mit Freunden oder mit ebenfalls traumatisierten Menschen, z. B. mit den mit-betroffenen Geschwistern. Eine weitere Möglichkeit der Erlösung aus den Fängen der Vergangenheit bietet das allnächtliche Träumen. Läßt uns ein furchtbarer Alptraum nachts wach werden, voll von Angstschweiß und Ratlosigkeit, dann ist dies eine geschenkte Gelegenheit, den Inhalt dieses Traumes schriftlich festzuhalten, tags darüber zu reflektieren und damit eine Verarbeitung längst vergangener, schmerzlicher Prägungen einzuleiten.

Das innere Kind

Ein Teil Ihrer Persönlichkeit fühlt, denkt und handelt wie ein kleines Mädchen, wie ein kleiner Junge. Sie verfügen über mehrere Persönlichkeitsanteile — über mehrere „Ichs" —, das kindliche Ich, das innere Kind, ist dabei ein besonders wichtiger Persönlichkeitsanteil, bei manchen Erwachsenen gar lebensbestimmend. Das Kind-in-dir hat die Eltern, gleichgültig was geschehen ist, eigentlich nie so richtig verlassen, es lebt irgendwie noch in der kindlichen Vergangenheit und versucht immer wieder, die emotionalen und gedanklichen Inhalte dieser Vergangenheit in der Gegenwart wiederzubeleben. *Diejenigen Gefühle, die in der Kindheit dominant und prägend waren, behält das Kind-in-dir auch in der Gegenwart bei.* Wenn Sie häufig eine „grundlose" Traurigkeit empfinden, dann können Sie versuchen, diese Traurigkeit zuzuordnen — paßt sie zu Ihrem „inneren Kind"?

Wenn andere Persönlichkeitsanteile, (zum Beispiel: die Abenteuerliche, die beruflich Erfolgreiche, die Mütterliche, die Kreative . . .) eher schwach ausgeprägt sind, dann gewinnt das innere Kind an Macht. Dies kann dazu führen, daß — z. B. — ein trauriges „inneres Kind" alles daran setzt, genau diese traurige Gefühlswelt möglichst oft wieder herzustellen. Um immer wieder auf die eigene Traurigkeit zurückgeworfen zu werden, stört das „innere Kind" — nicht bewußt — die Kommunikation mit anderen. Das innere Kind ist traurig, weil es nie bedingungslose Liebe erfahren hat und darauf wartet, liebevoll umarmt zu werden. Das innere Kind ist ängstlich, weil es sich nach jemandem sehnt, der immer zu ihm hält. Das innere Kind ist aggressiv, weil es zu viele Demütigungen und Einschränkungen erleiden mußte. Es möchte auch böse und zornig sein dürfen, ohne daß es der Vater gleich aus dem Elternhaus verjagt und die Mutter Migräne kriegt. Das Traurige, Hilflos-ängstliche oder Aggressive verdeckt im inneren Kind das Unbeschwert-fröhliche, eine Eigenschaft, die immer wieder an die Oberfläche drängt.

Wie können Sie Ihr inneres Kind erkennen und zu ihm Kontakt aufnehmen?

Übung: „Inneres Kind"

Schließen Sie entspannt die Augen und versuchen Sie, ein Bild von sich entstehen zu lassen, wie Sie damals waren als Kind: Wie alt sind Sie auf diesem Bild, welche Kleider und welche Frisur tragen Sie, welchen Gesichtsausdruck, und was geht innerlich vor in diesem kleinen Mädchen, in diesem kleinen Jungen, der Sie sind? Sie tun sich vielleicht in Ihrer Erinnerung leichter, wenn Sie ein für Ihre Kindheit typisches Photo betrachten und es lebendig werden lassen; ist kein typisches Photo da, dann bleiben Sie bei einem imaginären Bild, das natürlich reale Wurzeln hat.

In Ihrem inneren Kind vereint sich alles Typische Ihrer Kindheit. Wenn Sie als erwachsene Frau das siebenjährige, kleine Mädchen als inneres Kind gewählt haben, dann konzentrieren sich in dieser Siebenjährigen sowohl Prägungen vor dem siebten Lebensjahr wie auch Prägungen danach: Aus der Erwachsenensicht läßt sich vom Lebensjahr Null bis zum — beispielsweise — zwölften Lebensjahr alles auf das siebte Lebensjahr bündeln, wie ein Streulicht, das fokussiert wird Das besagte siebenjährige Mädchen darf als „inneres Kind" ein artifizielles Geschöpf sein, es darf Abweichungen geben von den Fakten der kindlichen Historie. Entscheidend ist, daß Sie das

Gefühl haben, das wahrgenommene innere Kind kann stellvertretend sein für Ihre gesamte Kindheit und erscheint irgendwie stimmig. Durchlebt jemand zwei extrem unterschiedliche Kindheiten (z. B. zuerst jahrelange Mißhandlung, dann Aufblühen in einer wunderbaren Pflegefamilie), dann darf das innere Kind in Zwillingsform erscheinen, als ein trauriges und ein fröhliches Kind.

Besonders schlimm ist es für ein Kind, wenn ihm die Eltern ein „Sei-nicht-Gefühl" vermitteln: „Wenn du nicht geboren wärst, hätte ich ein schöneres Leben gehabt, hätte ich studieren können." — „Ach, wie wunderbar war es ohne Kind." — „Vor der Geburt kann man sich gar nicht vorstellen, wie schrecklich das ist mit einem Kind, man hat keine Zeit mehr für sich." . . . „Du bist wie eine Strafe Gottes." . . . „Froh bin ich, wenn du bald im Internat bist, dann hab' ich die Wohnung wieder für mich." . . . Ein Kind bettelt um Aufmerksamkeit und Zuneigung und erhält als genervte Antwort die verschlüsselte Botschaft „existiere nicht!" . . . „sei nicht!"

Versuchen Sie aus einem erinnernden Gefühl heraus die möglichen elterlichen Leitsätze nachzuformulieren. Die meisten Väter und Mütter sagen zu ihren Kindern wiederholt bestimmte Sätze.

Übung: „Leitsatz des Vaters, Leitsatz der Mutter"

Welcher Satz wäre typisch für Ihre Mutter, typisch für Ihren Vater, gleichgültig ob der Satz so, wie Sie ihn jetzt formulieren, damals formuliert wurde, entscheidend ist, daß der Leitsatz typisch ist für Mutter oder Vater (z. B. „Das kannst du nicht, laß' mich mal", „Du mußt nur wollen, was du sollst", „Gehorche, sonst kriegst du eine hinter die Ohren", „Auf Freude folgt immer Elend", „Nur wer tüchtig arbeitet, kommt im Leben voran" . . .).

Das innere Kind ist einer unter mehreren Persönlichkeitsanteilen; es ist wichtig, sich bewußt zu sein, daß unter den anderen Persönlichkeitsanteilen auch sehr positive und starke Teilpersönlichkeiten sind, die Ausgleich bieten zum schwachen, scheuen inneren Kind. Glücklicherweise gibt es auch viele, die überwiegend schöne bis wunderbare Kindheitsjahre erlebt haben — entsprechend unbeschwert ist deren inneres Kind: fröhlich und gelassen, und wenn es ernsthaft-tiefsinnig ist, dann fällt es nicht in depressive Löcher, sondern fühlt sich getragen und stark, ist sich seines Wertes bewußt, kann Glücksgefühl verbreiten und viel Liebe geben und nehmen.

Die ideale Kindheit

> „Ich schwärmte für Überraschungen.
> Aus Überraschungen bestand unser ganzes Leben. Heitere und tugendhafte Geheimniskrämereien, unerwartete Geschenke, theatralische Enthüllungen, die in Küssereien übergingen: Das war der Ton unseres Alltagslebens . . . Wieder bin ich wie damals mit sieben Jahren, der Reisende ohne Fahrkarte:
> Der Schaffner ist in mein Abteil gekommen und schaut mich an, weniger streng als einst. Er möchte am liebsten wieder hinausgehen, damit ich meine Reise in Frieden beenden kann; ich soll ihm nur eine annehmbare Entschuldigung sagen, ganz gleich welche, dann ist er zufrieden. Unglücklicherweise finde ich keine und habe übrigens auch keine Lust, eine zu suchen. . . .“
> *Jean-Paul Sartre, aus „Die Wörter“*

Wenn wir die Riesenschwemme an klassischer und neuer Psycho-Literatur durchforsten, dann hat man den Eindruck, daß es nur einsame und zerstörte Kindheiten gibt, seelische Mißhandlung und sexuellen Mißbrauch, und diejenigen, die in ihrer Kindheit der Stolz der Eltern waren und entsprechend ihren Talenten gefördert wurden, gelten als besonders neurotisch deformiert. Die Psychiater haben die Aufgabe, dasjenige Verhalten, das stark von der Masse der Normalbürger abweicht zu pathologisieren und entsprechend zu behandeln. Im Dschungel des immer größer werdenden Psychomarkts erscheinen selbsternannte bürgerliche Schamanen und Psycho-Heiler, die sich auf die *Normal*-Bürger konzentrieren, deren Kindheit und Gefühlswelt für krank erklären und kleine therapeutische Wunder versprechen: vom Nackt-Encounter bis zur Familienaufstellung, von Channeling bis zum holo- oder morpho- oder kosmophormen Atmen . . .

Selbst in einer schönen Kindheit lassen sich irgendwelche dunklen Flecken entdecken. Forschen in der eigenen Kindheit ist primär richtig und hilfreich, daraus aber pathologisierende Diagnosen zu zimmern, ist unsinnig. Was ‚ideale Kindheit' genannt werden kann, umfaßt viele Spielarten, denn ein Kind ist überaus flexibel. Die seelische Atmosphäre einer *schönen Kindheit* wird wesentlich von den Eltern gestaltet: sie achten und wert-schätzen die Gefühle ihres Kindes, sie können sich liebevoll einfühlen in das Innenleben ihres Sprößlings, kommen seinen Bedürfnissen entgegen und gewähren Freiraum für selbständige Entwicklung; sie geben dem Kind Zuwendung und nehmen — umgekehrt — auch Zuwendung entgegen, so wie sie psychische und körperliche Zärtlichkeit austauschen; sie sind Beistand bei Trauer und Verlust, sie bieten dem Kind Wärme und das Gefühl, — notfalls — getragen zu sein; sie bieten Ur-Vertrauen und Liebe und sind spirituell offen . . . so wächst in einem Kind Selbstvertrauen und Liebe und das Kind entwickelt sich in einem weitgehenden Ausgewogen-sein.

Natürlich können sogar die bemühtesten Eltern nie all das erfüllen, was oben genannt wurde. Doch selbst wenn Eltern immer wieder mal zornig, schimpfend und ungeduldig sind, Verbote aussprechen oder Druck ausüben, kann das Kind — wenn Ur-Vertrauen und Liebe grundsätzlich bestehen bleiben — eine positive Entwicklung nehmen. Erstaunlicherweise ist auch dann noch ein positives inneres Wachsen beim Kinde möglich, wenn beispielsweise die Mutter emotional kühl ist, aber der Vater einigermaßen warmherzig und beide das Kind nicht hindern, zusätzlich woanders sich Zuwendung und Wärme zu holen: *ein Kind hat die enorme Fähigkeit, emotionale Nahrung — wie ein Schwamm das Wasser — aufzusaugen*, dabei können

Großfamilien Liebes-Spender sein oder die Eltern von Freunden, Lehrer und so weiter.

Während der Kindheit wird die Psycho-Matrix wesentlich geprägt und die Wahrnehmungsfilter verdichten sich. Zu den Einprägungen gehört auch das erste „Männerbild" und „Frauenbild": Am Vater werden alle anderen Männer gemessen, die Mutter wird zum Vorbild für das Frau-sein. Viele korrigieren diese ersten Mann-Frau-Bilder im Laufe des Lebens, für manche bleibt die Mutter der Prototyp des Weiblichen.

Was ein Kind in seiner elterlichen Familie erlebt, hat immer Vorbildcharakter, gilt als richtig und nachahmenswert. Diese Prägungen — z.B. daß Ordnung und Arbeit hohe Tugenden sind — bleiben im Individuum oftmals erhalten, auch wenn intellektuell bereits eine ganz andere Einstellung Platz eingenommen hat; es entsteht dann bei den Betroffenen großes Erstaunen, daß immer wieder ein innerer Befehl hörbar wird, der zwanghafte Ordnung fordert, obwohl der Betroffene sich selbst kreativ-chaotisch gibt. Eine junge Mutter mag von ihrer — eher kühlen — Mutter die Prägung gekriegt haben: „eine Tochter wird streng-distanziert erzogen". Die junge Mutter wundert sich dann vielleicht, daß sie zu ihren drei Söhnen viel herzlicher ist als zu ihrer einen Tochter.

Prägungen lassen sich ausfindig machen und ändern sich allein schon durch diesen Akt der Erkenntnis; dieses Sich-bewußt-machen muß aber wiederholt werden.

In den Jahren der Kindheit kreiert sich langsam eine Art *Lebensskript*, eine Vorstellung davon, wie das Leben sein soll, wenn man erwachsen ist. Dieses Skript wird mehr oder weniger oft im Leben ‚umgeschrieben'; für die Kenntnis der eigenen Geschichte ist es aufschlußreich, die Urfassung wenigstens ungefähr zu erahnen.

Samuel Becket schreibt über seine Kindheit:

> „Man kann wohl sagen, daß ich eine glückliche Kindheit erlebt habe ... obwohl ich zum Glücklichsein nicht sehr begabt war. Meine Eltern haben all das getan, wodurch man ein Kind glücklich machen kann. Aber ich habe mich oft recht allein gefühlt."

Ideale Kindheit? Wie ideal war Ihre Kindheit? Warum die Kindheit ergründen?

Was bringen das Eintauchen in die eigene und die Auseinandersetzung mit der eigenen Kindheit? Warum ist es für die Selbstfindung wertvoll, die eigene kindliche Biografie — wie ein Pionier — zu erforschen?

Im wesentlichen lassen sich darauf drei Antworten geben: Einmal lernen Sie *Ihre Wurzeln kennen und Ihre Prägungen,* und damit verstehen Sie besser Ihre Reaktionen und Ihre manchmal sich widersprechenden Gefühle. Zum anderen werden bislang wenig bearbeitete *Traumata emotional berührt, nochmals durchlebt*, was kathartische Prozesse einleiten kann. Zum weiteren können Sie *sich besser annehmen, so wie Sie sind.* Im Erleben der aktuellen Gefühle und Bedürfnisse spiegeln sich Geschehnisse Ihrer Kindheit wider. Indem Sie die Gefühle Ihres inneren Kindes akzeptieren und dem inneren Kind Liebe entgegenbringen, beginnen Sie eine neue Entwicklung.

Die Erforschung der eigenen Kindheit ist dann schwierig, wenn große Erinnerungslücken (durch Vergessen und Verdrängen) bestehen. Wenn nötig, kann man Familienmitglieder befragen, Photos oder gar Familienvideos analysieren und in alten Tagebüchern, Briefen, Zeugnissen und Kinderzeichnungen fündig werden.

Übung: „Liebevolle Zuwendung zu sich selbst"

Wählen Sie ein Foto aus glücklichen Kindheitstagen und ein Erwachsenen-Foto aus guten Zeiten, und tragen Sie diese Bilder immer bei sich. Wenn es kein entsprechendes Kindheits-Foto gibt, dann nehmen Sie ein zweites Erwachsenen-Foto aus glücklichen Zeiten.

Betrachten Sie täglich mehrmals Ihre Fotos mit liebevoller Zuwendung.

Müssen alle belastenden Ereignisse in der Kindheit berührt werden, womöglich mehrmals? Erfahrungsgemäß besteht oft das Bedürfnis, bestimmte negative Kindheitserlebnisse immer wieder aus der Erinnerung hervorzuholen, auch wenn schmerzhafte Tränen dies begleiten. Bei jedem Male wird es etwas einfacher — langsam beginnt eine Vernarbung der alten Wunden. Aber keineswegs muß man alle Demütigungen und Furchtbarkeiten der Kindheit ans Tageslicht zerren, noch muß man sie Therapiestunde für Therapiestunde analysieren und wiederbeleben. *Bei der emotional-berührten Auseinandersetzung mit kindlichen Traumata setzt ein Generalisierungseffekt ein, der auch andere Traumata vernarben und verheilen läßt.*

Von der Psychologie viel zu wenig beachtet, aber für den persönlichen Werdegang von enormer Bedeutung sind *„korrigierende Neu-Erfahrungen"*, die wunderbarer Balsam sind für alte Wunden. „Korrigierende Neu-Erfahrungen" entwickeln sich in positiv erlebten Beziehungen zum Mitmenschen und füllen emotionale Lücken, die irgendwann in der Kindheit und Jugendzeit entstanden sind. Ein Junge wächst — zum Beispiel — bei einer gefühlskalten, engherzigen und demütigenden Mutter auf und kommt mit entsprechenden Persönlichkeits-Lücken in das Erwachsenenalter (geringes Selbstwertgefühl, autoagressiv, verschlossen-mißtrauisch etc.). Da lernt er eine wunderbare junge Frau kennen, die sehr offenherzig, gefühlvoll zu ihm ist, ihn über alles liebt und in allen Situationen zu ihm hält. Sie hat all die Qualitäten, die er sich von seiner Mutter einst erwünscht hatte. In den Jahren des Zusammenseins mit dieser liebevollen Partnerin heilt die Seele des jungen Mannes — er darf all das *nach-erfahren*, was ihm als Kind und Jugendlicher vorenthalten wurde, vor allem Ur-Vertrauen und bedingungslose Liebe. „Korrigierende Neu-Erfahrungen" ist eigentlich ein zu nüchterner Begriff für das seelische Wunder, das das Innenleben dieses Mannes aufleuchten läßt. Ein solch' schöpferisch-heilsamer Prozeß, ausgehend von einer liebevollen Beziehung, wird von den Beteiligten meist gar nicht bewußt wahrgenommen. Leider geschieht es nicht selten, daß bei einer solchen Partner-Heilung der geheilte Partner den heilenden Partner nach einigen Monaten oder Jahren verläßt. Auf diese Weise wird sogar — wenn man es so nennen will — ein Abnabelungsprozeß nachgeholt. Eine vielleicht ähnliche, wenn auch nicht so intensive korrigierende Neu-Erfahrung hätte der junge Mann aus unserem Beispiel auch durch andere, tiefe, durchaus platonische Freundschaften erfahren können, durch eine gütige, liebevolle Chefin oder einen Psychotherapeuten. Auch bei solchermaßen verheilten kindlichen Wunden ist es kontraindiziert, mit analytischen Tiefbohrungen die Vergangenheit aufzuwirbeln.

Nochmals sei betont: Hat ein Mensch aus eigenen Impulsen heraus oder im Rahmen einer Therapie oder mit Hilfe von korrigierenden Neu-Erfahrungen die dunklen Bereiche der eigenen Kindheit beleuchtet, betrauert und zum Vernarben gebracht, so ist dies ausreichend! *Die emotionsvollen Rückblicke in finstere Verliese der Kindheit müssen sich nicht über Jahre hinziehen und auch nicht periodisch wiederholt werden.* Wenn solch ein Mensch — später einmal — in eine psychische Krise gerät, z. B. infolge einer Trennung, dann kann es kontraproduktiv und leid-vermehrend sein, wenn wieder in alten, eigentlich längst verheilten Kindheitstraumata herumgestochert wird: Vergangenheit darf auch mal wirklich *Vergangen*-heit bleiben. Die Krise wird alsdann — durch Selbstheilungskräfte — mit oder ohne Unterstützung eines helfenden Menschen in der *Gegenwart* gelöst. Dabei können — abweichend von analytisch-orientierten Konzepten — gerade solche Therapie-Übungen zweckmäßig sein, die ebenfalls in der Gegenwart ansetzen.

Grundformen menschlichen Da-Seins

Die folgende Typologie von Eigenschaften der menschlichen Seele soll den Leser in die Lage versetzen, sich selbst besser einzuschätzen. Es gibt schon seit dem Altertum immer wieder neue Typologien, Beschreibungen unterschiedlicher Temperamente. Die vorliegende Typologie ist bewußt einfach gefaßt.

Die kategorisierende, psychiatrische Diagnostik wurde kritisiert und abgelehnt — ist nun die vorliegende Typologie eine andere Form von Schubladen-Denken? Nein, denn diese Typologie — von Alpha und Eta — umschreibt keine Krankheitsbilder, sondern sämtlich „gesunde Typen"; überdies entscheiden Sie — als Leser — welcher Charaktertypus Ihnen am nächsten liegt, wo Sie sich am ehesten wiederfinden. Diese Typologie dient nicht irgendeiner Schematisierung und auch keiner statistischen Ein-Ordnung, Ziel ist vielmehr, daß Sie vorliegende Typologie zum Anlaß nehmen, sich all Ihre Charaktereigenschaften besonders klar vor Augen zu führen.

Zum praktischen Vorgehen: Am besten machen Sie von den Buchseiten mit den aufgeführten Charakter-Typen zwei Fotokopien. Auf der einen Kopie markieren Sie all die Eigenschaften, die Sie bei sich entdecken; versuchen Sie dabei, sich primär in *einem* der aufgeführten Charaktertypen wiederzuentdecken. Manchmal können sich auch zwei oder drei (selten auch mehr) Charaktertypen in einem Menschen vereinen. Manche Menschen zeigen sich nach außen recht selbstsicher, heiter und unbeschwert (Beta-Typ), sind innerlich aber tiefsinnig, melancholisch (Gamma-Typ); oder äußerlich oft impulsiv bis aggressiv (übersteigerter Alpha-Typ), innerlich aber sehr verletzbar (Gamma- oder Delta-Typ). Im Laufe eines Lebens kann sich der Charaktertypus auch ändern.

Auf der zweiten Kopie kennzeichnen Sie die Eigenschaften, die Sie gerne hätten. Manche Menschen wünschen sich viele Eigenschaften, die sie derzeitig nicht haben, andere sind zufrieden mit den vorhandenen Eigenschaften, sie ersehnen nichts anderes. Darüber hinaus können Sie beim Durchlesen der einzelnen Charaktereigenschaften einige erkennen, von denen Sie den Eindruck haben — „die schlummern in mir, ohne daß ich sie nütze": vielleicht wollen Sie diese Ressourcen, diese verborgenen Talente (wieder-)beleben?

Die vorliegende Typologie kann Ihnen helfen, Ihren derzeitigen Entwicklungszustand widerzuspiegeln. Gleichgültig, in welchen Grundtypen Sie sich erkennen, verbleiben Sie in Ihrem individuellen Ganz-sein. Letztendlich besitzt jeder Mensch vielerlei Eigenschaften, die er — mehr oder weniger — in allen sieben Charaktertypen entdeckt. Nur das relative Überwiegen bestimmter Eigenschaften macht eine Typen-Zuordnung möglich.

Die Typologie (α) bis (η) geht auch von biochemischen Gegebenheiten aus: von dem persönlichkeits-prägenden Wirken spezifischer Neurotransmitter. Diese Neurotransmitter sind — wie bereits erwähnt — gewissermaßen das stofflich wahrnehmbare Äquivalent unserer immateriellen Individual-Seele, ein Äquivalent auf molekularer Ebene. Einige Neurotransmitter rufen ganz bestimmte seelische Eigenschaften hervor, die dann besonders „typisch" sein können für einen Charaktertypus: Noradrenalin, zum Beispiel, bewirkt leichte, gute Laune, Dopamin schafft phantasievolle Ver-rücktheit, und Serotonin macht uns harmonisch-ruhig und tiefsinnig. Mit Hilfe bestimmter mentaler Übungen können wir gezielt einen bestimmten Neurotransmitter stimulieren und so — vorübergehend — einen anderen Charaktertypus annehmen. Auch dies demonstriert die Wandelbarkeit unserer Seele.

Versuchen Sie nun ein oder zwei Charaktertypen herauszufinden, mit denen Sie sich identifizieren können.

Sieben verschiedene Charakter-Typen

(α) Alpha-Typ: aktiv-impulsiv (= Adrenalin-Typ)

schnell bis hektisch (im Denken und Handeln) / sehr wach / optimistisch / motorisch sehr aktiv (mit Neigung zu innerer Unruhe / unternehmensfreudig / sehr arbeitsam, sehr leistungsfähig / leicht erregbar (manchmal Neigung zu Angst- und Panikreaktionen), manchmal aggressiv / Beruf meist wichtiger als anderes / leistungsorientiert (auch in Beziehungen) / emotional eher verschlossen / dauernd neue Ideen / eher extrovertiert, auch gerne im Mittelpunkt stehend /

(β) Beta-Typ: heiter-unbeschwert (= Noradrenalin-Typ)

meist gutgelaunt, optimistisch, freundlich / lebhaft (auch motorisch lebhaft, aber selten hektisch) / Emotionen zeigend (laut lachen oder heftig weinen) / sehr wach / gesund wirkend / sozial orientiert, „häuslich“, kinderlieb / Familie oder Beziehung wichtiger als Beruf / kann im Mittelpunkt stehen, strebt aber nicht unbedingt danach / manchmal oberflächlich wirkend / Kritik wird als Majestätsbeleidigung empfunden / sieht sich selbst als sehr nett und vorbildlich für andere / bisweilen auch „hysterisch“ reagierend / lebensgenießerisch / überwiegend angenehm für die Mit-Menschen /

(γ) Gamma-Typ: ernsthaft-tiefsinnig (= Serotonin-Typ)

ernsthaft, tiefgehend (introvertiert) / eher ruhig / nachdenklich (bis grüblerisch) / eher ordnungsliebend / sanft, sozial mitfühlend bis mitleidend, sensibel gegenüber sich und anderen / überlegt und besonnen, zuverlässig / von negativen Aspekten des Lebens oft mehr beeindruckt als von positiven / manchmal natürlicher, fast gelassener Umgang mit dem Tod / Neigung zur Melancholie / eher nicht im Mittelpunkt sein wollen / immer wieder Angst: leichte oder große Angst / manchmal stille Panik / in Beziehungen sehr auf den anderen eingehend / künstlerische Fähigkeiten (die oft nicht gelebt werden) / spirituell manchmal mystisch-romantischen Richtungen zugeneigt / vor dem Handeln oft langes Überlegen / Sehnsucht nach Harmonie /

(δ) Delta-Typ: gleichmütig-verträumt (= Endorphin-Typ)

gelassen bis gleichmütig / introvertiert, eher ruhig wirkend / selten große Aufregung / Neigung zu stillem, „laschen“ Glücklich-sein / manchmal verträumt-wirkend / möglichst keine Verantwortung übernehmen, sich nicht festlegen wollen (auch nicht in Beziehungen) / eher „Nichts-tun“ oder wenig tun (eher widerwillig arbeiten): sich-treiben-lassen im Fluß des Lebens, sich-verwöhnen-lassen / Ich-bezogen / schwer „nein“ sagen können / gerne träumend, und ein bißchen verträumt auch durchs Leben gehend /

(ε) Epsilon-Typ: egozentrisch-sinnenfroh (= Oxytocin-Typ)

sehr subjektiv / berufliche Arbeit ist nicht im Mittelpunkt, dennoch aktiv / lebensgenießerisch / schmusig, sinnlich, „sexy“ / eher überdurchschnittliche sexuelle Lust / lebhaft und freudig, optimistisch / fürsorglich wirkend / sehr auf Beziehungen bezogen, Nest-bauen-wollen (aber dabei nicht unbedingt „treu“ sein wollen) / sensibel (vor allem was die eigene Person betrifft) / kinderlieb / zeigt sich und Emotionen durchaus auch gerne in der Öffentlichkeit / bei Frauen: besonders weiblich wirkend, bzw. bei Männern: sanfte weibliche Eigenschaften habend / narzistisch / Verwöhntwerden eher als Selbstverständlichkeit empfinden /

(ζ) Zeta-Typ: rational-korrekt (=Acetylcholin-Typ)

ausgeglichen, eher ruhig wirkend, oft nachdenklich / gut im Denken / ordnungsliebend (bis zwanghaft) / Arbeit wird pflichtbewußt erledigt / finanziell umsichtig bis sparsam / „Kopf-betont" / oft gut im Umgang mit Worten / etwas distanziert gegenüber anderen, aber freundlich / sexuell eher zurückhaltend (dennoch sexuell gut „funktionierend") / zeigt wenig Emotionen / in der Öffentlichkeit intellektuell überlegen wirkend (trotz manchmaliger innerer Unsicherheit) / die gesellschaftliche (objektive) Meinung ist wichtig, festes Konzept / falls spirituell ausgerichtet, dann sehr überzeugt von einer Kirche oder anderen spirituellen Organisationen / sehr realitäts-bezogen, korrekt / selbst-kritisch und kritisch gegen andere / motorisch zurückhaltend, manchmal angespannt / zuverlässig /

(η) Eta-Typ: voll ver-rückter Ideen (= Dopamin-Typ)

phantasievoll, eindrucksvoll, voller ver-rückter Ideen (bis in den Grenzbereich: Genie und Wahnsinn) / kaum berechenbar / künstlerisch lebend im weitesten Sinne (z. B. auch als „Lebenskünstler") / gerne auch Einzelgänger (was Beziehungen nicht ausschließt) / starke emotionale Schwankungen in kürzerster Zeit / unangepaßt / Neigung zur Selbstüberschätzung (bis Größenwahn) / spirituelles Interesse eher an bizarr-Okkultem oder Privat-Philosophie / zeigt wenig Emotionen / Neigung in verschiedenen Realitäten zu leben (manchmal verschwimmt dabei die Grenze zwischen Traum und Wirklichkeit) / motorisch eher aktiv / sehr subjektiv / für Mit-Menschen oft schwer begreifbar /

Vergiß deine Vergangenheit und erlebe paradoxes Heilen

„Die klassischen Therapieschulen bauen auf dem Prinzip Einsicht auf. Der sogenannte Patient muß Einsicht in die Bedeutung der Vergangenheit erlangen. Und das dauert lange. Denn diese Methodik ist beliebig auslegbar: Wenn der Zustand des Patienten sich bessert, beweist das die positive Wirkung der Einsicht, wenn er sich nicht bessert, dann bedeutet es, daß man eben noch intensiv genug in der Vergangenheit geforscht hat. Die Theorie wird somit paradoxerweise sowohl durch Erfolg als auch durch Mißerfolg bewiesen.“ *Der Pychotherapeut Paul Watzlawick, Palo Alto/Kalifornien, in einem Interview*

Psychische Störungen und psychisches Leiden sind Ausdruck dafür, daß die gegenwärtige Situation unerträglich ist und einer Änderung bedarf. Diese Änderung kann im individuellen oder sozialen Bereich sein, oder auch beide erfassen. Von einer individuellen Änderung kann man auch dann sprechen, wenn das, was bisher abgewehrt wurde (z. B. melancholische Stimmung, Angstattacken) akzeptiert wird als Teil der eigenen Persönlichkeit. Gewöhnlich versteht man aber unter Änderung: etwas *anders* machen als bisher, eine *neue* Lösung finden, eine Wandlung herbeiführen.

Das Herbeiführen überraschender irr-rationaler, paradoxer Problem-Lösungen gibt es im Management, in der Politik, selten in der Pädagogik, im Buddhismus und anderen Glaubensrichtungen, in Technik, Kunst und der Therapie der Psyche. Es ist dies das blitzartige Herausspringen aus dem einförmigen Kreislauf des Alltags und — damit einhergehend — das Erobern einer neuen Bewußtseinsebene. Mystisches Erleben gehört hierzu, ebenso Erleuchtung, satori, visionäres Wahrnehmen und paradoxes Heilwerden. Fragen nach dem Warum, Wann, Wer, Woher, Wie werden nicht gestellt, alles konzentriert sich auf die Gegenwart und — im Falle des paradoxen Heilens — zusätzlich auf das psychische Problem und seine Lösung.

In Abweichung von der Hauptlinie dieses Buches wird in diesem Kapitel geschildert, wie ein Symptom beseitigt wird, obwohl ein Symptom die Bedeutung einer Warnlampe hat und auf eine tiefergehende Konfliktsituation hinweisen will. Eine Beseitigung nur des Symptoms bietet sich dann an, wenn der Betroffene auf möglichst schnelle Befreiung vom Leiden drängt und Hintergründe kaum erfragen will. Rasches Beseitigen des Symptoms kann manchmal verhindern, daß sich die Problematik ausweitet und verschärft: Bei einem frisch verliebten Paar können wochen- und monatelange Erektionsstörungen beim Manne oder Frigidität der Frau zu eklatanten Partnerschaftsproblemen führen — eine rechtzeitige therapeutische Intervention läßt das Problem erst gar nicht groß werden. Eine „einfache" Symptom-Beseitigung bedeutet nicht zwangsläufig Oberflächlichkeit, man kann sehr wohl gleichzeitig mit der Symptom-Behandlung versuchen, den Betroffenen in die Tiefe zu führen, gleichzeitig seine Lebensphilosophie zu ergründen, um damit in eine andere — spirituelle — Welt einzudringen. Dann ist das paradoxe Heilen nicht nur eine banale Symptom-Kupierung, sondern eröffnet neue Wege der Persönlichkeits-Entwicklung.

Der Philosoph L. Wittgenstein schreibt: „Die Menschen, die immerfort ‚warum' fragen, sind wie Touristen, die, im Baedeker lesend, vor einem Gebäude stehen und durch das Lesen der Entstehungsgeschichte etc. etc. daran gehindert werden, das Gebäude zu sehen." In diesem Beispiel ist der Tourist mit dem klassischen Psychotherapeuten zu vergleichen, der den Klienten — das Gebäude — nicht aktuell wahrnimmt, weil er sich im Vergangenen verliert. Bekanntlich wird in der psychoanalytisch-orientierten Psychotherapie das Verdrängen (in der Vergangenheit) als wesentliche Mit-Ursache psychischer Störungen gesehen, es wird als notwendig erachtet, diese (Mit-)Ursache (in der Vergangenheit) zu begreifen und durch bewußte Einsicht einen therapeutischen Prozeß zu initiieren. Dieses Vorgehen erweist sich für manche Klienten als dienlich, für andere Klienten als hinderlich oder gar blockierend bezüglich der Eigenentwicklung.

Frederic C., 35 Jahre alt, beruflich einigermaßen situiert. Vor mehr als 12 Jahren durchlief er, fast ein Jahr lang, eine psychotherapeutische Behandlung bei einem Analytiker. Im Zentrum dieser Behandlung stand seine verheerende, von Gewalttätigkeiten geprägte Kindheit: „Auch wenn ich manchmal unzufrieden war, ich hab' einiges gelernt bei diesem Mann. So hab' ich gelernt, einige

meiner Reaktionen mit meinen furchtbaren Kindheitserlebnissen in Zusammenhang zu bringen." In den Folgejahren besuchte Herr C. wiederholt gestalt-therapeutische Gruppen.
Nun wurde Herr C. vor zwei Monaten von seiner langjährigen Freundin verlassen, was für ihn absolut unerwartet und plötzlich geschah. Eine wiederholt erbetene Aussprache verweigerte die Freundin: Sie sei in einen anderen Mann verliebt, er solle das verstehen und sie in Ruhe lassen. Herr C. konnte vor Verzweiflung und immer wieder einsetzenden Angstattacken nicht mehr seinem Beruf nachgehen und ließ sich vom Hausarzt „krankschreiben". Mehrmals am Tag wird Herr C. nunmehr von Minuten bis zu einer Stunde dauernden Angstzuständen überfallen: „Das halte ich nicht mehr länger aus, wenn das so weitergeht — dann bringe ich mich um." Er geht zu einem analytisch-orientierten Therapeuten, für den es völlig klar ist, daß ein Bezug zu den kindlichen Traumata hergestellt werden muß. Im Laufe der Sitzungen verschlimmert sich aber der Zustand von Herrn C., zu den Angstzuständen kommen noch eine tiefe Traurigkeit und Hoffnungslosigkeit. Herr C. — ziemlich verzweifelt — bricht die Psychotherapie ab.
Einige Tage später ruft ein Freund bei Frederic C. an und überredet ihn mühevoll, mit ihm zum Steilwand-Klettern in die Berge zu kommen. Frederic C. wehrt sich wiederholt mit dem Argument, er habe noch nie Steilwandklettern versucht, er sei viel zu feige dazu, habe Angst runterzufallen und querschnittsgelähmt zu sein. Sein Freund bleibt beharrlich und läßt nicht locker. Zusammen mit dem Freund und drei anderen beginnt er, entsprechend abgesichert und von den andern unterstützt, einen mehr als acht Stunden dauernden Steilwand-Aufstieg. Insgesamt zweimal rutscht er ab, bleibt in den Seilen hängen. Manchmal hat Frederic C. das Gefühl, er kann nicht mehr, aber eine Umkehr gibt es nicht. Die gesamte Anspannung seines Körpers und die volle Konzentration seiner Sinne ist auf das Sich-festhalten und das hoch-achtsame Aufwärtsklettern gerichtet. Als er schließlich, zusammen mit den anderen, oben das Ziel erreicht hat und auf einem kleinen Plateau steht, zittert er so sehr, daß er sich nicht mehr auf den Beinen halten kann. Er fühlt sich absolut leer und gleichzeitig voll, er empfindet absolute Erschöpfung wie noch nie im Leben und gleichzeitig ein extremes Überdreht-sein. Er lacht verkrampft und befreit, gleichzeitig laufen ihm traurige Tränen über das verschwitzt-kalte Gesicht.
Später bei der Heimfahrt merkt Frederic C. ganz erstaunt, daß die Angstzustände ausbleiben, auch die Traurigkeit ist wie weggeblasen. Dieser befreite Zustand hält viele Tage an, als dann eine gewisse Angst sich langsam wieder herbeischleicht, kann Frederic

C. sie annehmen, keineswegs fühlt er sich von der Angst erdrückt, sondern empfindet gegenüber dieser Angst eine seltsam-positive Vertrautheit. Zwei Wochen später fährt Frederic C. erneut mit seinen Freunden in die Berge zum Steilwandklettern . . .

Herr C. in diesem Beispiel hat sich schon früher mal — wie wir gesehen haben — mit seinen traumatischen Kindheitserlebnissen emotional konfrontiert; danach hatte er das Paket „leidvolle Kindheit“ im tiefen Keller seines Schlosses (Schloß als Symbol seiner Persönlichkeit) archiviert und damit — auf gesunde Weise — verdrängt. Die aktuellen Ängste haben einen aktuellen Grund, nämlich die kürzlich durch die geliebte Freundin vollstreckte Trennung. Schmerzlich genug, doch es wurde noch schmerzlicher, als der Therapeut in den ur-alten, verkrusteten und vernarbten Wunden der Kindheit herumbohrte. „In der Psychotherapie“, so Paul Watzlawick, „ist es der Mythos von der Entdeckung des Warum als Vorbedingung eines Wandels, der den Wandel unmöglich macht.“ Herr C. suchte Linderung des Leidens, doch das Leiden vermehrte sich, so hat er das einzig Richtige getan: den Analytiker verabschiedet und schließlich einen eindrucksvollen Weg der Selbstheilung gefunden — ein paradoxes Heilen: *Die Angst wurde durch Angst geheilt, die Energie des Symptoms gegen das Symptom eingesetzt.* Das erinnert an das similia-similibus-Prinzip der Homöopathie, nur mit umgekehrten Vorzeichen — beim paradoxen Heilen wird das Symptom absichtlich hervorgerufen (sog. Verschreibung des Symptoms) oder auf absurde Weise gesteigert („das Feuer löschen, indem man das Wasser zum Überkochen bringt“).

Statt bei einem Analytiker hätte es Herr C. bei einem problem-orientierten Therapeuten probieren können, einem Therapeuten, der sich an Verhaltenstherapie orientiert oder an dem systemisch-strategischen Ansatz des Mental-Research Institute in Palo Alto/Kalifornien. Dann hätte er vielleicht unter Anleitung des Therapeuten denselben läuternden Prozeß durchgemacht wie an der Steilwand, gemäß der pragmatischen Devise: einen unerwünschten Zustand (Angst-besessen-sein) auf möglichst einfache Weise ins Positive ändern oder diesen Zustand beherrschen lernen. Innerhalb einer mentalen Übung wäre dann das Symptom, die Angst, auf paradox-unkontrollierte Weise gesteigert worden, um dann als Symptom zu schrumpfen und schließlich zu verschwinden. Eine solche Übung kann zum Beispiel folgendermaßen aussehen . . .

Übung: „Angstattacken beherrschen lernen"

Sie werden aufgefordert, sich zu einer bestimmten Zeit zu Hause in ein Zimmer einzuschließen. Dann wird der Wecker so gestellt, daß er nach 25 Minuten läutet. Sie hocken sich auf einen Stuhl und versetzen sich möglichst intensiv in die schlimmsten Angstzustände der letzten Zeit, mit aller Phantasie sollen Sie sich die grauenvollsten Angstsituationen vor Augen führen, Sie sollen sich elend, hilflos-ausgeliefert fühlen . . . bei Zittern, Schweißausbrüchen und Herzrasen geraten Sie immer mehr in Angst und Panik, bis Sie das Rasseln des Weckers erlöst. Damit ist die Übung beendet, Sie sollen aufstehen, tief ein- und ausatmen, sich strecken und schütteln, im Bad Ihr Gesicht mit kaltem Wasser erfrischen und die vorher unterbrochene Alltagsbeschäftigung wieder aufnehmen. Nun beherrschen Sie die Angst.

Durch die Übung lernt der Betroffene, daß er den Angstzustand *bewußt und absichtlich* herbeiführen und ebenso bewußt und absichtlich beenden kann. *Nicht mehr die Angst ist Herrin über ihn, sondern er ist Herr der Angst, er kann sie kommen und gehen lassen.* Wird die 25minütige Angst-Übung intensiv durchgeführt, dann läßt sich während des restlichen Tages auch die spontan kommende Angst besser kontrollieren und — nach Tagen der Übung — weitgehend abstellen. Eine Rest-Angst bleibt, und die ist überlebensnotwendig.

Ein weiteres — kein seltenes — Beispiel von paradoxer Selbst-Regulierung:

> Die vierjährige Amely, Einzelkind, wird von der Mutter zum erstenmal in den Kindergarten gebracht. Als die Mutter gehen will, schreit und weint Amely so nachhaltig und verzweifelt, daß die Mutter die ganze Zeit über bei ihr bleibt. Am nächsten und übernächsten Tag passiert genau das gleiche: Die Mutter will sich ver-

abschieden, und Amely beginnt heftig zu weinen, weint so lange, bis die Mutter bleibt. Mehr als zwei Wochen geht dieses Drama weiter; die Mutter überlegt sich schon, den Kindergartenplatz aufzugeben (aber sie wollte eigentlich einen Halbtags-Job beginnen); die Geduld der Erzieherinnen ist bereits seit längerem überstrapaziert. Eines Tages nun wird die kleine Amely nicht von ihrer Mutter gebracht (diese hat sich frühmorgens das Fußgelenk verstaucht), sondern vom Vater: Dieser hat es etwas eilig, weil er dringend ins Büro muß. Er begleitet die kleine Amely in den Kindergarten, hilft ihr kurz beim Anziehen der Hausschuhe und überläßt sie recht rasch der etwas erstaunten Erzieherin, verabschiedet sich mit einem eiligen Kuß auf Amelys Backe und verspricht ihr, sie mittags abzuholen. Später erzählt die Erzieherin, daß Amely etwa zwei oder drei Minuten geweint hätte, dann sei sie plötzlich — als wäre alles normal — zu den anderen Kindern zum Spielen gegangen. Ab diesem Tag ließ sich Amely ohne Schwierigkeiten, ja sogar gerne, in den Kindergarten bringen, statt zu weinen, mischte sie sich gleich unter die anderen Kinder.

Wäre die paradoxe Selbstregulierung bei Amely nicht zum Tragen gekommen, dann hätte vielleicht der Kinderpsychotherapeut wirken dürfen, mögliche Diagnose: Kindergartenphobie. Die psychologische Anamneseerhebung bei der Mutter hätte ergeben, daß sie vor der Geburt der kleinen Amely zwei Fehlgeburten hatte; dies wäre eine zusätzliche Erklärung — aus der Sicht des Psychologen — für das neurotische Bedürfnis der Mutter, ihre Tochter aus der symbiotischen Umklammerung nicht loszulassen. Überdies hätte der Psychologe vielleicht noch sexuelle und damit eheliche Probleme exploriert (bei entsprechend hartnäckigem Nachbohren findet man immer irgend etwas „Pathologisches"). Würde dann — 20 Jahre später — die Studentin Amely wegen Lernschwierigkeiten den psychologischen Dienst der Universität aufsuchen und bei der Anamnese die damalige kleinkindliche Phobie erwähnen, dann würde diese Phobie wieder Raum einnehmen und Boden bieten für die Kausalbedeutung der Vergangenheit.

Nochmals sei betont: *Es wird nicht bestritten, daß viele gegenwärtige Probleme eines Individuums ihre Ursachen in den Prägungen der*

Vergangenheit, vor allem während der Kindheit haben, aber bestritten wird die Überbewertung der Vergangenheit für den therapeutischen Prozeß. Die Vergangenheit ist nicht mehr änderbar, die Gegenwart schon.

Das Beispiel der kleinen Amely demonstriert die verschiedenen Lösungen des Problems: Die Mutter erlebt die gestörte Amely und findet als Lösung: Dableiben und Durchstehen; der nicht-hinzugezogene Kinderpsychologe hätte aufgrund der „pychischen Störung" Familientherapie, Spieltherapie etc. in Betracht gezogen; der Vater will — weil er es eilig hat — keine Störung sehen und schafft so eine paradox-heilsame Situation.

Bedient sich ein Therapeut der „paradoxen Heilung" als Methode, so mag Ähnlichkeit entstehen zum Koan des Zen-Buddhismus: das Absurde soll Befreiung bringen aus den eingefahrenen Gedankenkreisen der Alltags-Wissenschaften, die sich logisch nennen.

Zwölf Mal war Herr E. schon in diversen psychiatrischen Kliniken. Wieder bahnt sich eine Krise an. Herr E. sucht seinen Psychiater auf. Der Psychiater sagt: „Sie haben die Wahl — entweder lassen Sie sich eine Depot-Spritze geben zur Beruhigung, oder sie begeben sich stationär in die psychiatrische Klinik." Herr E.: „Ich werde nicht wählen. Ich lehne das Wählen per se ab. Ich habe eine andere Lösung: Ich bringe Ihrer Sekretärin einen Blumenstrauß und Ihnen eine Flasche Sekt." Der Psychiater: „Aber damit ist Ihr Problem nicht gelöst." Herr E.: „Doch, dies ist der Ausweg. Wenn Sie Zweifel kriegen, rufen Sie mich an. Für Sie bin ich zu Hause erreichbar."

Auf ein psychisches Problem reagieren wir mit einer Lösung. Diese Lösung kann Ausweg sein, oder — leider oft — das psychische Problem in ein Kreislauf-System verwandeln. Dann bedarf es einer anderen Lösung, einer Lösung, die außerhalb des Kreislaufs liegt. Ein Beispiel:

Frau M. ist Expertin für das Fachgebiet A, der Chef ist Experte für das Fachgebiet B und gleichzeitig Projektleiter für beides. Obwohl der Chef auf Frau M. angewiesen ist, verhält er sich ihr gegenüber unfair-autoritär und kränkend. Frau M. duckt sich, läßt sich alles gefallen — es entsteht ein Kreislauf:

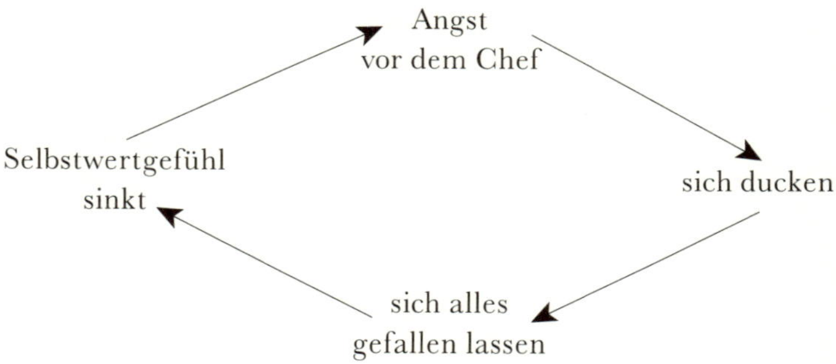

Dieses System ist für Frau M. zweifellos deprimierend.

Ein klassisch-orientierter Therapeut würde den Schwerpunkt seiner therapeutischen Intervention darauf legen, daß der Chef Ähnlichkeit mit der Vater-Figur von Frau M. hat; daraus würde wieder die Aufarbeitung der Vergangenheit resultieren. Ein anderer Therapeut könnte eine paradoxe Lösung finden:

Statt „Ich habe Angst vor dem Chef" gilt künftig: „Ich jage dem Chef Angst ein" — aber wie? Ohne Frau M. kann der Chef das Projekt nicht termingerecht realisieren. Frau M. faßt mit Hilfe ihres systemisch orientierten Therapeuten den Plan, bei der nächsten Kränkung durch den Chef den gesamten, hart erarbeiteten Papierkram zu nehmen, in den Papierkorb zu werfen und ihren Schreibtisch und das Büro zu verlassen. Sie hat sich innerlich voll auf diese Protestaktion eingestellt, aber was geschieht? Der Chef verhält sich von diesem Tag an wie umgewandelt: Er ist kollegial, freundlich, nimmt sich auffällig zurück. Äußerlich besehen hat Frau M. nichts wirklich verändert und dennoch: Innerlich glüht ihre Überzeugung, bei erneuter Kränkung einen wirksamen Ausweg zu wissen. Dieses Wissen verschafft der Frau M. eine Ausstrahlung, die Selbstbewußtsein und innere Autorität vermittelt. Der innerlich ausgefeilte Plan, sich zu wehren, kommt zur Wirkung, ohne je ausgeführt zu werden. Aus dem Symptom wird gewissermaßen eine Waffe — keine Waffe, um auf andere einzudreschen, sondern ein Mittel, um sich zu verteidigen.

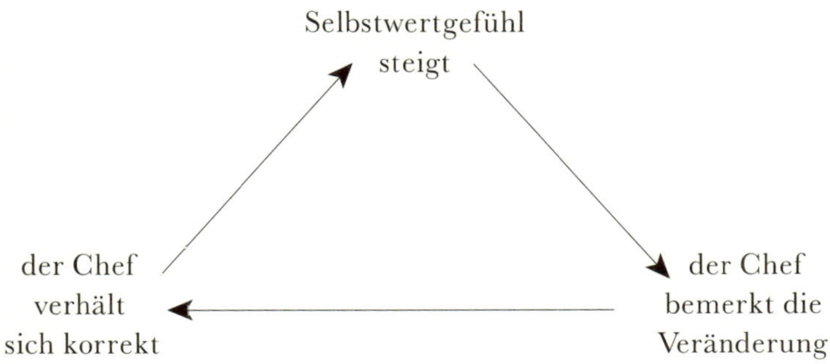

Therapeutisch begleitet werden Symptomverschiebung und Symptomverstärkung durch aufbauende Gespräche, die die positiven Eigenschaften des Betroffenen, seine Ressourcen, hervortreten lassen. Auch wird vom Therapeuten immer wieder die Frage gestellt, welche geheime, positive Bedeutung, welche verborgenen Vorteile das gezeigte Symptom haben könnte; der Betroffene wird aufgefordert, hierüber nachzudenken — dadurch wird das Symptom langsam von Zweifeln durchsetzt, das primär „Pathologische“ des Symptoms wird in Frage gestellt. Ist der Betroffene dabei, sein Symptom immer weniger als quälend oder störend zu empfinden, spricht der Therapeut davon, daß durchaus Rückfälle zu erwarten seien. Auch hier tritt dann das Paradoxe in Kraft: Die vom Betroffenen erwarteten Rückschläge erscheinen (fast) nie.

Eine Anwaltssekretärin litt seit einigen Wochen darunter, daß in ihr Befürchtungen brodelten, im Beruf Fehler zu machen; dies führte dazu, daß sie alle verrichteten Arbeiten vielfach und zwanghaft nach-kontrollieren mußte. Dem Chef war bisher nichts aufgefallen, weil — real gesehen — bislang keine Fehler vorgekommen waren. Die betroffene Sekretärin wird vom Therapeuten aufgefordert, sie solle — bewußt — eine Woche lang täglich fünf bis zehn kleine, völlig belanglose Fehler machen (Briefe falsch frankieren, ein Telefonat falsch durchstellen etc.). Schon am dritten Tag meldet sich die Sekretärin per Telefon beim Therapeuten und sagt ihm, ihr käme das Ganze absolut albern vor — sie möchte die Übung unterbrechen. Seltsamerweise sei das zwanghafte Nachkontrollieren auf ein Minimum geschwunden — besonders erstaunlich wäre, daß ihr Chef — als er ein paar kleine Fehler bemerkte — sie indirekt lobte („Daß gerade Ihnen diese kleinen Schnitzer passieren — Sie sind schließlich das beste Pferd in meinem Stall . . ."): Dies war seit zwei Jahren das erste (auf seine Weise formulierte) Lob vom Chef.

Wer Angst hat, sich bei einem bevorstehenden Referat zu verhaspeln, der soll sich bewußt vornehmen, während der ersten Sätze Versprecher einzubauen oder zu Beginn des Referats sagen: „Wahrscheinlich werde ich mich ein paarmal verhaspeln, aber . . ." Die Wirksamkeit solchen Vorgehens ist meist eklatant: Mit dem Vorsatz im Kopf, sich verhaspeln zu wollen, wird ein fehlerfreies Referat absolviert.

Ein gutaussehender Mann wird extrem unsicher, wenn er eine Frau, mit der er flirtet, ansprechen will, da er Angst vor Ablehnung hat — ihm wird vom Therapeuten geraten, sich das nächste Mal in ähnlicher Situation bewußt sehr unsicher zu benehmen und solchen Unsinn zu reden, daß die angesprochene Frau ihn ablehnen muß. Der besagte Mann berichtet bei der nächsten Therapiesitzung, daß genau das Gegenteil eingetreten sei: Er habe sich zwar äußerst ungeschickt benommen und allerlei holpriges Zeug erzählt, aber die solchermaßen konfus umworbene Frau mußte hellauf lachen und fand ihn trotzdem — oder gerade deshalb? — sympathisch. Es kam zu einem netten Rendezvous.

Lachen! Beim Besprechen der symptom-aufbauschenden Aktionen müssen manche Betroffenen spontan lächeln, andere laut lachen, was nicht heißt, daß die Aufgabe nicht durchgeführt würde. Im Gegenteil — Lachen erleichtert paradoxes Vorgehen. Und Lachen ist — bekanntermaßen — auch heilsam.

Diese paradoxen Übungen der Symptom-Verschreibung oder Symptom-Verstärkung verändern Intensität und Wertigkeit im Innenleben des Betroffenen. Die Aufmerksamkeit des Betroffenen wird vom Symptom auf die zu bewältigende Aufgabe gelenkt und trägt dazu bei, nicht dauernd die bisherigen (unbrauchbaren) Lösungen anzusteuern. Weitere intensive Ablenkungen können — als therapeutische Hausaufgaben — hinzugeschaltet werden: bis zur nächsten Therapiesitzung die Steuererklärung fertig machen, oder ein privates Lexikon mit den 500 für den Betroffenen wichtigsten Wörtern (samt lexikalischer Erörterung) anlegen . . .

Vor allem aber lernt der Betroffene durch die Symptom-Verstärkungs-Übungen (z. B. durch die oben beschriebene Angst-Übung), das Symptom bewußt und absichtlich „einzuschalten" (z. B. am Beginn der Angst-Übung) und ebenso bewußt und absichtlich das Symptom „auszuschalten" (Ende der Angstübung). Hier gibt es eine Ähnlichkeit zur Systematischen Desensibilisierung, wie sie von der Verhaltenstherapie geübt wird, mit dem Unterschied, daß das paradoxe Heilen nicht schrittweise vorgeht, sondern auf absurde Weise das Symptom zum Überkochen bringt und damit das Feuer löscht. Sehr im Gegensatz zur Verhaltenstherapie stiftet das paradoxe Heilen scheinbar geistige Verwirrung — wie bei einem Koan — und ermuntert zu ver-rückten Strategien, die den Betroffenen aus dem Sumpf der sich wiederholenden Pseudo-Lösungen auf eine heilsame Meta-Ebene katapultiert.

Frau Alice della C. war oft in diversen europäischen psychiatrischen Kliniken, immer unter derselben Diagnose: „chronisch rezidivierende Schizophrenie" und — was aus psychiatrischer Sicht meist dazugehört — mit Halluzinationen, Paranoia und so weiter. Sie schilderte, daß sie in den Tagen vor der Klinikeinweisung wie getrieben durch die Stadt rannte, weil sie sich von allen beobachtet fühlte. Sie erzählte weiterhin, daß es ihr — in guten Zeiten — noch besser ging, wenn sie ihr Gesicht bunt bemalte, ihre Haare auffällig färbte und sich exotisch kleidete: dann fiel sie tatsächlich auf und alle Leute beachteten und beobachteten sie. Ihr neuer (dem paradoxen Heilen zugewandter) Therapeut riet ihr, ihre bunt-auffälligen Auftritte zur Regelmäßigkeit zu erheben, was als Prophylaxe (gegen Wiederauftreten von psychischen Krisen) wirken könnte. Die exzessiv-schillernden Auftritte wurden zur Prophylaxe, es bahnte sich eine jahrelange, vormals nie gekannte klinik-freie Periode an. *Im Aus-agieren des Symptoms erschöpft sich das Symptom. Die Mit-Welt wird zur Bühne, und die Mit-Menschen werden zu Mit-Spielern und Mit-Therapeuten.* Von allen Beteiligten wird Mut und Engagement gefordert — zur Belohnung erfahren sie viel kreative Bewegung.

Es gibt ursprünglich quälende Symptome, zum Beispiel zwanghaftes Fehler-vermeiden-wollen, Angstattacken, gestörte Kommunikationen, Sich-beobachtet-fühlen, „Kindergarten-Phobie“ und so weiter — und nun lernt man, dieses quälende Symptom abzuschalten, damit es fort ist, oder umzuschalten, damit es aus-agiert werden kann: Das erleichtert letztendlich das Leben, vermehrt das Selbst-Bewußtsein und schafft durchaus Raum für tiefergehende Reflexionen.

Aus quälenden Symptomen gibt es einen Ausweg — dieser Ausweg erscheint schwierig, ist oftmals aber einfach.

> Konfuzius:
> „Der Weg hinaus ist durch die Tür,
> Wie kommt es, daß niemand diesen Ausgang nützt?“

Übung: „Beziehungen"

Machen Sie eine Liste der fünf bis zehn (oder mehr) Ihnen wichtigsten Beziehungen. Dies können aktuelle Beziehungen sein, Beziehungen aus der Vergangenheit, die noch in die Gegenwart wirken, auch Beziehungen zu verstorbenen Menschen.
Nun zeichnen Sie auf einem großen Bogen Papier einen kleinen „Ich-Kreis", der Sie darstellt. Und all die Personen, zu denen Sie eine wichtige Beziehung haben, zeichnen Sie auch als kleine Kreise („Personen-Kreise") auf das Blatt, wobei Sie jeweils den stimmigen Abstand zum „Ich-Kreis" wählen sollten. Schließlich können Sie noch den „Ich-Kreis" mit den einzelnen „Personen-Kreisen" durch — unterschiedlich starke, unterschiedlich farbige — Striche verbinden.
Welche Verbindung ist am stärksten? Wer steht Ihnen am nächsten?

Die heilige Familie

Im Jahre 1971 erschien von dem radikalen Psychiater und Philosophen D. Cooper das Buch „Der Tod der Familie". Die Familie wird bei Cooper als rigide Institution erkannt, in der sich die einzelnen Familienmitglieder gegenseitig erpressen und die natürlichen Instinkte erstickt werden.

> „Bezeichnenderweise wird das Kind in der Familie gewöhnlich mit dem Wunsch indoktriniert, es möge ein bestimmter Sohn oder eine bestimmte Tochter (. . .) aus ihm werden, ausgestattet mit einer genau vorgeschriebenen Bewegungs-‚Freiheit' im engen Rahmen eines starren Bezugssystems. Anstatt die — gefürchtete — Möglichkeit zu haben, aus einer gewählten und selbstgefundenen Ichmitte heraus zu handeln (. . .) wird man zur Unterwerfung erzogen (. . .) Blut ist insofern dickflüssiger als Wasser, als es für eine gewisse soziale Dummheit der lebensspendende Quell ist. Die Familie, mangels ihrer Fähigkeit heilige Idioten hervorzubringen, wird schwachsinnig."
> *David Cooper*

Es gibt — bekanntermaßen — einen natürlichen Zyklus kultureller Gezeiten, 20 Jahre Flut, 20 Jahre Ebbe: 20 Jahre nach David Cooper erscheint im kulturellen Zeitalter der Ebbe ein anderer Therapeut und erhebt die Familie auf den hohen Altar aller Moralitäten.

> „Es gibt nichts Stärkeres als die Familie. Wenn ich da in einer Weise eingreife, die sich über diese Familie erhebt, störe ich die Ordnung. Deshalb gehe ich in die Familie als einer, der diese Familie würdigt. Ich kann die Eltern würdigen. Denn Elternschaft ist für mich etwas so Großes, daß ich mich als Therapeut nie gegen die Eltern stellen würde. Für mich ist es unvorstellbar, jemanden gegen seine Eltern aufzuhetzen, wie es in manchen Therapien gemacht wird, in dem Sinne: ‚Ihr müßt euch von den Eltern befreien.' Das ist für mich absurd. Wie kann sich jemand von seinen Eltern befreien? Er ist ja seine Eltern."
> *Bert Hellinger, „Anerkennen, was ist"*

Bert Hellinger war 16 Jahre lang katholischer Missionar in Südafrika, jetzt wirkt er als therapeutischer Missionar in Deutschland, statt der Gottesdienste werden Familienaufstellungen — mit derselben Dogmengläubigkeit — zelebriert. Obwohl die Gegensätze zwischen dem Anglikaner D. Cooper, einem der radikalsten Denker der Moderne, und dem praktizierenden katholischen Missionar B. Hellinger kaum größer sein können, sind Berührungspunkte da. Nochmals B. Hellinger über die Familie:

> „Die Familie macht krank, nicht weil Leute böse sind, sondern weil in der Familie Schicksale wirken, die alle mitbetreffen, berühren und beeinflussen. Das fängt mit den Eltern an. Sie haben selber wieder Eltern und kommen aus Familien mit eigenen Schicksalen, und das wirkt sich in der neuen Familie aus.“

In beiden genannten Exponenten steckt letztendlich eine Form des „neuen“ Humanismus, auch wenn Betrachtung und Bewertung der Familie extrem different sind.

Bei der sogenannten *systemischen Familientherapie* geht man davon aus, daß die psychische Störung oder Krankheit eines Familienmitgliedes (von Magersucht bis sogenannter Psychose) hervorgerufen wird durch den spezifischen Kommunikationsstil innerhalb der Familie. Kommunikation und Interaktion innerhalb eines Systems sind geprägt vom Regelkreis der wechselseitigen Ursache-Wirkungs-Beziehungen. Schließlich entstehen Interaktionen, in denen man zwischen Ursache und Wirkung nicht mehr unterscheiden kann. Wenn etwa innerhalb einer Familie der Mann (A) sagt, er müsse furchtbar lange arbeiten, weil seine Frau (B) soviel Geld ausgebe, wobei sie noch undankbar und mürrisch sei. Und die Frau sagt, sie gebe mehr Geld aus und sei schlecht gelaunt, weil ihr Mann kaum zu Hause sei und sie sich allein zerstreuen müsse. Beide suchen die Schuld beim andern, es entsteht ein fataler Kreislauf: 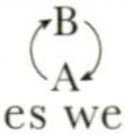

Bei einer therapeutischen Intervention ist es wenig dienlich zu fragen, wer dieses Kreislauf-Verhalten begonnen hat. Und auch die individuellen Eigenschaften oder die frühkindlichen Prägungen von (A) oder (B) zu eruieren, bringt keine Lösung. Einzig hilfreich ist, dieses Kreislauf-Muster zu unterbrechen. Wenn aufgrund der Anregung eines Freundes oder eines Therapeuten der Mann (A) statt um 22 Uhr einmal nachmittags nach Hause kommt, die Kinder bei den Großeltern „abliefert“ und mit seiner Frau einen Ausflug in die Natur macht — dann erlebt er vielleicht seine Frau gutgelaunt (und ohne trost-gebenden Einkaufsbummel). Und umgekehrt könnte die Frau liebevoll reagieren, wenn ihr Mann mal spät nach Hause kommt, und sie könnte vielleicht ein Geschenk für *ihn* gekauft haben, statt nur für sich selbst. Entscheidend ist, daß wenigstens ein Mitglied des Systems etwas *ganz anderes* macht.

Übung: „Experiment für ein zerstrittenes Paar“

Anstatt sich anzuschreien und dem anderen Schuld zuzuschieben, werden die beiden Partner gebeten, sich so hinzustellen, daß sie einander zugewandt sind. Beide schließen die Augen und versuchen möglichst intensiv, sich an die Zeit zu erinnern, in der sie mit heftigem Herzklopfen ineinander verliebt waren. Dann öffnen beide die Augen und sehen sich so an, wie sie sich angesehen haben, als sie damals verliebt waren . . .

Während bei der „paradoxen Heilung“ das von einem Menschen gezeigte Symptom zum Verschwinden gebracht wird, braucht ein systemischer Familientherapeut das Symptom und „muß“ es eine Weile erhalten. Symptome sind dabei nicht Ausdruck einer *persönlichen* Krankheit, sondern werden im Kontext des jeweiligen Familiensystems gesehen. Bei der Entschlüsselung dieses Phänomens offenbart sich dann, daß das symptom-zeigende Verhalten im Rahmen des bestehenden Familiensystems „sinnvoll“ ist. *Nicht das Individuum ist der Patient, sondern die Beziehung.*

Viele Familiensysteme (oder auch andere Systeme, z. B. am Arbeitsplatz) neigen dazu, einen einmal erreichten Zustand beizubehalten (= Trägheit der Masse), auch wenn offensichtlich ist, daß das Räderwerk des Systems bei einem Familienmitglied psychische oder somatische Störungen hervorruft. Leidet — zum Beispiel — die 17jährige Tochter einer insgesamt vierköpfigen Familie unter „paranoiden Verfolgungsideen“, so wird diese Störung nicht als Eigenschaft des Mädchens interpretiert, sondern es wird das Reagieren des gesamten Familien-Systems beobachtet und nach dem „Sinn“ und dem „geheimen Vorteil“ dieses auffälligen Verhaltens geforscht.

Das besagte Mädchen glaubte, der Direktor ihres Gymnasiums ließe sie ausspionieren und veranlaßte auch, daß ihre schulischen Leistungen schlechter zensiert würden. Ursprünglich war sie eine sehr gute Schülerin, und ihr Vater redete auf sie ein, Pharmazie zu studieren, um die elterliche Apotheke zu übernehmen; sie aber strebte nach einer Gesangsausbildung an der Musikakademie (und in der Tat war Musik auch ihre Hauptbeschäftigung) ... Im Laufe von drei Therapiestunden, an denen die gesamte Familie teilnahm, zeigte sich: Durch die schlechten schulischen Leistungen kam ein Pharmazie-Studium nicht mehr in Frage, eine Gesangsausbildung (von der eher schwachen Mutter unterstützt) rückte näher, da es hierfür keinen Numerus clausus gab und der Gesangslehrer vom Erfolg der Aufnahmeprüfung überzeugt war. Durch ihren angeblichen „ersten Schub einer juvenilen Schizophrenie“ (so die Unsinns-Diagnose eines zuerst konsultierten Psychiaters) erreichte sie überdies, daß der Vater nicht — wie er plante — zu seiner neuen Geliebten zog, sondern im Elternhaus blieb, um sich um die „psychisch-kranke“ Tochter zu kümmern.

Das Mädchen, ihr jüngerer Bruder und die Eltern (in dem oben genannten Beispiel) wurden vom Therapeuten angeregt, Lösungen zu suchen, dabei fair zueinander zu sein und die Entwicklung des Mädchens nicht weiter zu blockieren. Dem Mädchen wurde von den Eltern zugesichert, daß es den musischen Weg wählen dürfe und — wie ein angestochener Luftballon — platzte daraufhin die aufgeblähte Paranoia und verschwand. Die Eheleute versprachen, mit Hilfe eines Freundes ihre Paarprobleme anzugehen. Der Bruder blieb indifferent.

Das Beispiel zeigt: Das Symptom, das das Mädchen gezeigt hat, war nicht ihr eigenes, sondern ein Symptom der Familie. Auch wenn die gesamte Familie nicht zur Kooperation bereit gewesen wäre und nur das Mädchen Änderungen herbeigeführt hätte, wäre eine neue Dynamik in das „System Familie“ eingedrungen. Dies kann ungünstigstenfalls dazu führen, daß ein bisher unauffälliges Familienmitglied (in unserem Beispiel eventuell die Mutter des Mädchens) Symptome entwickelt oder sich alle Familienmitglieder auf unklare Weise schlechter fühlen (und sich dann beim Therapeuten des Mädchens beschweren).

Übung: „Einfache Familienaufstellung"

Sie können die Beziehung, die Sie zu den einzelnen Familienmitgliedern haben, klarer werden lassen:
Wenn Sie eine eigene Familie gegründet haben, dann gehen Sie von dieser aus, ansonsten von der Ursprungsfamilie. Plazieren Sie auf dem leeren Boden eines Zimmers einen Gegenstand, der Sie symbolisiert (z. B. ein buntes Seidenkissen als „Ich-Symbol"). Dann wählen Sie einen Gegenstand, der die nächstwichtigste Person in Ihrem Leben symbolisieren soll (z. B. einen leeren Krug für den Lebenspartner), und plazieren diesen Gegenstand auf solche Weise zum Ich-Symbol, daß Abstand und Position „stimmig" sind. Dann wählen Sie andere Symbole (z. B. unterschiedliche Kissen) für die weiteren wichtigen Menschen in Ihrem Leben: eventuell die eigenen Kinder, Vater, Mutter, Geschwister, Schwiegereltern, den Chef, Freunde und so weiter. Wichtige Personen, die bereits gestorben sind, werden ebenfalls aufgestellt. Forschen Sie innerhalb Ihrer Großfamilie nach Menschen, die erheblich aus der Reihe gefallen sind (z. B. Hochstapler, Selbstmörder), und plazieren Sie auch diese Menschen. Wenn Sie unter einem Symptom leiden (z. B. Angstattacke, Stottern), dann geben Sie auch diesem Symptom ein Symbol und bringen es in Bezug zum Ich-Symbol.
Die Übung sollten Sie möglichst schnell machen. Wenn Sie fertig sind, dann betrachten Sie Ihr Werk — wahrscheinlich wundern Sie sich, wie nah oder wie fern Sie manche wichtige Personen positioniert haben . . .
Halten Sie die so entstandene „Familienaufstellung" auf einem Blatt Papier fest und machen Sie die Übung erneut in einem Jahr . . .

Familientherapeuten bedienen sich meist mehrerer therapeutischer Übungen (aus dem Bereich der Gestalttherapie, willkürliche Symptomproduktionen etc.), fördern das gegenseitige Verständnis der Familienmitglieder und fordern, ein Anderssein zu probieren. Ein verantwortlicher Therapeut achtet auf die Selbstregulierungskräfte der Individuen und die Eigenverantwortlichkeit der Familie, er verhält sich unparteiisch und macht sich — sobald als möglich (manchmal schon nach zwei oder drei Stunden) — als Therapeut entbehrlich.

Nochmals David Cooper: „Es gibt ein Problem — das Problem, wie wir wirklich nett und freundlich zueinander sein können.“

Ach, zwei . . . sieben . . . zwölf . . . Seelen in meiner Brust

Die üblichen Alltagstheorien gehen davon aus, daß die menschliche Seele eine homogene unteilbare Einheit ist. Dies ist trügerische Illusion, denn wir bestehen nicht aus einem Ich, sondern aus vielen Ichs. Die Multidimensionalität von Ich-Konzepten wird sowohl von hirnphysiologischen wie auch von psychologischen Persönlichkeitsforschungen bestätigt. Auch wenn wir uns selbst zum Forschungsobjekt machen, dann erkennen wir, daß da *eine kleine Horde von Teil-Persönlichkeiten in unserer Seele haust.* Ein Multimind-Zustand, der normal und gesund ist. Betrachten Sie die Teilpersönlichkeiten von Frau F.:

> Frau F., zum Beispiel, arbeitet halbtags in ihrer eigenen kleinen Firma, korrekt gekleidet, sehr sachlich, freundlich-distanziert und hart im Verhandeln („Geschäftsfrau“); nachmittags — in Jeans — ist sie bei ihren Kindern, beide Gymnasialschüler; hier ist Frau F. sehr warmherzig, einfühlsam („die Liebevolle“). Später — die Kinder sind beim Nachbarn — kommt ihr geschiedener Mann zu Besuch, wieder werden die alten Vorhaltungen laut — sie wirft zuerst eine Tasse an die Wand, dann den Ex-Ehemann aus der Wohnung („die Furiose“). Danach ertappt sie sich bei Überlegungen, welches Unheil sie ihrem Ex-Mann nun herbeiwünschen könnte („die Rächerin“). Am Sonntag besucht sie ihre Eltern und läßt sich betüteln und bemuttern („die kleine Tochter“). Spät abends geht sie mit ihrem neuen Freund ins Kino, danach im Auto verführt sie ihn und holt sich einen Orgasmus („die Sexwilde“). Am andern Abend sitzt sie noch spät vor einer brennenden Kerze, zuerst gedankenverloren, dann gedankenleer („die Stille, die Nachdenkliche“).

Eine bestimmte Teilpersönlichkeit kann sehr unabhängig von den anderen Teilpersönlichkeiten handeln, reden, sich gebärden, besondere Meinungen und Gefühle äußern. In unserem

Beispiel agiert Frau F. im Betrieb zwar als kühl-berechnende Geschäftsfrau, während der Arbeit aber ruhen die anderen Teilpersönlichkeiten nicht unbedingt passiv, sie treten nur in den Hintergrund und können jederzeit stützend mitwirken. Manche Teilpersönlichkeiten treten als Koalitionen auf (bei Frau F. z. B. die Furiose und die Sexwilde), andere Teilpersönlichkeiten sind im Konflikt miteinander (die kühle Geschäftsfrau und die liebevolle Mutter).

> „Wir sind nicht geeint. Wir geben uns zwar oft dieser Illusion hin, weil wir nicht aus mehreren Körpern und Gliedmaßen bestehen und weil gewöhnlich nicht die eine Hand die andere schlägt. Doch in unserem Inneren spielt sich metaphorisch genau das ab; verschiedene Teilpersönlichkeiten raufen fortwährend miteinander: Impulse, Wünsche, Prinzipien, Sehnsüchte, Ideale liegen in nichtendendem Kampf miteinander.“ (Roberto Assagioli, Psychiater).

Doch es muß nicht ständig — wie Assagioli meint — Kampf sein zwischen den Teilpersönlichkeiten. Eher läßt sich die Schar der Teilpersönlichkeiten mit einem Orchester vergleichen, in dem viele Solisten spielen, der Dirigent jedoch den Überblick behält. Werden wir uns unserer Teilpersönlichkeiten bewußt, so zerfallen wir *nicht* in Einzelteile, sondern — im Gegenteil — wir finden mehr zur inneren Mitte und verbinden die aktiven und schlummernden Teilpersönlichkeiten zur Einheit unseres Seins. *Von der Mitte unseres Seins können wir dann — bewußt — in die eine oder andere Teilpersönlichkeit schlüpfen:* Dies kann dann besonders hilfreich sein, wenn ich in bestimmten, herausfordernden Situationen nicht zurechtkomme und versage. Versucht Frau F. (aus obigem Beispiel) innerhalb ihrer Firma in ihrer Teilpersönlichkeit als „kleine Tochter“ oder als „liebevolle Mama“ aufzutreten, dann wachsen die Schwierigkeiten. Nicht ein Mischmasch von Teilpersönlichkeiten, sondern die genau passende, adäquate Teilpersönlichkeit ist in spezifischen Herausforderungen gefragt. „Wir müssen lernen, die kleinen Geister innerhalb unseres Geistes wahrzunehmen, freundlich distanziert zu betrachten und ihren Einsatz angemessen zu steuern“, so der Multimind-Forscher Robert Ornstein. Den richtigen Wechsel von einer Teilpersönlichkeit zur anderen vollziehen die meisten instinktiv auf stimmige Weise. Andere haben da Probleme: Wenn ein Angestellter seinem Personalchef „als kleiner Junge“ gegenübertritt, dann wird er die gewünschte Gehaltserhöhung nicht erreichen. Und wenn derselbe Mann — wieder als kleiner Junge — eine umworbene Frau für sich gewinnen will, dann wird er auch hier scheitern.

Übung: „Entdeckung der Teil-Persönlichkeiten"

Versuchen Sie sich zu entspannen, vielleicht schließen Sie die Augen. Stellen Sie sich bildhaft vor, wie Sie in verschiedenen Situationen handeln und sich zeigen: in der Partnerschaft, Familie, am Arbeitsplatz, bei Ihren Eltern (früher oder jetzt), beim Sport, gegenüber Vorgesetzten oder Untergebenen, als spirituell Orientierter, als Stiller oder Aggressiver, als Leidenschaftlicher und so weiter. Finden Sie so Ihre Teilpersönlichkeiten und geben Sie ihnen passende, möglichst eindrucksvolle Namen: der Pfiffige, der Besserwisser, der Rambo, der Verträumte, der Eispickel, der Prophet, der Tausendsassa und so weiter.
Beschreiben Sie ausführlich die Eigenschaften der einzelnen Teilpersönlichkeiten und konstruieren Sie sich möglichst klare Bilder. Diese Bilder Ihrer Teilpersönlichkeiten sollten Sie sich — anfangs — mehrmals pro Tag vor Augen führen. Sie vermehren so Ihre Wahlmöglichkeiten und können auf diese Weise in schwierigen Umständen die adäquate Teilpersönlichkeit zum Auftritt bitten.

Es gibt den seltenen Extremfall, in dem die Teilpersönlichkeiten völlig unabhängig voneinander denken, fühlen, agieren und auch extrem unterschiedliche moralische Vorstellungen haben. Wenn die eine Teilpersönlichkeit nicht mehr weiß, was die andere Teilpersönlichkeit macht, und wenn der Dirigent dieses Orchesters schläft, dann entsteht das, was die Psychopathologie „multiple Persönlichkeit“ nennt. Doch wird auch bestritten, daß es diese „Krankheit“ in dieser Ausformung überhaupt gibt.

Im gesunden Abgrenzen der einzelnen Teilpersönlichkeiten steckt enormes Potential, das uns Alltagsaufgaben und extreme Hindernisse bewältigen hilft. Entscheidend ist, daß die Teilpersönlichkeiten nicht mich beherrschen, sondern das Ich aus meiner inneren Mitte heraus „meine Teilpersönlichkeiten" beherrscht. Wie sehr man davon — bewußt — Gebrauch macht, entscheidet jeder für sich.

Mit körpereigenen Drogen die Seele verändern?

Faszinierend ist die kaum bekannte Tatsache, daß der Mensch sich — mit Hilfe seiner körpereigenen Drogen (= Neurotransmitter) — gezielt in ganz bestimmte seelische und geistige Zustände versetzen kann.

Am besten läßt sich die Wirksamkeit von „körpereigenen Drogen" begreifen, wenn wir sie mit den allseits bekannten „exogenen (von außen zugeführten) Drogen" vergleichen, also Alkohol, Cocain und so weiter.

Bereits unsere Urahnen vor 10 000 oder 20 000 Jahren haben psychisch wirksame Drogen genommen, vielleicht, um mit der rauhen Wirklichkeit besser zurechtzukommen oder um ihr zu entfliehen, um religiöse Zeremonien zu vollbringen oder um sich allmächtig wie die Götter zu fühlen.

Genauso alt ist die Erfahrung, daß auch *ohne* exogene Drogen wundersame Glücksgefühle erreicht werden können, Ekstase, Stimulierung oder berauschende Kreativität: Hier treten an die Stelle von exogenen Drogen (wie Cocain, Alkohol, LSD, Ecstasy, Cannabis, Valium, Prozac etc.) die *körpereigenen Drogen*, die sich — ganz gezielt — durch spezifische geistig-körperliche Techniken mobilisieren lassen. Solche Techniken sind — z. B. — ekstatisches Tanzen, Meditation, bildhaftes Imaginieren, Hyperventilation, angenehmer Schlafentzug, bestimmte spirituelle Rituale.

Auch durch einfache Übungen lassen sich — massiv und sehr gezielt — körpereigene Drogen bewußt stimulieren: z. B.

aktiviert Trampolinspringen das leistungssteigernde, Cocain-ähnliche, fröhlich-machende *Noradrenalin* . . . oder langes Joggen (am besten Marathon) treibt die heroin-vergleichbaren *Endorphine* in die Höhe und bringt euphorische Glücksgefühle . . . oder auffällig ver-rücktes, grell-surreales Verhalten (z. B. bunt bemalt und mit Federn geschmückt wie ein Schamane ins Büro oder zur Familienfeier gehen) läßt die körpereigene Droge *Dopamin* voll auf Touren kommen . . .

Übung: „Stimulierung körpereigener Gute-Laune-Drogen"

Nehmen Sie ein Trampolin und springen Sie (wenn Ihre Wirbelsäule Ihnen dies erlaubt) zehn Minuten lang sehr konzentriert und möglichst hoch, natürlich sollen Sie mit den Armen ausgleichende „Flug-Bewegungen" machen. Wenn Sie vor dieser Übung schlecht gelaunt waren, gar betrübt oder depressiv, so werden Sie während der Übung merken, wie sich Ihre Stimmung allmählich aufhellt, Sie werden lächeln oder sogar lachen, ob Sie wollen oder nicht. Das ganze Geschehen läßt sich durchaus biochemisch erklären: Durch die konzentrierten, kleinen Höhenflüge auf dem Trampolin wird vor allem die Gute-Laune-Droge Noradrenalin freigesetzt, darüber hinaus die Power-Droge Adrenalin. Der Trampolin-bedingte Aufwind für die Seele hält bei manchen Übenden mehrere Stunden an, manchmal einen ganzen Tag.

Übung: „Fortschritt durch Rückwärtsgehen"

Versuchen Sie mal, sich 20 Minuten lang nur rückwärts fortzubewegen, auch das Treppensteigen sollte im Rückwärtsgang erfolgen. Durch das konzentrierte Tun wird die Konzentrations- und Gedächtnisdroge Acetylcholin stimuliert. Wenn Sie diese Übung in der Öffentlichkeit machen, wird darüber hinaus Dopamin mobilisiert, die Droge für das Hyper-Fantastische, Wild-Kreative und Ver-rückte.

Übung: „Whirling"

Wählen Sie eine meditativ-getragene Musik, etwa im Rhythmus eines Wiegenliedes. Dann schließen Sie die Augen, so daß Sie nur noch durch die Wimpern hindurch schauen; dann breiten Sie Ihre Arme aus, Handflächen nach oben — und so beginnen Sie sich jetzt, im Rhythmus der Musik, im Kreise zu drehen. Es soll — wie gesagt — der Rhythmus eines Wiegenliedes sein oder der Rhythmus der Sufi-Tänzer: wenn Sie sich etwa 15 Minuten so drehen, so tanzen Sie sich in einen Trance-ähnlichen Zustand, schließlich spüren Sie glückliches Schweben bis wachsende Euphorie. Durch dieses bewegende Tanzen werden in Ihrem Körper im Übermaße die glücklich-machenden Euphorika, die Endorphine, mobilisiert . . .

Mehr als 100 verschiedene körpereigene Drogen sind erforscht, wahrscheinlich verfügen wir aber über mehr als 1 000 unterschiedliche Drogen. Im folgenden werden zehn der besonders wichtigen körpereigenen Drogen kurz vorgestellt: was sie bewirken, und wie sie gezielt stimuliert werden können:

- *Endorphine* (Heroin-ähnlich): stillen den Schmerz und machen high — das Morphium ohne Rezept. *Mobilisierungstechniken*: Marathonlaufen; langsam-drehendes Tanzen (zum Rhythmus eines Wiegenliedes); ZaZen; Hyperventilation (sehr schnelles Atmen ohne körperliche Anstrengung) usw.
- *Adrenalin* (Amphetamin-ähnlich): die Zorn-Droge, macht hyperfit und spornt an — zu Angriff oder Flucht. *Techniken*: wild-aggressives Tanzen; dröhnend laute Musik; lautes Schreien und Schimpfen (durchaus auch alleine); aktives Imaginieren (= bildhaftes Sich-Vorstellen solcher Situationen) usw.
- *Noradrenalin* (Cocain-ähnlich): macht gute Laune (vertreibt Depressionen), macht lebhaft und leistungsfähig. *Techniken*: Trampolin-Springen; ausgelassen Ballspielen oder Seilspringen wie die Kinder; dem Reiz der Sinne folgen (Gehör, Geruch etc.); Ausagieren von Stimmungen; Bungeespringen; angenehmer Schlafentzug usw.
- *Endovalium* (wie das Valium der Fa. La Roche): nimmt die Angst und entspannt. *Techniken*: Autogenes Training; manche meditative Übungen; Selbsthypnose; Imaginieren von angenehm-ruhigen Situationen usw.
- *Acetylcholin* (die Intelligenz-Droge): der Stoff, aus dem die Gedanken sind, die Droge für Logik und Lernen. *Techniken*: Hirn-Jogging (d. h. Gedächtnisübungen etc.); bewußtes Gehen und Sich-Bewegen; aktives Imaginieren usw.
- *Melatonin* (ähnlich einem angenehmen Schlafmittel, das schöne Träume bringt): schickt unsere Seele in einen Faulenzer-Urlaub. Wird die Faulheit zuviel — dann ab in die Sonne — denn die Sonne reduziert die körpereigene Melatonin-Produktion — wir werden wacher.

- *Oxytocin* (ein potentes Aphrodisiakum): macht sexy und schmusig. *Techniken*: streicheln Sie sich liebevoll über die Wange; lächeln Sie liebevoll Ihr Spiegelbild an; Verführen und Sich-Verführen-lassen usw.
- *Serotonin* (besser als chemische Antidepressiva-Pillen): ist in der Banane, wirkt antidepressiv, harmonisierend und schlaffördernd. *Techniken*: Entspannungsübungen; Yoga; harmonisierend-ruhige Musik usw.
- *Körpereigene Psychedelika* (vergleichbar dem LSD): bringt übersinnliche Wahrnehmung, führt uns an die Grenzen des Bewußtseins . . . *Techniken*: Reizentzug (z. B. Fasten in der Wüste); Reizüberflutung (z. B. Techno-Party); ekstatisches Tanzen; rhythmisches (Litaneien-)Singen; ZaZen; intensives sexuelles Erleben; psychedelische Musik usw.
- *Dopamin*: die ver-rückteste unter den körpereigenen Drogen, sie bringt uns Phantasie und Kreativität, kann uns in die Grenzbereiche bringen von Genie und Wahnsinn . . . *Techniken*: der Vorstellungskraft keine Grenzen setzen (einen Gong nicht nur hören, sondern auch riechen, seine Farbe sehen etc.); Brainstorming; Ausagieren momentaner Stimmungen usw.

Dies ist eine Aufforderung zur Produktion von Wunder-Drogen! Produktion im eigenen Körper. Viel Erfolg!

Psycho-Design durch Verhaltensübungen und Höchstleistungs-Training

Die Verhaltenstherapie sieht psychische Störungen vor allem darin begründet, daß irgendwann in der vorangegangenen Lebensgeschichte ein „falscher“ Lernprozeß stattgefunden hat. Jedes Verhalten, auch *„abnormes Verhalten“* (z. B. Platzangst oder übermäßige Trägheit, sei letztendlich erlernt. Deshalb — so die Verhaltenstherapie — könne abnormes Verhalten nach denselben Lernprinzipien verändert, d. h. „verlernt“ werden; stattdessen könne der Betroffene dann ein neues, gewünschtes Verhalten erlernen, z. B. angstfreies Überschreiten freier Plätze, Selbstkontrolle. *Auffällig-individuelle, sog. abnorme Verhaltensweisen werden durch neue, allgemein-übliche, sog. normale Verhaltensweisen ersetzt.*

Dabei spielen die Bedingungen, unter denen ein „Fehlverhalten" erlernt wurde, die Ursachen, keine oder nur eine untergeordnete Rolle. Selbst ein lebensgeschichtlich-zentrales Ereignis (z. B. früher Tod der Eltern) hat für die „klassische Verhaltenstherapie" keine zentrale Bedeutung, wenn kein offensichtlicher Zusammenhang mit den vom Klienten geklagten psychischen Störungen besteht (ganz im Gegensatz zur Psychoanalyse). Es gibt aber auch Richtungen in der Verhaltenstherapie, die sowohl die Lebensgeschichte und die Gefühlswelt des Klienten als auch seine soziale Situation (Familie usw.) miteinbeziehen (sog. kognitive Verhaltenstherapie).

Bei einigen verhaltenstherapeutischen Verfahren werden wesentliche, bei verhaltenspsychologischen Tierexperimenten gewonnene, Erkenntnisse auf den Menschen übertragen, z. B. die Erfahrung, daß erwünschtes *Verhalten durch Belohnung gefördert und unerwünschtes durch Bestrafung abgewöhnt* werden kann. Was die Verhaltenstherapie am „psychisch auffälligen Patienten" macht, das „muß" eigentlich jeder Staatsbürger im Laufe seines Lebens über sich ergehen lassen: In Familie, Schule, Arbeit wird der einzelne, Schritt für Schritt, an die allgemein gültige Normalität angepaßt. Wohlverhalten wird — auf unterschiedliche Weise — belohnt, und individuelle Auswüchse werden — z. B. durch disziplinarische Maßnahmen — weggeschnitten. Einige verhaltenstherapeutische Übungen lassen sich auch als Selbsthilfe-Techniken verwenden. Am Beispiel der *„Systematischen Desensibilisierung"* soll die Verhaltenstherapie anschaulicher werden:

> Man geht dabei von der Vorstellung aus, daß innere oder äußere (soziale) Reize ein bestimmtes Verhalten bewirken. Löst nun ein an-sich harmloser Reiz (z. B. das Vorhandensein einer kleinen, ungefährlichen Spinne) immer eine heftige Angst- und Panikreaktion aus, so spricht die Psycho-Wissenschaft von (Tier)-Phobie oder Angstneurose oder ähnlichem.
> Eine derartig übertriebene, angstbesessene Reaktion läßt sich — ungefähr — mit der körperlichen Allergie vergleichen: Auf einen alltäglichen Reiz (z. B. Blütenstaub) entsteht eine heftige, allergische Reaktion (z. B. massiver Hautausschlag, asthmatische Atemnot etc.). Bei der „körperlichen Desensibilisierung" gibt man dem

allergischen Menschen das Allergen (also den Blütenstaub) in unterschwelliger, aber langsam steigender Dosierung, um ihn allmählich unempfindlich zu machen.
Ähnlich geht die *„psychische Desensibilisierung"* vor: Der betroffene Klient begibt sich in einen Entspannungszustand und stellt sich den angstauslösenden Reiz, zum Beispiel eine Spinne, vor. Anfangs soll der Reiz gering sein (z. B. die Abbildung einer harmlosen Spinne in einem Botanikbuch) und kaum Angst erzeugen. Langsam wird der Reiz gesteigert (Vorstellung einer Spinne an der Wand) und während der Entspannung so oft wiederholt, bis keine Angst mehr auftritt. Die *graduelle Reizsteigerung* erfolgt nach einer, zu Anfang der Therapie erstellten, sogenannten „Hierarchie" von angstauslösenden Dingen und Situationen.
In einer durchaus angenehmen Situation (Entspannung, Nähe des Therapeuten oder eines Freundes) konfrontiert sich also der Betroffene mit dem Reiz (der Spinne) und gewöhnt sich allmählich an ihn. Dadurch verliert der Reiz seine ursprüngliche, angstauslösende Wirkung.
Bei der Methode der *„Selbstkontrolle"* soll der Klient lernen, sein Verhalten selbst in die von ihm gewünschte Richtung — mittels Belohnung und Bestrafung — zu modifizieren. Beispiel: Um eine unangenehme Arbeit leichter in Angriff nehmen zu können, soll sich der Betroffene vorher eine Belohnung ausdenken (und sich dann die Belohnung natürlich auch zugute kommen lassen). Selbst bei kleineren Arbeitsschritten soll er lernen, sich zu loben („ich habe zwar nicht viel, aber gut gearbeitet"), und sich möglichst nie entmutigen („das schaff' ich ja nie"), sondern sich anspornen, keine übertriebenen Forderungen an sich zu stellen („wäre toll, wenn's einigermaßen klappen würde"). Es ist dies ein *Selbstinstruktions-Training.*

Bei überschaubaren psychischen Störungen, z. B. bei Phobien, Zwangshandlungen, Ticks und bei schwerverhaltensauffälligen Kindern kann die Verhaltenstherapie manchmal in relativ kurzer Zeit (z. B. innerhalb von zwei, drei Monaten) eine mehr oder weniger deutliche Besserung im Sinne einer Normalisierung erreichen.

Selbst diejenigen Verhaltenstherapeuten, die ihre Methode selbstkritisch und weitblickend einsetzen, fördern — letztendlich zwangsläufig — nicht die individuellen Besonderheiten eines Menschen, sondern seine (Wieder-)Einpassung in das unverändert-gebliebene gesellschaftliche Getriebe. Viele Menschen wollen diese Einpassung oder sehen keinen anderen Ausweg.

Für manche ist „NLP“ die mentale Zauberwaffe. In Nordamerika ist „Neuro-linguistisches Programmieren“ die am meisten angewendete Psychotherapie- und Trainingsmethode und zeigt den unbestreitbaren Vorteil, daß viele NLP-Techniken ohne Therapeuten und ohne Trainer in Selbsthilfe-Programmen eingesetzt werden können. NLP wurde ursprünglich für Menschen geschaffen, die Höchstleistungen *re*-produzieren wollen. *Re*-produzieren im methodischen Nachahmen leistungsfähiger Vorbilder. Die beiden Experimentierer, die das NLP im wesentlichen entwickelt haben, Richard Bandler und John Grinder, haben Menschen ausgewählt, die als die Besten auf ihrem Gebiet angesehen wurden. Ziel ist gewissermaßen ein mentales Klonen: Andere, angeblich nicht so fähige Menschen werden am Vorbild dieser Besten auf deren Ebene hochtrainiert.

Manche Firmen benutzen NLP-Trainings, um aus Durchschnitts-Mitarbeitern lauter „Beste“ zu machen. Hier wird NLP zur Lobeshymne auf die Leistungsgesellschaft. Wenn in der Verkaufsabteilung einer Firma zwei Mitarbeiter weit mehr verkaufen als andere, dann werden die beiden Superstars analysiert — man erforscht, welche Erfolgsstrategien die beiden gemeinsam haben. Dies wird dann zu einem Modell verdichtet, das beim Training der anderen, nicht so erfolgreichen, Mitarbeiter als erstrebenswertes Vorbild leuchtet.

NLP ist eine vielseitig angewandte Methode und ein psychotherapeutisches Verfahren. Trotz aller Kritik an dieser leistungs-orientierten Methode sind auch viele hilfreiche Ansätze darin. Entsprechend der NLP-Theorie wird erfolgreiches Handeln oft verhindert durch „Glaubenssysteme“, die letztendlich jeder in sich trägt. Sie kennen das Sprichwort: „Ob du glaubst, du füllst deinen Job gut aus, oder ob du glaubst, du füllst ihn schlecht aus — du wirst immer recht behalten.“ Ein einschränkender Glaube verdichtet den mentalen Filter und läßt zahlreiche Wahrnehmungen gar nicht ins Innere unserer Persönlichkeit vordringen. NLP versucht, blockierende Glaubenssysteme durch positiv-förderliche zu ersetzen.

„Das Verhalten eines Menschen ist immer das Resultat des Zustandes, in dem er sich gerade befindet", so Anthony Robbins, Erfolgsautor und NLP-Protagonist. Wer auch nur ein einziges Mal auf irgendeinem Gebiet (Sport, Kunst, Beruf, Beziehung etc.) Erfolg hatte, kann diesen Erfolg wiederholen! Dazu aber ist es notwendig, alle psychischen und physiologischen Verhaltensweisen der damaligen Erfolgs-Leistung zu erinnern und wiederzubeleben — so entsteht der ressourcen-reichste Zustand.

Beispiel: Frau J. hat panische Angst vor einem bevorstehenden Referat. Sie soll sich nun erinnern an einen sehr erfolgreich gehaltenen Vortrag, daran, welche körperlichen Empfindungen sie seinerzeit hatte (z. B. tiefe Atmung, angenehmes Kribbeln auf der Haut, beschwingt-selbstsichere Stimme etc.), wie ihre Stimmung war (z. B. freudig-aufgeregt, gutgelaunt); wenn sie unmittelbar vor dem damaligen Erfolgs-Vortrag — beispielsweise im Autoradio — ein ganz bestimmtes Lied gehört hatte, dann wird dieses Lied in das Rückerinnerungsprogramm mit aufgenommen. Gelingt es Frau J., den positiven Zustand von damals sehr lebendig nachzuempfinden, dann wird dieser Zustand mit einem bestimmten, individuellen Reiz verbunden, bei Frau J. war es — wie damals — ein leises Schnippen mit den Fingern: *Verankern* nennt man dies, ein Einprogrammieren ins menschliche Gehirn. Die eben geschilderte Vorgehensweise läßt sich umdrehen: Dann wird der *„Anker"* zu einem Reiz, der bestimmte, starke, körperliche und seelische Fähigkeiten auslöst! Frau J. hat es nunmehr gelernt: Vor dem jetzigen Vortrag schnippst sie leise mit den Fingern, und es stellt sich der Power-Zustand von damals ein — sie hält eine schwungvoll-zündende Rede; diese Power-Übung wiederholt Frau J. auch künftig, bevor sie mit Vorträgen beginnt.

„Anker" können auch augenblicklich eine traurige Stimmung erzeugen, wenn zum Beispiel zufällig ein Vorname genannt wird, der Sie an eine verlorene Liebe erinnert. Anker werden massenhaft als Manipulationsmittel von Politikern und Werbefachleuten eingesetzt: In Werbefilmen und Hochglanzanzeigen werden ganz spezifische Bilder mit „Prärie-Pferden — markige

Cowboys — Lagerfeuer“ als positive Anker gezeigt und verbunden mit der Zigarettenmarke M. Für den, der eine Zeitschrift durchblättert, wird das „Anker“-Bild automatisch mit den Zigaretten der Marke M. assoziiert. Auf diese Weise werden Millionen Menschen auf bestimmte Produkte und bestimmte politische Aussagen programmiert, *ohne* daß sie es merken. Eine politische Parteiengruppe in Italien symbolisiert sich mit einem Olivenbaum. Die Menschenmassen — durch Werbung entsprechend vorprogrammiert — erinnern sich beim Anblick eines Olivenbaumes un-bewußt dieser Partei. Die NLP-Trainerin Vera F. Birkenbihl: „‚Ankern‘ ist besonders gut geeignet, wenn man mehrere Leute (oder, am Fernsehschirm, Millionen von Menschen) gleichzeitig manipulieren will!“

Man kann NLP jedoch auch positiv betrachten. Und NLP lehrt: Wer bald mal erfolgreich sein will, der soll sich *bereits jetzt* so verhalten, als wäre er schon erfolgreich. Nehmen Sie die körperliche Haltung ein und bewegen Sie sich so, als wären Sie mit Erfolg gesegnet. Wenn Sie das Gegenteil von Erfolg wählen und sich dauernd vorsagen: „Ich bin viel zu müde, um meine Arbeit zu erledigen ...“ — dann werden Sie immer müder. Wenn Sie sich dagegen vorsprechen: „Ich bin frisch und voller Energie und sehe meine Arbeit als Training, um fit zu bleiben ...“ — wenn Sie eine optimistische, tatenfrohe (und damit dazu passende) physiologische Haltung aufbauen, dann wird der gesamte Körper und die ganze Seele ebenfalls sehr rasch diesen Zustand einnehmen. Stehen Sie vor einer sehr großen Aufgabe, *dann tun Sie so,* als könnten Sie diese sehr große Herausforderung ohne weiteres bewältigen. Die — künstlich — positiv aufgebaute, aufrechte Körperhaltung mit entsprechend optimistischem Gesichtsausdruck bringt einen Strom positiver Energie in Ihren geistigen Zustand und damit in Ihr Verhalten. Bei manchen wird allein schon dadurch eine gedrückte Stimmung merklich besser, wenn sie den Kopf heben, die Wirbelsäule strecken und den Blick aufwärts zum Himmel richten.

Übung: „Power-Zustand"

Versuchen Sie, sich eine ganz wunderbare, überaus glückliche Situation in Ihrem Leben vorzustellen, wo Sie stille oder laute Euphorie spürten und wo sie voller Energie waren — ein überaus kraftvoller Höhepunkt in Ihrem Leben: Dies kann ein überraschend gewonnenes Tennismatch sein oder eine erleuchtende Meditation, eine bestandene Prüfung oder eine große Verliebtheit, die Geburt eines Kindes oder eine erstmals erlebte Sonnenfinsternis, die Zusage eines ersehnten Jobs oder ein visionäres Ereignis . . .

Wenn Sie ein solches überaus glücklich-machendes, kraftvolles Ereignis gefunden haben, dann versuchen Sie sich in diese wunderbare, energievolle Situation wiederhineinzuversetzen, möglichst detailliert: Welche Körperhaltung, Ausdruck Ihrer Augen, Stimmung, Atmung, Tonus der Muskulatur, Ihre Haut, Ihre Stimme, Ihre Ausstrahlung, was haben Sie gehört, gerochen in der Zeit dieses Höhepunktes, Ihr Herzschlag, Ihr Bauchgefühl, Ihre Gedanken, Ihre innere Wärme . . . Versuchen Sie sich möglichst detailliert in die damalige Situation hineinzuversetzen, und wenn Sie ein Maximum dieses Wieder-sich-Hineinversetzens erreicht haben, dann versuchen Sie diesen geistig-körperlichen Power-Zustand durch eine spezifische Geste Ihrer Hand festzuhalten, zu verankern (durch Faustschluß zum Beispiel oder zwei Finger formen einen Ring) . . .

. . . Üben Sie diesen Vorgang mehrmals, auch an mehreren Tagen. So können Sie sich auf einen hoch-energetischen, überaus-glücklichen Zustand programmieren.

Wenn Sie lange genug geübt haben, läßt sich der Vorgang umkehren: Sie vollführen die besagten Gesten mit der Hand (zum Beispiel Ringbildung zweier Finger) und Sie erreichen sofort einen hoch-energetischen überlegen-glücklichen Zustand, eine maximale Power.

Diesen, für Sie ganz spezifischen Power-Zustand können Sie augenblicklich herbeiführen für besondere Situationen: Vorstellungsgespräch, Prüfungen, innerhalb einer Partnerschaftskrise, bei drohender Depression, bei Leistungsschwäche, wenn große Entscheidungen anstehen . . .

Andere Eckpfeiler des NLP sind „Reframing", „Pacing-Rapport-Leading" und „Ressourcen mobilisieren".

Reframing leitet sich von „frame" = Rahmen ab: dasselbe Bild belassen, aber ihm einen neuen, „besseren" Rahmen geben, oder anders formuliert: die positiven Seiten einer angeblichen Schwäche erkennen und sie am richtigen Ort einsetzen. Wenn einer darunter leidet, daß er sehr zurückgenommen ist, eher zuhört als redet, dann kann er aus dieser Schwäche eine Stärke machen, indem er den Beruf des (zuhörenden) Psychotherapeuten ergreift. Dieses Beispiel ist übertragbar auf viele Bereiche des Lebens: aus dem (scheinbaren) Nachteil wird ein Vorteil gemacht. Soll der neue, vorteilhaft gemachte Zustand länger anhalten, dann muß er angenehmer und bereichernder sein als der alte.

Reframing kann auch einfaches Um-denken sein: Statt zu sagen: „Das Glas ist schon halbleer", kann man es positiv sehen: „Das Glas ist noch halbvoll." Oder: Wir sehen am Himmel Sonne und Wolken, und der eine sagt: „Welch' schöner Tag", der andere meint: „Bald wird es regnen". Wer will, kann künstlichen Optimismus von den Politikern lernen, ein Beispiel: Die Regierungspartei verliert desaströs zwei Nachwahlen; der Regierungschef könnte sagen: „Wir haben schlecht gearbeitet und vom Wähler eine Abfuhr erhalten"; statt dessen tritt er vor die Kameras und verkündet mit strahlendem Lächeln: „Wir haben die Botschaft der Wähler verstanden — wir müssen eine noch bessere Politik machen als bisher. Und das werden wir auch tun!"

Reframing — forever young and happy — wollen Sie mitmachen? Oder lieber Original bleiben und manchmal — natürlich — positiv gestimmt sein, manchmal vom Negativen sich mehr beeindrucken lassen und — natürlich — pessimistische Stimmung verbreiten. Ein solch natürliches, nicht mental-gestyltes Leben ist bewegter und bunter. Denn zum Bunt-sein gehören nicht nur helle, schrille Farben, sondern auch dunkle, triste Farben ... anstelle des von artifiziellem Frohsinn begleiteten Leistungsstrebens gibt es auch das sehr konstruktive Gegenteil davon, nämlich Gelassenheit und Muße. Vielleicht sollten nicht die Leistungs-Streber, sondern diejenigen, die der Muße frönen, zum Vorbild werden ... *Glücklich-Sein ist nicht gekoppelt an ein Mehr an Leistung, Glücklich-Leben ist auf vielerlei Weise möglich, auch im kreativen Nichtstun, im Sich-Treiben-lassen im Strom des Lebens.*

Das Begriffs-Trio „Pacing-Rapport-Leading“ beinhaltet, daß sich die Person A ganz in die Welt der Person B begibt, um einen guten Kontakt herzustellen. Dies geschieht, indem sich die Person A ganz einstellt auf Wortwahl und Sprachstil der Person B („Inhalts-Ebene“) und auch die Körpersprache von B imitiert (ohne daß B dies bewußt merkt), das heißt, es wird Haltung, Gesichtsausdruck, Gestik, Atemrhythmus und Tonfall nachgeahmt („Beziehungs-Ebene“).

Die Person A kann ein Therapeut sein, der so bei Person B (einem Klienten) die Akzeptanz und das Gefühl, verstanden zu werden, fördert. A kann aber auch ein sehr geschickter (NLP-trainierter) Autoverkäufer sein, der den Kunden B emotional so umgarnt, daß der sich überaus ernstgenommen, wohlverstanden fühlt und sich so zum Kaufvertrag führen läßt („Leading“). Und A kann schließlich ein Angestellter sein (nach einem NLP-Intensivwochenende), der sich zu seinem Vorgesetzten B begibt, sich völlig und ganz auf B einstellt, ihn emotional einwickelt und so eine Gehaltserhöhung erreicht.

Am Beispiel von Pacing-Rapport-Leading zeigt sich, daß ein- und dieselbe psychologische Technik völlig unterschiedlich eingesetzt werden kann: (a) therapeutische Unterstützung oder (b) Verführung zum Geldausgeben oder (c) sich dem Chef anbiedern. Die NLP-Verhaltensweisen (b) und (c) nivellieren eine ursprünglich bunte, spannend-gegensätzliche Kommunikation zu einem schlüpfrigen Einheitsbrei. Welches Format hat doch ein Autoverkäufer, der seinem Kunden auch mal einen Wagen von der Konkurrenz empfiehlt, oder ein Therapeut, der einem honorarträchtigen Klienten von der Psychotherapie abrät, weil er starke Selbstregulierungskräfte in ihm entdeckt.

Das „Ressourcen-Mobilisieren“ ist kein NLP-Original, sondern taucht in vielen Psycho-Methoden auf. Es geht darum, die positiven Eigenschaften, die Stärken und Talente (wieder)zuentdecken — sie zu lieben und zu leben. Allerlei Blockaden ver-decken bei vielen Menschen deren

Fähigkeiten und lassen ein schütteres Selbst-Bild und Selbstwertgefühl entstehen. Das Wiederbeleben der eigenen Ressourcen kann natürlich auch ohne Therapeuten geschehen. Wichtig ist die Feststellung, daß der Mensch in seinem Innern mit allen Fähigkeiten und Erfahrungen ausgestattet ist, *sein* Leben zu meistern. Doch die in uns schlummernden Fähigkeiten müssen — wenn wir ein hohes Ziel erreichen wollen — geweckt werden. Dies geschieht — zum Beispiel —, indem positive Kräfte in die negativen Blockaden hineinfließen. Folgende Übungen seien hierfür genannt:

Übung: „50 Lichtpunkte"

Schreiben Sie etwa 50 (große und kleine) positive Eigenschaften und Fähigkeiten von Ihnen auf. Lesen und reflektieren Sie diese Liste anfangs mehrmals täglich, in den Folgemonaten täglich einmal. Plazieren Sie diese Liste an auffälliger Stelle in Ihrem Zimmer.

Übung: „Mentale Leistung von früher in die Gegenwart verpflanzen"

Wenn Sie vor fünf Jahren mit dem Fahrrad auf einem Schwebeseil hin- und hergefahren sind, dann haben Sie — trotz Ruhepause — diese akrobatische Fähigkeit auch noch in der Gegenwart, sie muß lediglich ein bißchen auf-trainiert werden.
Leiden Sie an einem bestimmten Mangel-Verhalten, so erinnern Sie sich an eine Situation in Ihrer Vergangenheit, wo Sie ganz ruhig und sicher waren. Haben Sie beispielsweise das Problem, Kontakt zu anderen Menschen zu knüpfen, dann entsinnen Sie sich an eine vielleicht seltene Ausnahme (die jeder Mensch erfährt), wo Ihnen eine Kontaktaufnahme relativ leicht gefallen ist. Nun atmen Sie tief durch, entspannen Sie sich, schließen die Augen und erleben die Situation von damals noch einmal, als wäre sie gegenwärtig: Sie nehmen dabei dieselbe Körperhaltung ein, den Atemrhythmus von damals, die Mimik, die Bewegungen, den Tonfall, das Sprechen und die Stimmung von damals . . . Wenn Sie ganz in der Situation von damals eingetaucht sind, dann sprechen Sie ein lautes oder auch nur gehauchtes kurzes „Ja!" Und nun stellen Sie sich eine Kontaktaufnahme in der Gegenwart vor — dabei lassen Sie Ihre Phantasiebilder spielen, und so werden Sie neue Verhaltensmöglichkeiten entdecken.

Übung: „Nicht nur den Weg, auch das Ziel erkennen"

Wenn Sie mit Ihrer derzeitigen Lebenssituation nicht zufrieden sind — was ist Ihr Ziel? Wie möchten Sie leben? Gibt es „alte" Ziele und „alte" Träume vom Leben, die sie aufgeben oder ändern können? Schildern Sie sehr genau und plastisch Ihren Ziel-Zustand (der anstelle des jetzigen Problem-Zustands sein soll) und schreiben Sie ihn auf. Dieser Ziel-Zustand soll weitgehend unabhängig von der Mitwirkung anderer erreicht werden. Malen Sie sich vor Ihrem geistigen Auge Ihren Ziel-Zustand in den buntesten Farben aus! Welche Ihrer Fähigkeiten können Ihnen auf dem Weg zum Ziel-Zustand besonders dienlich sein?

Trotz mancher Kritik am NLP wird gleichermaßen erkannt, daß es ein vielfaches Instrumentarium liefert zur Selbsthilfe. Als psychotherapeutische Methode ist das NLP oft nur auf wenige Therapie-Stunden angelegt (als sogenannte Kurzzeittherapie). Man formuliert — gleich zu Anfang — das Therapieziel plastisch und klar und strebt nach einer schnellen Lösung der Probleme. Den in analytisch-orientierten Verfahren so geheiligten „Widerstand des Patienten" gibt es für einen NLP-Therapeuten nicht. Nochmals V. Birkenbihl: „NLP sieht in dem Wort ‚Widerstand' lediglich eine Entschuldigung für Therapeuten, wenn sie nicht mehr weiterwissen. Denn es gibt keine unfähigen Klienten, wohl aber unfähige Therapeuten."

Körper, Biorhythmus und Sex

Sind Körper und Seele eine unzertrennliche Einheit? Wohin wandert die Seele, wenn der Körper stirbt? Wer empfindet einen Orgasmus — der Körper, die Seele oder beide? Und ist die Seele des Menschen auch dort, wo sein Leib *nicht* ist?

Wenn wir uns als körperlich-seelische Einheit empfinden, dann bedeutet es nicht, einen Körper zu *haben*, sondern im Körper zu sein. In körperlich-seelischer Einheit zu leben, ist nicht immer leicht zu verwirklichen. So erledigt man — zum Beispiel — eine körperliche Routinearbeit am Fließband und ist mit seiner Seele weit weg und ganz woanders: Hier ist eine gewisse „Trennung" von Körper und Seele wohl „gesünder", als „mit Leib und Seele" ganz in der Arbeit zu versinken. Für das Überleben und Wohlergehen der Seele kann also eine gewisse Spaltung zwischen Seele und Körper notwendig sein. So wird auch verständlich, daß so mancher seinen Körper als Gebrauchsgegenstand betrachtet und dabei manchmal andere Gebrauchsgegenstände, beispielsweise sein neues Auto, sorgfältiger, ja liebevoller pflegt als seinen eigenen Körper.

Eine artifizielle Trennung von Leib und Seele vollzieht sich auch — aus ganz anderen Gründen — in der klassischen Psychotherapie. Der klassische Analytiker wendet sich sogar vom „körperlich vorhandenen", auf der Couch liegenden, Klienten ab, beschäftigt sich ganz mit der Seele und kriegt die Körpersprache (außer dem Tonfall der Stimme) gar nicht mit. Dabei gibt es glaubhafte Untersuchungen, die zeigen, daß nur etwa 10 % der Kommunikation zwischen Menschen durch Worte (als Wort per se) geschieht. Etwa 50 % der menschlichen Kommunikation lebt weitgehend durch Körpersprache, also Mimik, Gesten, Körperhaltung, Bewegungen, Atemrhythmus usw. Mehr als 30 % der Kommunikation vollzieht sich durch den Tonfall der Stimme. Hier sind die Mütter absolute Meister: Allein durch die Art und Weise, wie sie den Vornamen ihres Kindes aussprechen, weiß das Kind, was zu erwarten ist — Drohung, Rüge, Strafe oder Zärtlichkeit, Anerkennung, Aufforderung zu mehr Mut, Warnung etc.

Psychisches Leiden und innere Konflikte prägen sich in den Körper ein und führen zu Verspannungen, Verkrampfungen und Dysregulationen der Organe. Es ist uraltes Wissen, daß man auch über den Körper Zugang zur Seele finden kann; die 3 000 Jahre alte Ayurvedische Medizin Indiens und die moderne psychosomatische Medizin machen sich dies zunutze. Auch die psychotherapeutischen Verfahren, die über den engen Rahmen der klassischen Analyse hinausgehen, erkennen immer mehr die intensiven Wechselwirkungen zwischen der Physiologie des

Körpers und den Funktionen der Seele und nützen dies als Ansatzpunkte für therapeutisches Vorgehen. Ausgehend von den Alt-Vätern der „körperlich-orientierten Psychotherapie“, W. Reich und A. Lowen, haben sich allerlei somatisch ausgerichtete Therapierichtungen entwickelt.

Ein somatisches Mit-erkranken bei Störungen der Seele zeigt oft sehr spontan und direkt das vegetative Nervensystem, das Herzschlag, Atmung, Verdauung etc. regelt. Bei starken Gefühlen von Ablehnung und Abgrenzung unterstützt das vegetative Nervensystem gewissermaßen die Psyche durch parallel auftretende, *körperlich* spürbare Übelkeit, die sich zum Erbrechen steigern kann — „es ist zum Kotzen“, sagt man dann. Zum Aufgabenbereich des vegetativen Nervensystems gehören auch folgende psycho-somatische Regungen: Bei Angst und Panik sträuben sich die Haare, eine „Gänsehaut“ entsteht, ein kalter Schauer läuft über den Rücken. Die meisten Menschen haben es verlernt und müssen es erst wieder lernen, die Sprache ihres Körpers zu verstehen und als Wegweiser zu nehmen für ein besseres Wohlergehen der Psyche. Besonders wertvoll ist die Körpersprache dann, wenn einander widerstrebende Gefühle oder Gedanken in einem kreisen — und trotzdem eine Entscheidung getroffen werden muß.

Versuchen wir zu hören, was unser Bauch uns zu sagen hat. Der Bauch präsentiert die Gesamtheit des menschlichen Wesens, der Kopf ist ein Körperteil, der sich — entwicklungsgeschichtlich — später differenziert herausgebildet hat. Üben wir, mit dem Bauch das Wesentliche zu „denken“ und den Kopf für die kleinen Alltagserledigungen bereitzuhalten, dann fällt vieles leichter. *Bauch-Entscheidungen befreien aus der Gefangenschaft der Logik.*

Körperliche Beschwerden und Krankheiten lassen sich als psychosomatische Störungen erkennen. In der intensiven Beschäftigung mit der körperlichen Krankheit kann ich die seelischen (Mit-)Ursachen eruieren: Wer oder was nimmt mir — bei Asthma — die Luft weg? Was alles mußte ich — bei einem Magengeschwür — „runterschlucken“, um krank zu werden? Wer oder was sitzt mir — bei einem HWS-Syndrom — „im Nacken"? Das Erkennen körperlich-seelischer Zusammenhänge bringt die Beschwerden — leider — nicht gleich zum Verschwinden, doch ist dies ein notwendiger, erster Schritt in die Richtung der Problemlösung.

Wer in gesunden Zeiten übt, mit seinem Körper in Kontakt zu kommen, die Regungen der Muskulatur, der Organe und des vegetativen Nervensystems wahrzunehmen, der kann auch besser mit eventuell auftretenden psychosomatischen Störungen umgehen.

Übung: „Spiegel-Übung"

Stellen Sie sich vor den Spiegel, am besten nackt, und beobachten Sie sich möglichst wohlwollend, beschreiben Sie sich mit freundlichen Worten, wie sehen Sie aus, wie sind Ihre Bewegungen . . .?

Übung: „Psycho-somatische Selbstmassage"

Ein sehr intensives Kennenlernen des eigenen Körpers, dem Sitz Ihrer Seele, gelingt mit der Selbstmassage: Man kann sich den Nacken massieren, die Schultern, entlang der Wirbelsäule, den Bauch, die Genitalien, die Fußsohlen . . . Jede Körperregion läßt sich befühlen, mit den Fingern lockern, massieren und erspüren. Lebt Ihre Seele auch im Bauch, im Nacken, in den Fußsohlen? Läßt sich Ihre Seele mit Hilfe des Körpers erspüren?

Ob wir in der Stadt leben oder auf dem Lande, immer sind wir durch unzählige, rhythmische Vorgänge mit der Natur verbunden, Tag und Nacht, Wechsel der Jahreszeiten, Sonnenaufgang und Sonnenuntergang, Zyklus des Mondes, Ebbe und Flut, Wachsen und Sterben, Ruhe und Aktivität . . . Das Leben innerhalb der rhythmischen Abläufe in der Natur wird als Biorhythmus bezeichnet und beinhaltet auch die Erkenntnis, daß beim Menschen seelische und körperliche Eigenschaften bestimmten Grundperioden (z. B. von 30 Tagen) unterliegen. Jeder weiß, daß eine Störung des Schlaf-/Wachrhythmus (z. B.

durch Schichtarbeit) zu allerlei psychosomatischen Störungen führen kann. Ähnliches gilt für den Tagesrhythmus (Aktivität am Morgen/Siesta/Aktivität am Nachmittag, unterbrochen von Tee-trinken/abendliche Pause/ruhigere Aktivität am Abend), wobei jeder Mensch seine individuellen, rhythmischen Besonderheiten hat. Am besten läßt sich der eigene Rhythmus erforschen, wenn man einige Tage oder Wochen lang die Tage und Nächte ohne äußerliche Zwänge gestalten darf. Wer im Einklang mit dem Eigenrhythmus lebt, erhöht das harmonische Zusammenwirken von Körper und Seele.

Übung: „Mit dem Bauch denken"

Stellen Sie sich aufrecht, breitbeinig und voller Kraft auf den Boden, die Arme hängen entspannt, der Blick ist ins Unendliche gerichtet. Fühlen Sie Ihre Füße und das Gewicht, das auf Ihren Füßen lagert. Mit jedem Ausatmen sinken Sie tiefer in die Erde — immer mehr sind Sie geerdet . . . geerdet, um zu wachsen, zu wachsen wie ein Baum.

Atmen Sie tief ein und füllen Ihren Brustkorb. Beim Ausatmen lassen Sie Ihren Atem am Leib entlang nach unten fließen zu den Füßen und hinein in die Erde. Atmen Sie wieder tief ein und füllen Ihren Bauchraum . . . Atmen Sie erneut tief ein und füllen den Bauchraum und Ihr gesamtes Becken. Konzentrieren Sie Ihr Atmen ganz auf Bauch und Becken, wobei Lenden, Kreuz und Gesäß dazugehören. Atmen Sie ganz in den Bauch-Becken-Raum und schaffen dort die Erdmitte Ihres Mensch-Seins . . . Lassen Sie den Bauch-Becken-Raum immer größer werden . . . Wärme, Wohlbefinden und Weisheit verbreiten sich im Bauch . . . und nun versuchen Sie, mit dem großen, mächtigen Bauch zu intuieren, ahnen, spüren, denken, entscheiden, lieben . . .

Die hinduistischen Tempelanlagen von Khajuraho sind übersät von erlesenen Friesen mit Szenen voller Erotik, freizügiger Sinnlichkeit und sexueller Lust. Götter und Göttinnen in schöner Nacktheit begehren einander, berühren sich mit Fingern und Zunge. Das göttlich erregte Lingam ist eingedrungen in den Schoß der Geliebten, die mit akrobatisch geöffneten Beinen sich hingibt und mit den Blütenblatt-Lippen ihrer Yoni die männliche Wurzel umschließt. Zwei weitere, prall-erotische

Göttinnen spielen mit dem ewig vereinten Paar. Der dem Gott Shiva geweihte Tempel ist voll von solchen erotischen Ornamenten und phantasiereichen Positionen: auf einem Bein tanzend sexuell vereint und von anderen nackten Beinen und Armen umschlungen, gewölbte Brüste, erregte Glieder, geöffnete Scham und Gesichter, die in höchsten Wonnen strahlen ... Sind die Götter den Menschen ein Vorbild?

Der moderne Mensch orientiert sich eher an der Glitzerwelt der Hollywood-Ideale, muskulöse Supermänner mit sanftem Draufgängerblick und erotisch-entschlossener Unterlippe, die Supersexfrau mit üppigen Brüsten, Wespentaille, langen Beinen und langen Haaren, halbgeöffnet die roten Lippen — millionenfach werden diese Idole nachgeahmt.

Angesichts der Relief-Orgien von Khajuraho und dem Sexappeal der Hollywoodstars wirken die Ausführungen des Wiener Arztes Dr. S. Freud über ungelöste sexuelle Konflikte während der Kindheit etwas spröde. Die Theorie der Ur-Freudianer über Psychosexualität ist mittlerweile deutlich modifiziert; es ist klar (und das war es schon vor S. Freud), daß Sexualität unser Seelenleben beeinflußt, negativ etwa durch unterdrückte Sexualität, durch leistungsorientierte Sexualität, durch erzwungene Sexualität (z. B. in manchen Beziehungen). Bestimmte sexuelle Erlebnisse können bei dem einen Minderwertigkeitsgefühle auslösen, bei einem anderen Minderwertigkeitsgefühle überwinden helfen.

Jahrhundertelang predigten die Bischöfe, Lust sei Sünde, und wer Selbstbefriedigung treibe, verfalle dem Teufel. Letzteres wurde — noch Anfang des 20. Jahrhunderts — pseudowissenschaftlich modifiziert: Es hieß, Onanie mache geisteskrank. Prüderie, Unaufgeklärtheit und falsche Verbote lassen bei manchen Heranwachsenden immer noch ein schlechtes Gewissen entstehen wie eine gestörte Beziehung zum eigenen Körper. Ein bei vielen Erwachsenen stattfindender Lustwandel — Fernsehen statt Sex, Arbeit statt Sex — fördert auch nicht gerade das natürliche Wachsen von Lust, es fehlt — für die Kinder — oftmals das erotische Vorbild innerhalb der eigenen Familie. So nehmen sich die heranwachsenden Kinder die Stars aus Werbung, Sport und Film zum leuchtenden Beispiel.

In der zweiten Hälfte des 20. Jahrhunderts hat sich die allgemeine Einstellung zur Sexualität zweifellos in positiver Weise gelockert. Die Frauenbewegung kritisierte die patriarchalische Sexualität, und die Schwulen zeigten offen, daß Männer nicht nur aufeinander eindreschen und sich totschießen, sondern auch Zärtlichkeit und Küsse austauschen können. Außer den etwas trockenen, politischen Demonstrationen gibt es einmal jährlich die wilde, frei-sinnliche Loveparade. Und schließlich beschäftigen sich Sexualforscher immer noch mit dem Orgasmus. Der Orgas-*muß* ist für manche der Inbegriff der Sexualität und gilt als die Befreiung des Menschen. Intimität und Sinnlichkeit werden als Mittel zur Selbsterfahrung gepriesen, wer erotische Nähe nicht uneingeschränkt toll findet, sollte eine Therapie machen. „Sexuelle Befreiung" heißt seit vielen Jahren das Schlagwort, doch viele sind ratlos und zweifeln daran, ob sie sich sexuell „richtig" verhalten, ob sie den neuen Normen genügen — sie werden unsicher, verklemmt oder traurig, frustriert oder gleichgültig. Die weitere Ausbreitung sexueller Freizügigkeit wird etwas gebremst durch die Angst vor Aids und die, bei vielen Paaren neu-aufkeimende, „sexuelle Treue".

Die „wahre" Sexualität zu finden, ist eigentlich einfach: Jeder hat eine eigene Einstellung zur Sexualität — diese ist prinzipiell richtig, wenn man sich selbst wohlfühlt *und* der oder die dazugehörigen Partner sich wohlfühlen. Es gibt Tausende von Möglichkeiten: Homosexualität, Heterosexualität, Transvestitismus, zärtliches Zusammensein mit oder ohne Orgasmus, Onanieren — allein oder zu mehreren, Analverkehr oder Cunnilingus oder Fellatio, gesteigerte sexuelle Lust oder geringes sexuelles Verlangen bis zur völligen Enthaltsamkeit. Für andere wird das meditative Zelebrieren von Tantra-Sex-Ritualen zur höchsten Form sexuellen Erlebens, der Mann wird zum Gott Shiva, — die Frau zur Göttin Parvati, und beide achten auf die Lustempfindung ihres Partners; mit dem pulsierenden Kontrahieren des Analmuskels wird das Sexual-Chakra stimuliert, im Rhythmus der Atmung erfolgt die heilige sexuelle Vereinigung, ohne sex-sportliche Aktionen, sondern in Ruhe mit lustvoller Beschaulichkeit bis zur sich anbahnenden Ekstase.

Jegliche Form sexuellen Lebens ist möglich und „richtig", solange es schön für sich und den Partner ist. Was zwischen Liebenden erlaubt ist, können nur die beiden entscheiden, kein Psychiater oder Sexualtherapeut hat das Recht, hier Vorschriften zu machen.

Stark abweichende sexuelle Praktiken haben *nichts* mit Krankheit zu tun. Man sollte sich hüten, wegen ausgefallener sexueller Probleme oder Neigungen einen Psychiater aufzusuchen — sinnvoller ist es, sich an entsprechende Selbsthilfegruppen zu wenden. Die akzeptierbaren Grenzen sexueller Perversion werden dann überschritten, wenn *andere* geschädigt und mißbraucht werden, z. B. bei Sex mit Kindern: hier ist therapeutische Intervention erforderlich.

Wenn innerhalb einer Partnerschaft sexuelle Probleme auftreten — z. B. Potenzstörungen beim Manne oder Frigidität bei der Frau —, dann hilft oftmals eine sehr einfache, aber überaus originelle Übung: Sie beschließen zusammen mit Ihrem Partner/Partnerin, sechs Wochen lang keinerlei vaginalen oder analen sexuellen Verkehr zu haben; während dieser Zeit ist aber jegliche andere Art von sexueller Zärtlichkeit erlaubt, hier können Sie Ihre Phantasie zum Blühen bringen; intravaginaler bzw. analer Sex bleibt aber auch dann sechs Wochen lang „verboten", wenn die Störung verschwunden ist und diese Art von Sex eigentlich möglich wäre. Nach Ablauf der sechs bis acht Wochen „Abstinenz" ist anhaltende Heilung in Sicht.

Jeder findet seine ihm eigene Sexualität entsprechend seiner Stimmung oder der seines Partners. Ob frau/man Sexualität *bewußt* nicht praktiziert oder Sexualität eine hohe Priorität einnimmt — entscheidend ist das sexuelle Wohlbefinden, dies vermehrt psychische Stabilität und Selbstwert-Gefühl. Dann freut sich Eros, der androgyn anmutende, beflügelte kleine Gott der Liebe.

Allerlei aus der Zauberkiste

Wie jeder Mensch haben Sie die Fähigkeit, nicht nur Ihre Individual-Seele zu sein, sondern darüber hinaus — aus anderer Perspektive — Ihre eigene Seele zu betrachten. Diese andere Perspektive erreichen wir, indem wir als Beobachter eine etwas höhere Ebene einnehmen, zwischen dem kleinen Selbst der Individual-Seele und dem höheren Selbst der Ur-Seele. Es ist abenteuerlich, als Pionier das eigene Innenleben zu durchforsten. Die Individual-Seele läßt sich erforschen. Dies geschieht im wesentlichen durch die Bereitschaft, über den dinglich faßbaren Bereich hinauszugehen. Wenn wir nach der Seele — nach unserer Seele — suchen, dann finden wir sie nicht, wie man ein Ding findet. Die dinglichen Äquivalente der Seele können wir selbstverständlich erfassen, der Körper und sein Verhalten, selbst die Mikrostrukturen unseres Seins, also die Moleküle unseres Lebens, lassen sich „sichtbar" machen. Doch die Psyche — als Inbegriff des Lebensprinzips — ist jenseits des Faßbaren. Obwohl der Mensch Erfahrungen erlebt, die auf eine andere, unbekannte und transzendente Realität hinweisen, bleiben dennoch Individual-Seele und Ur-Seele ein Geheimnis. Wollen wir nach diesem Geheimnis greifen, so entzieht es sich unserem Zugriff — wir können es nicht be-greifen. Wir intuieren den Inhalt des Geheimnisses, doch läßt sich dies nicht mit rationaler Sprache wiedergeben. *Im Eins-Werden mit dem Großen Geheimnis — in diesem „winzigen Quantensprung" jenseits von Zeit und Raum — erfahren wir das Geheimnis, um es gleichzeitig zu vergessen.*

Halten wir uns an den Seelenvogel — er bietet körperlich Faßbares und gleichermaßen unfaßbare Transzendenz. Beobachten wir „Ba", den menschenköpfigen Seelenvogel hier auf Erden. Das intensive Kennenlernen des eigenen Seelenvogels ist nicht nur spannend, sondern manchmal auch irritierend und bedrückend, und dennoch geht allein schon von diesem Erforschen etwas Heilendes aus.

Wenn wir steckenbleiben in der „spirituellen Forschung in eigener Angelegenheit" oder der Therapeut zähen Stillstand statt Entwicklung konstatiert, dann ist manchmal ein gezielter Griff in die Zauberkiste psycho-logischer Tricks (Übungen) hilfreich. Vor allem aber bringt — von seiten des Therapeuten oder einer anderen helfenden Person — eine Intensivierung der „Grundprämissen therapeutischen Handelns" wieder Bewegung in einen seelischen Heilungsprozeß (s. S. 106).

Die Psycho-Übungen aus der Zauberkiste können bei motivierten Menschen Zauberhaftes erreichen. Nehmen wir ein Beispiel: Wenn ein Mensch tief depressiv ist und aus dieser Depression herauswill, dann ...

... schreibt er seine 50 positiven Eigenschaften auf und fühlt sich besser ...
... springt er zehn Minuten auf dem Trampolin und muß lächeln oder lachen, ob er will oder nicht ...
... macht er die „Power-Übung" oder eine vergleichbare Übung — und empfindet deutlich mehr Stärke ...
... schildert er ausführlich sein Leiden, drückt es aus (wörtlich gemeint: das Leiden hinausdrücken) und führt Tagebuch, was ebenfalls aus-drückend ist und überdies die Aufmerksamkeit fort von den Symptomen und hin zu einem kreativen Schaffen verschiebt ...
... formuliert er einen Brief (ohne ihn abzuschicken) an den sich trennenden Freund/Mutter/Vater/Chef etc. — dies läßt zwar wieder Tränen fließen, doch diesmal ist es eine „konkrete Beweinung" ...
... versucht er, wenigstens am Arbeitsplatz zu funktionieren (und damit den Job zu erhalten) — dies gelingt am ehesten durch ein bewußtes Hineinschlüpfen in den „zuverlässig-Job-erfüllenden" Persönlichkeitsanteil; wie man Kleider wechselt, so kann man auch die Persönlichkeit wechseln ...
... verinnerlicht er immer wieder die eigene Lebensphilosophie und erinnert — falls vorhanden — die eigene spirituelle Ausrichtung ...
... erkennt er (wieder) die Prägungen aus der Kindheit und stellt Zusammenhänge her zum gegenwärtigen Erleben ...
... nimmt er selbst in finsteren Zeiten positive Erlebnisse (die es immer gibt) wahr und versucht sich zu freuen (z. B. über Konzerte, eine Wanderung, ein neues Buch) ...
... besinnt er sich eigener, heil-bringender Rituale (Tee-Rituale, Rituale bei Gartenarbeit, Gebet, Meditation oder beim Briefeschreiben) ...
... läßt er die Sonnenstrahlen als mächtiges Antidepressivum wirken (oder notfalls das Solarium) ...

... verbringt er auf angenehme Weise eine schlaf-freie Nacht und merkt einen stimmungshebenden Effekt am Folgetag ...
... überlegt er für sich allerlei Möglichkeiten der „paradoxen Heilung" ...
... informiert er sich über unterstützende Arzneien, über Phytopharmaka oder eine verträgliche „Chemie für die Seele" ...
... erinnert er sich, wie er früher depressive Krisen überwunden hat ...
... öffnet er sich für die positiven Aspekte der Melancholie ...
Die Aufstellung ließe sich fortführen — überlegen Sie sich selbst noch weitere hilfreiche methodische Ansätze, Übungen und psychologische Tricks, die das Seelen-Leben sowohl erleichtern wie auch vertiefen. Lassen Sie Ihre Phantasie frei galoppieren, und sammeln Sie wertvolle Einfälle — füllen Sie damit Ihr individuelles Zauber-Kistlein ...

Übung: „Projektionen erkennen"

Versuchen Sie, aus Ihrem Bekannten- oder Verwandtenkreis jemanden auszuwählen, den Sie überhaupt nicht leiden mögen; nun schreiben Sie diejenigen fünf Eigenschaften auf (am besten untereinander), die Ihnen an diesem Menschen besonders mißfallen.
Dann schreiben Sie neben diese Negativ-Eigenschaften diejenigen Begriffe, die für Sie das Gegenteil verkörpern.
Wenn Sie diese Übung gemacht haben, dann werden Sie erkennen, daß die das Gegenteil-präsentierenden Eigenschaften mit Ihrer Persönlichkeit zu tun haben. Diejenige Person, die sie nicht leiden mögen, ist gewissermaßen ein Gegenbild von Ihnen. Wenn Sie beispielsweise bei Herrn X. besonders verwerflich finden, daß er ein ausufernd-lustbetontes Sexualleben führt, dann kann das mit Ihrer eigenen Prüderie oder mit Ihrer eigenen — ganz heimlichen — Sehnsucht nach mehr sexueller Freizügigkeit zu tun haben.
Versuchen Sie in der alltäglichen Kommunikation mit anderen zu ergründen: Wann versuchen Sie, eigene unerfüllte oder unerträgliche Gefühle und Wünsche — nicht-bewußt — anderen Personen zuzuschreiben?

Traum und Alptraum

Die Schlafforscher haben festgestellt, daß das Träumen manchmal mehrere Sekunden dauert, oft einige Minuten, selten auch eine halbe Stunde. Manche behaupten: „Ich träume nie" — die Schlafforscher scheinen das Gegenteil zu beweisen. Jeder träumt, Nacht für Nacht, in jedem Schlaf, doch nur wenige erinnern sich ihrer Träume. Auf einfache Weise kann man erreichen, daß die Träume nicht in Vergessenheit verfallen: Man legt sich eine Nachttischlampe und ein Notizblatt bereit, und vor dem Einschlafen nimmt man sich fest vor, aufkommende Träume niederzuschreiben. Dieser Vorsatz realisiert sich dann: Ein oder mehrere Träume werden stichwortartig notiert und vielleicht am darauffolgenden Morgen ergänzt. Günstig ist es, wenigstens einige Monate lang — immer wieder — seine Träume zu notieren und so allmählich aus der *eigenen* Symbolik zu schöpfen. *Der Traum ist kein zukunftsweisendes Orakel, sondern die bildhafte Sprache unserer Seele.*

Den Traum gibt es nicht nur als „Traum während des Schlafs", sondern auch als „Tagtraum", gewissermaßen als Träumen mit offenen Augen oder als „Träumen" während einer tiefen Entspannung oder in Trance. *Das Leben im Traum bedeutet absolute Freiheit, ohne Raum und Zeit, unabhängig von den Naturgesetzen (ich fliege gegen die Schwerkraft, ich bin unsterblich etc.), ohne Kontrolle durch die Umwelt.* Alles ist im Traum möglich. Im Zustand des Träumens ist aus der Sicht des Träumers eine Existenz in der Realität nicht erforderlich; deshalb können wir auch von einer eigenen Form der Existenz sprechen: *der Existenz im Traum.*

Irreale Phantasien und surreale Vorstellungen gehören zur Welt des Traumes, doch tauchen wir auch in Träume, in denen wir uns in scheinbar banalen Alltäglichkeiten erleben.

Unterschiedlich in Gehalt und Bedeutung sind die allnächtlichen Träume:

Träume, in denen Alltagssituationen nochmals — modifiziert — nachgespielt werden: Dient dies zur Spiegelung unserer Alltags-Erlebnisse? Oder der nochmaligen Aufarbeitung, bevor das Erlebte in unserem inneren Archiv abgelegt wird?

Träume, die der — dringlichen — Wunscherfüllung dienen: Es ist bekannt, daß Menschen, die eigentlich sexuell aktiv sind, aber über lange Zeit keine Möglichkeit des sexuellen Auslebens haben (Gefängnis, Isoliertheit oder einfach mangelnde Gelegenheit), allerlei Sex-Szenen in Träumen erleben: lusterfüllende oder kurz vor der Verführung scheiternde Abenteuer.

Träume, die in ihrer Bildersprache an *verdrängte Geschehnisse* in Kindheit und Jugendzeit erinnern; dies sind oftmals belastende, aber auch freudige Rückblenden.

Warnende Träume werden manchmal als alptraumhaft empfunden. So träumte ein extrem starker Raucher, der vergeblich seinen Nikotinkonsum einschränken wollte: Er ist nackt im Kino — plötzlich merkt er, wie heiße Zigarettenasche aus kleinen Löchern rund um den Bauchnabel rieselt; die Zigarettenasche wird von seinem Penis, der Sanduhr-ähnliche Form angenommen hat, eingefangen. Schweißüberströmt wachte der Träumer auf, betastete ängstlich Nabel und Penis und beschließt nächstens, nie mehr zu rauchen (tags jedoch „verrauchte" dieser Vorsatz wieder).

Bei manchen öffnet sich der innere Vorhang für *lustige Träume*, wie in einer guten Komödie muß der Träumer dann lachen und erwacht lachend aus dem Traum: ein beneidenswert fröhliches Innenleben.

Gelenktes Träumen: Wir merken während des Träumens — gewissermaßen auf einer anderen Ebene —, daß wir träumen und wirken „bewußt" auf das Traumgeschehen gestalterisch ein (wie ein Regisseur bei einem Film) oder sind selbst bei bedrohlichen Traumszenen innerlich gelassen, da wir — während des Träumens — wissen, daß es „nur" ein Traum ist und wir heil daraus hervorgehen werden.

Träume, die über die eigene Symbolik hinausgehen und gefüllt sind von *mystisch-archaischen Inhalten*, weisen über die engen Grenzen unserer Individual-Seele hinaus und sind vielleicht eine von mehreren Brücken zur Ur-Seele, zum nicht-faßbaren Geheimnis . . .

Eine Träumerin berichtet:

„Ich war ein kleiner Vogel und beobachtete, wie auf der obersten Plattform einer mexikanischen Pyramide ein Menschenopfer zelebriert wurde. Zwei große gefiederte Vogelmenschen öffneten mit

> ihren Händen den Brustkorb eines rücklings-gefesselten Jünglings und entnahmen sein noch-schlagendes, blutendes Herz. Sonnenstrahlen vom verdüsterten Himmel verwandelten sich in kleine Schlangen, die augenblicklich das bereitgehaltene Herz verzehrten. Der Jüngling ohne Herz erhob sich und ging von der Spitze der Pyramide hinab zum wartenden Volk. Alsdann betrat ich von der Seite her das Innere der Pyramide, ich war jetzt eher Mensch als Vogel. Ein Mosaikboden, von grünlichem Wasser bedeckt, zeigte Schriftzeichen einer anderen Macht; ich konnte die Zeichen nicht lesen, doch ahnte ich ihren Sinn: „Gib dich hin — smαsto." Das letzte Wort sei mein Rätsel. Ich erwachte und erinnerte noch das geheimnisvolle Wort mit dem α, ein Wort, das mir Geheimnis bleibt ... In vielen folgenden Träumen zeigten sich Pyramiden, deren Spitzen den Umlaufbahnen ferner Planeten folgten ... und immer wieder tauchte das Rätsel-Wort „smαsto" auf ... irgendwann werd' ich es enträtseln."

Erkenntnis-erweiternde Träume lösen manchmal Blockaden und Geheimnisse, die wir im Wachzustand vergeblich zu entschlüsseln versuchten. So hat der Chemiker Kekulé die chemische Struktur von Benzol als inneres Bild (als ringförmige Verbindung) im Traume erfahren. Auf ähnliche Weise hat der Biochemiker F. Crick die DNS, die Grundstruktur der Chromosomen, entdeckt. Beiden hat man letztendlich für ihre Traum-Erleuchtungen den Nobelpreis verliehen.

Übung: „Der Traum als Problem-Löser"

Auch wir — ähnlich berühmten Vorbildern — können, bevor wir im Schlafe versinken, uns ein bestimmtes Problem möglichst plastisch als Frage vor Augen führen: Oftmals taucht das gewählte Thema in einem Traum auf — dann erscheint vielleicht — symbolisch — eine Art Antwort. Oder wir erinnern morgens beim Erwachen zwar keinen Traum, erahnen aber eine Lösung des Problems. Aus den tiefen Archiven unseres Seins wurde uns eine Antwort zuteil auf die gestellte Frage.

Luzide *Träume* sind seltene, große Ereignisse, die Sie als solche spüren; sie bringen uns der eigenen Erleuchtung näher.

Wenn Sie Ihre Träume notieren, dann brauchen Sie nicht unbedingt Traumdeutungs-Bücher (die oftmals nur Unsinn und Verunsicherung bringen), sondern lesen Sie Ihre Träume wieder und wieder und vergleichen Ihre unterschiedlichen Träume — so entschlüsseln Sie irgendwann Ihre ur-eigene Symbolik. Manchmal lassen sich Träume besser verstehen, wenn man versucht, sich mit jeder Traumgestalt (Menschen, Tiere, Gegenstände) zu identifizieren oder mit den Traumgestalten während eines Tagtraums zu „reden". Doch eine Interpretation der Träume ist keineswegs erforderlich, sie wirken auch, wenn man sie „bloß" erinnert und betrachtet, sie wirken selbst dann, wenn man nichts erinnert.

„Man könnte den Traum als einen kurzen Wahnsinn definieren und den Wahnsinn als einen langen Traum." (Schopenhauer) Was gemeinhin als „Wahnsinn" bezeichnet wird, ist nichts als ein überwiegendes oder dauerndes „Leben im Traum". Wenn wir die angebliche „Geisteskrankheit", die „Psychose", den „Wahnsinn" als *Traum* betrachten, dann verstehen wir all die verschlüsselten Mitteilungen und Symbole und können uns einfühlen in das Erleben des anderen.

Genie und Wahnsinn sind nahe Verwandte, der Traum ist Bindeglied zwischen beiden. Berühmte Maler wie Max Ernst, Magritte, Leonora Carrington, Dalí haben ihre Inspirationen aus Träumen geschöpft. Woher holen Sie Ihre Inspirationen?

Meditation — dem Großen Geheimnis nahekommen

> „Meditation zieht das Bewußtsein von allen Gedanken ab. Tauchen Sie in den Urgrund, dem diese entspringen. Manchmal geschieht das unbewußt, wie im Schlaf, in der Ohnmacht und im Tod. Aber Meditation bedeutet bewußtes Entsinken in den Urgrund. Dann verliert man jegliche Angst vor Ohnmacht oder Tod, weil man bewußt seiner Quelle inne wird."
> *Der indische Gelehrte Ramana Mahrshi*

Ein alter Jude, angetan mit Gebetsschal und Tefillin beugt und hebt seinen Kopf im wiegenden Rhythmus seines monotonen Gebets und — den Blick in unendliche Ferne gerichtet —

vereint er sich mit den orangenen Strahlen der aufgehenden Sonne ... der alte Mann (er)löst sich in der Helle des Lichtes ...

... ein Mädchen schaut in die blaue Flamme einer Kerze und verschwebt in gedankenfreies Sein ...

Einen tiefen Versenkungszustand, den wir alle kennen, kann man meditative Stimmung nennen oder auch — in erweitertem Sinne — Meditation. Dies ist eine Form von Selbsttherapie und Selbstheilung.

Meditation ist ein inhaltsvoller Begriff, der für vielfache Interpretationen und Übungen steht. Man kann sich entspannen und still werden, ruhig und tief atmen, Außenreize ausschließen, um schließlich zu einer tiefen Versenkung zu kommen, einem Schwebezustand zwischen Bewußtsein und Schlaf, einem „passiven Bewußtsein" (ohne bewußtes Denken, ohne Zeiteinteilung, ohne Zweckgebundenheit). Diese tiefe Versenkung erreicht man meist erst nach längerem, regelmäßigen Üben.

Es ist *zunächst* ein Versinken in eine innere Welt, in eine Welt archaischer Bilder und Mythen. Manche stellen sich *zu Beginn* eines tiefen Versenkungszustandes einen Gegenstand vor, eine Blume, eine Farbe, einen Klang oder ein Bild, und lassen sich mit Hilfe dieser Vorstellung dann in einen angenehmen Schwebezustand gleiten. Ähnliches wird erreicht, wenn man sich ruhig auf eine Kerzenflamme konzentriert, seine Aufmerksamkeit auf ein schwer-lösbares Rätsel — Koan — richtet oder im Rhythmus der Atmung ein bestimmtes Klangwort (Mantra) wiederholt, bis auch dieses sich „auflöst". Ein meditativer Zustand läßt sich auch erreichen durch bestimmte Bewegungsabläufe, Tanz, tief-berührende und beruhigende Musik, Gebet oder religiöse Gesänge.

Ziel der Meditation ist zunächst, einen auserwählten Zustand, frei von schwebender Aufmerksamkeit zu erreichen, wo logisches Denken schwindet; erscheinen irgendwelche Gedanken, so ziehen sie vorbei wie Wolken am Horizont und können nicht mehr stören. Allmählich reduzieren sich die Sinneswahrnehmungen. Dabei soll alles ohne aktive Anstrengungen geschehen, man soll sich hingeben und gewähren lassen.

Für eine meditative Übung sollte man sich Zeit nehmen, z. B. eine halbe Stunde. Und dennoch gibt es für den, der eine gewisse Meditationserfahrung hat, auch die Möglichkeit zu Kurz- oder „Mini-Meditationen“: Ein oder zwei Minuten lang murmelt man lautlos das Mantra, man konzentriert sich auf einen symbolischen Gegenstand oder auf inneres Bild und gelangt so in einen kurzen Versenkungszustand. Mini-Meditationen können hilfreich sein, um in einer hyperstressigen Situation den Druck abzubauen, oder aber, um im gefüllten Tagesablauf „spirituelle Momente“ einzubauen. Der Mensch ist das einzige Wesen, das einen 16—18stündigen Wach- und Arbeitstag, meist ohne Schlafpausen durchlebt; sinnvoll ist die Siesta, also ein kleines Mittagsschläfchen. Die besagten Mini-Meditationen können nicht nur zum Streßabbauen, sondern auch als zweckfreier Versenkungszustand dienen. Ein mit Meditation sehr vertrauter Mensch erreicht auch während der unendlichen Dauer eines Moments den Zustand des Eins-Seins, um dann wieder aus der Mini-Meditation herauszutreten, sich wieder zu „individualisieren“ und als verantwortungsvoller Einzelmensch in dieser realen Welt des Alltags zu handeln.

Manche vermengen Meditation mit Selbsthypnose und Autosuggestion. Der Beginn — aber nur der Beginn — von Meditation und Selbsthypnose haben Ähnlichkeit: Es entsteht eine tiefe Entspannung — wir gleiten in einen zunehmenden Versenkungszustand, indem wir uns auf *ein* Ding konzentrieren, unsere ganze Aufmerksamkeit auf eine Kerzenflamme oder auf ein Mantra fokussieren, verschwimmt das Bewußtsein von unserer Umgebung und löst sich langsam auf, Denken und sinnliches Wahrnehmen schwindet — wir schweben in einen tranceähnlichen Zustand. In der Selbsthypnose ist nunmehr die gesteigerte Empfänglichkeit für Autosuggestion erreicht (wir prägen uns einen vorher vorbereiteten Satz ein, wie zum Beispiel: „Ich lerne konzentriert und bestehe so die Prüfung“). Die Selbsthypnose ist zielgerichtet, will ein bestimmtes Ergebnis erreichen (die Autosuggestion) und ist somit ein höchstmotivierter Zustand. Die Selbsthypnose gilt dann als erfolgreich, wenn die Autosuggestion wirkt: Der Mensch in seiner Individualität steht im Mittelpunkt.

Die Meditation dagegen ist zweckfrei und frei von Anstrengungen und Leistungsabsichten. Überdies verharrt die Meditation nicht in dem o. g. Trance-ähnlichen Zustand, sondern sieht diesen Zustand nur als Einleitung, als Zwischenstation auf einem Weg, der ein spiritueller Weg wird, die Individualität auf passive Weise aufhebt und so in die Nähe des Eins-Seins — communio — führt. Hier werden Ähnlichkeiten spürbar mit der „unio mystica“ der abendländischen Mystiker, deren bekanntester Vertreter Meister Eckhart ist — es sind Parallelen zu sehen zur ZaZen-Meditation des Zen-Buddhismus.

Meditation ist eine ursprünglich tief-religiös motivierte Versenkungsübung aus dem Hinduismus (Yoga, Transzendentale Meditation) und Buddhismus. So hat Meditation als spirituelle Übung zum eigentlichen Ziel, eine spezifische Art von Bewußtsein zu erlangen. Was im religiösen Bereich als höchste Form von Bewußtsein gilt, verlangt ein völlig darauf ausgerichtetes Leben in Askese und heiligen Ritualen und zeigt sich im Eins-Werden und Eins-Sein mit dem Selbst, dem Absoluten, „Göttlichen“. Meditation als spirituelle Übung sieht im Eins-Sein die eigentliche Erfüllung. Hier wird Meditation als reine spirituelle Übung gesehen, all die *meditativen Techniken* sind lediglich eine zentrierende Hinführung zum passiven Bewußtsein und dem Verschmelzen mit dem großen Sein.

Wir verwenden den Begriff „Meditation“ in umfassender Weise: Meditation ist ein Weg zur Innenschau, um in die Innenräume der eigenen Seele vorzudringen und das Wesen der Ur-Seele zu erahnen. Auch die „meditativen Techniken“, die dazu dienen, einen tiefen Versenkungszustand zu erreichen, dürfen ebenso als Meditation bezeichnet werden wie der spirituelle Weg zum Eins-Sein.

Die Transzendentale Meditation ist eine für den Westen modifizierte, alte indische Meditationstechnik. Der Meditierende sitzt auf einem Stuhl oder am Boden mit geschlossenen Augen, in äußerer Stille und innerer Ruhe. Dem Schüler wird ein beruhigend-wirkendes Sanskrit-Wort, ein Mantra, gegeben, das er — ohne laut zu werden — spricht und dauernd wiederholt (z.B. 20 Minuten lang). Dies geschieht ohne Willensanstrengungen, in Gelassenheit und Passivität. Während der Meditation verliert das Ich seine Herrschaft.

Meditation ist kein Geheimnis mit vielen Siegeln, sondern ist sehr einfach — aber gerade das Einfache zu erkennen, ist für viele schwierig. Es reicht, wenn man einige der oben skizzierten Grundprinzipien oder „Einstiegsmöglichkeiten“ kennt. Dann kann jeder auf seine — nur ihm eigene — Weise zur Meditation finden und so — vielleicht — sein egozentrisches Aktiv-Sein verlassen und sich einem selbstloseren, Liebe-bezeugenden Leben nähern.

Tägliche, oder zumindest oft wiederholte, meditative Übungen ändern unsere innere Haltung, denn wir erfahren uns im meditativen Sein in unserer Ganzheit, einer Ganzheit, die das von Logik bestimmte Alltagsgeschehen in seiner Bedeutung kleiner werden läßt. Meditation ist Selbst-Erfahrung und bringt uns ein Mehr an körperlichem und seelischem Wohlbefinden, Meditation schenkt uns darüber hinaus — wenn wir dies wollen — das Eins-Werden mit dem Alles (oder dem Nichts) . . .

Psychotherapie zwischen Seelsorge und Prostitution

Nicht vergessen sollte man, daß es sich bei einer Psychotherapie um eine künstliche Beziehung handelt und daß der Therapeut sich für seine Zuwendung honorieren läßt: ein bezahlter Freund. Ist die Psychotherapie die geistige Variante der leiblichen Prostitution? Auch die Prostituierten (ob weiblich oder männlich) lassen sich für ihre — körperliche — Zuwendung bezahlen, sie stehen zeitlich nur begrenzt zur Verfügung und erlauben dem Kunden ungewöhnliches (sexuelles, aber auch psychisches) Verhalten; gewöhnlich geht es den Kunden nach der „Behandlung“ besser als vorher. Auch in der Psychotherapie soll sich der Klient so verhalten, wie er sich sonst seiner Umgebung nicht zeigen kann oder will (z. B. traurig, ängstlich, weinerlich); auch die therapeutische Zuwendung ist zeitlich limitiert, der Klient sollte sich danach (nicht immer, aber meist) besser fühlen als vorher.

Sowohl in einer Psychotherapie wie in der Prostitution darf der Klient/der Kunde Schwächen zeigen: In der Psychotherapie sind dies mangelndes Selbstwertgefühl, seltsame Phobien, Ticks oder Lebensängste etc., in der prostituierenden Körpertherapie werden manchmal ähnliche Schwächen sichtbar und zusätzlich Frigidität, Impotenz oder Perversionen behandelt. Sowohl die Prostituierte wie auch der Therapeut versuchen, sich während der Klientenzentrierten Behandlung in ihrer Persönlichkeit zurückzunehmen und verschweigen — mit Rücksicht auf den Klienten — eigene Wünsche, Vorstellungen und Lebensansichten. Beide — Psychotherapeut und Prostituierte — nehmen bei frei-zahlenden Kunden Honorare, die deutlich über dem Facharbeiterlohn liegen, wobei gute Prostituierte — den Straßenstrich ausgenommen — unvergleichlich mehr verdienen als gute Therapeuten. Doch sei zugestanden, daß die Prostituierte sich erheblich mehr in die Arbeit einbringen muß und unvergleichlich mehr Risiken eingeht. Der psychotherapeutische Beruf ist dagegen risikoarm. Im Gegensatz zum Psychotherapeuten kann eine Prostituierte gemeinhin nicht mit Krankenkassen abrechnen — doch auch hier gibt es Ausnahmen: Einige wenige Sexualtherapeuten (vor allem in Nordamerika) haben in ihrem Team sehr wohl Prostituierte, die gewissermaßen den praktischen Teil der Therapie übernehmen, versteckt taucht diese intime Dienstleistung auf den psychologischen und ärztlichen Honorarabrechnungen auf.

Der katholische Priester im Beichtstuhl ist das andere Extrem, das an die Tätigkeit des Psychotherapeuten erinnert: Der religiös Gläubige (entsprechend dem Klienten) öffnet sein Herz und schüttet all die Bedrängnisse und Kümmernisse aus, sein schlechtes Gewissen wie seine Angst vor Verwirrung,

Hoffnungslosigkeit und Tod. Wer Probleme hat mit dem Sich-Öffnen, der wird vom Seel-Sorger — ähnlich vom Seelen-Therapeuten — behutsam dazu gebracht, seine Emotionen und Gedanken fließen zu lassen. Der Seelsorger praktiziert eher eine Ultra-Kurztherapie und muß sich — ähnlich wie der ärztliche Kurz-Therapeut — zum Ende der Sitzung ein kompaktes, zur Problemlösung führendes, Finale einfallen lassen. Bei beiden, Seelsorger wie Psychotherapeut, spielt die Lebensphilosophie, bzw. die religiöse Überzeugung eine entscheidende Rolle. Am Ende der Beichte steht zunächst das Buße-Üben — vergleichbar der Aufforderung mancher Therapeuten, bestimmte (z.B. verhaltenstherapeutische) Übungen zu absolvieren. Diesem Ritual folgt beim Seelsorger die Absolution: „Ego te absolvo a peccatis tuis, in nomine Patris, et Filii et Spiritus sancti, amen." Auch der Therapeut befreit durch seine empathische, wertschätzende Haltung den Klienten von großer Last. Seelsorger und Therapeuten zeigen gleichermaßen den Weg, der über die engen Grenzen nur-materiellen Seins hinausführt. . . .

Bei allen genannten seelen-/körperlich-therapeutisch Tätigen — wenn sie differenziert und reflektiert arbeiten — erscheinen immer wieder Zweifel über den wirklichen Sinn dieses beruflichen Tuns. Alle drei Berufe geben unterschiedliche Formen von „Liebe" — dennoch hat sich das moralische Elend auf Erden eher noch vergrößert — sollen die drei genannten Berufe — trotzdem — einen gewissen Mut zum Weitermachen beibehalten?

Der Therapeut — das unbekannte Wesen

Eine Klientin geht zwei- bis dreimal pro Woche, fünf Jahre lang, zu einem klassischen Analytiker, eröffnet ihm all ihre Seelen-Inhalte und wird schließlich danach gefragt, was das für ein Mann sei — da weiß sie nichts zu berichten: Sie weiß nicht, was er in seiner Freizeit macht, was seine Sehnsüchte sind, welche

Partei er wählt, ob er verheiratet ist, Kinder hat, wie alt er sein könnte, ob er spirituell geöffnet ist etc. Bei den klassischen Analytikern wäre dies die gelebte Abstinenzregel.

Natürlich nimmt sich ein Therapeut mit seinen persönlichen Besonderheiten zurück, schließlich geht es nicht primär um seine Reifung, sondern um die des Klienten. Aber ein mystifizierendes Geheimnis um die eigene Person braucht auch nicht aufgebaut zu werden. Nicht selten verlieben sich Klientinnen/Klienten in den gleich- oder heterosexuellen Therapeuten; manchmal läßt eine scheinbar beiläufige Bemerkung des Therapeuten (z. B. glücklich verheiratet, fünf Kinder) die Luft aus dem aufgeblähten Verliebtheits-Ballon entweichen. Bedeutend ist in diesem Zusammenhang, was unter den „Grundprämissen therapeutischen Handelns" als „therapeutisch-kreative Distanz" genannt wurde.

Wie häufig es von seiten der Psychotherapeuten zu einer sexuellen Ausbeutung der therapeutischen Beziehung kommt, ist statistisch sicherlich nicht zu verifizieren. Es ist — statistisch gesehen — vielleicht zu vergleichen mit sexuellen Übergriffen in anderen, berufsbedingten Beziehungen (Chef gegenüber abhängigen Angestellten, Dozenten gegenüber Studenten usw.). Es bedarf eigentlich keiner Erwähnung, daß ein Therapeut aufgrund seiner Ausbildung all seine Bedürfnisse, Regungen und Schwächen kennen sollte und entsprechend gegensteuern kann. Die geforderte therapeutische Distanz wird brüchig bei wiederholtem engen Körperkontakt, beispielsweise durch innige Umarmungen oder tröstende, körperliche Zuneigung, wie sie nicht selten in „modernen" Gruppentherapien erlebt werden.

Die zweifellos notwendige Distanz zwischen Therapeuten und Klienten wird fraglich, wenn zwei- oder dreimal pro Woche — oft jahrelang — therapeutische Sitzungen (z. B. in der klassischen Psychoanalyse) stattfinden: Der Klient hat hier kaum mehr Raum, eine Beziehung außerhalb der Therapie aufzubauen — es fehlt auch die Dringlichkeit — er hat ja schließlich „seinen" Therapeuten. So können fatale Abhängigkeiten entstehen, die Selbstheilungskräfte hemmen oder gänzlich verhindern. Die in Großstädten nicht seltene Sucht nach der Droge „Psychotherapie“ erfüllt durchaus die WHO-Definitions-Kriterien einer (Drogen-)Sucht: „unbezwingbares seelisches Verlangen, den Konsum einer Droge (= Psychotherapie bzw. Psychotherapeut) fortzusetzen . . .“ Der Therapeut braucht das Gespür, sich rechtzeitig innerhalb eines therapeutischen Prozesses überflüssig zu machen und den Klienten in die Selbst-Verantwortung zu verabschieden. Das kann schon nach fünf oder zehn Therapiestunden oder aber erst nach 100 Stunden geschehen — aber es muß geschehen. Anders ist es bei sog. niederfrequenten Therapien, in denen man alle vier bis acht Wochen — auch jahrelang — zu Therapiestunden kommt, im Sinne einer sog. längerfristigen, haltgewährenden, therapeutischen Beziehung — die Distanz ist hier meist ausreichend groß.

Zwischen dem Therapeuten und dem Klienten sollte ein maximales Vertrauensverhältnis angestrebt werden. Um so wichtiger ist es, daß der Therapeut sich selbst gut kennt und seine Reaktionen einzuschätzen weiß. Wichtig ist auch, daß die psychotherapeutische Behandlung für den Therapie-Suchenden durchschaubar ist, d. h. daß die Methodik zu Anfang einer Behandlung kurz erklärt und veranschaulicht werden soll; geheimnisvoll-mystische Verkleidung psychologischer Techniken bewirkt beim Therapie-Suchenden begreiflicherweise Unsicherheit und Mißtrauen. Letztendlich beruhen alle psychotherapeutischen Techniken auf sehr einfachen, leicht verständlichen Prinzipien. Nicht die Art und Besonderheit der psychologischen Technik ist entscheidend, sondern ehrliche Zuwendung und menschliche Wärme. Der Therapeut sollte m. E. die „Grundprämissen therapeutischen Handelns“ weitgehend erfüllen. Günstigenfalls läßt sich ein Therapeut durch einen anderen Therapeuten regelmäßig „überprüfen“ (sog. Supervision); dabei sollen z. B. auch die inneren Konflikte des Therapeuten beleuchtet werden, damit dieser seine eigenen Probleme nicht mit den Problemen seines Klienten vermengt; Projektionen von seiten des Therapeuten sollten — durch Selbsterfahrung und durch Supervision — gänzlich vermieden werden. Die von klassischen Analytikern so geheiligten Übertragungen (Übertragungs-Neurosen genannt) und Gegen-Übertragungen (Übertragungs-Reaktionen und Projektionen des Therapeuten) sind für den Klienten oftmals schwer erträgliche, kommunikative Spielereien, die eine Therapie unnötig in die Länge ziehen und die Lösung der Grundproblematik verzögern.

Zur kontrollierenden Selbsteinschätzung und zur Selbstbegrenzung des Therapeuten gehört selbstverständlich auch, daß Klienten — wenn sie in ein Abhängigkeitsverhältnis geraten sind — nicht durch Dienstleistung oder Nutzung von Geschäftsverbindungen ausgenützt werden; ebenso ist eine emotionale Ausbeutung zu verurteilen, wenn Therapeuten ihre Klienten zu „spirituellen“ Gefolgsleuten machen und sich selbst zum (Mini-)Guru erheben.

Das berufliche Feld und das Privatleben sollte ein Therapeut weitgehend trennen, nicht nur nach außen, sondern auch als innere Haltung. Wenn ein Therapeut innerhalb seiner Partnerschaft oder innerhalb seiner Familie das therapeutische Gewand anbehält und immer der Verständnisvolle bleibt, dann wird die Psychodynamik in seinen privaten Kontakten langweilig und un-natürlich. Doch auch umgekehrt wird es absurd, wenn ein Therapeut den ganzen Tag *fremden* Menschen Verständnis und Geduld entgegenbringt, zu Hause aber gegenüber den *eigenen* Kindern total genervt bis aggressiv reagiert, wenn diese jammern oder mit Problemen kommen, oder wenn er — fern jeglicher Empathie — ein Kranksein seines Ehepartners nicht ertragen kann und diese(n) „zwingt“, trotz hohen Fiebers weiter zu funktionieren.

Undurchschaubarer Streß entsteht innerhalb einer Therapeuten-Familie, wenn vom Therapeuten der Anspruch ausgeht, gerade seine Familie müsse psychosozialen Vorbildcharakter annehmen, da bei Ehekrisen oder einer drogengefährdeten Tochter die eigene berufliche Identität ins Wanken gerät. Natürlich begünstigt ein weitgehend harmonischer, sozialer Rückhalt innerhalb von Partnerschaft und Familie die berufliche Arbeit — aber das gilt nicht nur für Therapeuten. Die Arbeit eines Therapeuten wird zusätzlich erleichtert, wenn nicht isoliert in einer Eine-Frau- bzw. Ein-Mann-Praxis gearbeitet wird, sondern in einer Gemeinschaft mit anderen Therapeuten, wo alltäglicher Austausch möglich ist.

Der Therapeut muß in seiner Arbeit frei sein, in freier Entscheidung seine Arbeit vollführen, und er muß darauf achten, daß auch der Klient in freier Entscheidung zu ihm kommt. Eine Grundvoraussetzung der Psychotherapie ist, daß die Behandlung absolut freiwillig geschieht. Das bedeutet auch, daß die Gespräche oder vergleichbaren Maßnahmen in den üblichen psychiatrischen Kliniken nichts mit Psychotherapie zu tun haben, da zumindest in Deutschland Psychiatrie und Gewalt zu nahe beisammen sind; mit „Gewalt" ist hier gemeint: die Möglichkeit von Zwangsunterbringung, Zwangsbehandlung oder auch die „freiwillige" Medikation mit risikoreichen Pharmaka. Auch die sogenannten geschlossenen Drogenkliniken sind ebenso wie die psychiatrischen Anstalten keine therapeutischen Einrichtungen, weil es an Freiwilligkeit fehlt. Psychotherapie und (jede Art von) Zwang schließen sich aus! Hat ein Psychotherapeut ein hohes berufliches Ethos, dann verlangt dies, daß er immer gegen solche Psycho-Institutionen angehen soll, die die Würde des Menschen kraß verletzen, die Seele lahmlegen und einsperren, statt sie zu befreien.

Allein schon durch die Konstellation des therapeutischen Meetings ergibt sich ein Machtgefälle zwischen Therapeuten und Klienten: Der Klient ersucht um Hilfe, der Therapeut gibt sie, lehnt ab oder unterbricht — wenn er will — eine Behandlung. Die Macht des Therapeuten wächst, je ohnmächtiger der Klient sich gibt. J. P. Sartre bezeichnete die psychoanalytische Behandlung als grundsätzlich „gewälttätig". Manche Therapeuten benutzen ihre Psycho-Technik im Übermaß und machen die Therapie zu einer technischen Beziehung oder sie verbarrikadieren sich hinter geheimnisvollem mystischen Getue, schützen sich vor Konfrontation oder Fragen des Klienten durch eine Technisierung des menschlichen Miteinanders, anstatt sich einer direkten Begegnung mit dem Therapie-Suchenden zu stellen. Durch die Technisierung der menschlichen Begegnung verschafft sich der Therapeut einen Überblick, der ihm zweifellos Macht verschafft. Der Klient mag die Macht des Therapeuten spüren — was soll er aber machen, wenn der Therapeut das Vorhandensein seiner Macht ignoriert oder sogar leugnet. Spricht ein Klient die Macht des Therapeuten an, reagiert der Therapeut oft so, daß er sein Macht-Problem zum Problem des Klienten erklärt. Anstatt sich in einen Menschen hineinzufühlen, wird analysiert, gedeutet und damit manipuliert. Dies ist „manipulative Macht" (Rollo Mey), die grundsätzlich nicht anders ist als die „sorgende Macht", die ein väterlich eingestellter Analytiker ausübt, wenn er einen Klienten nötigt, durch Regression zum Kind zu werden.

Ob eine Machtausübung dem Klienten auch Vorteile bringen kann oder ob sie ihn nur „verrückter" macht — darüber gehen die Meinungen auseinander. Dem Therapeuten sollte aber wenigstens bewußt sein, daß von ihm Macht ausgeht und dies für den therapeutischen Prozeß nicht unwichtig ist. Ein positives Einsetzen therapeutischer Macht kann geschehen, wenn ein Klient schildert, daß er Gewalt gegen Mitmenschen begeht oder plant, z. B. sexuellen Mißbrauch, psychische und physische Folter: Hier ist der Therapeut aufgefordert, kraft seiner Autorität entsprechend zu intervenieren, z. B. im Einvernehmen mit dem Klienten die Familie in die Therapie miteinzubeziehen, eine stationäre Behandlung in einer psychotherapeutischen (nicht psychiatrischen) Klinik einzuleiten, Trennung von Täter und Opfer zu initiieren etc.

Der Therapeut sollte sich als soziales Wesen begreifen, das eine soziale Aufgabe zu erfüllen hat. Um eine Individualisierung sozialer Probleme zu vermeiden, soll die Problematik des einzelnen Klienten immer wieder in einem sozialen Zusammenhang gesehen werden. In der klassischen, individualisierenden Psychotherapie werden die sozialen Probleme, die ein Klient mit seiner Umgebung hat, ganz auf seine Person konzentriert und bearbeitet. Verständlich, daß die Last für den Klienten dadurch größer wird. Die Situation für den Therapeuten aber verbessert sich, denn die sozialen Spannungen, die gesellschaftlichen Einengungen und Bedrohungen, denen der Klient (wie die meisten anderen Menschen auch) unterliegt, könnten vom Therapeuten in den therapeutischen Sitzungen ohnehin nicht behandelt werden. Indem der Therapeut alle Schwierigkeiten und Konflikte individualisiert, kann er seine „Behandlung“ auf das Individuum beschränken.

Der beste Therapeut

Wenn wir uns mit der Lösung eines Problems befassen, dann bewegen wir uns meist auf der Ebene des Problems. Versuchen wir — anstatt einen Therapeuten zu konsultieren — Kontakt aufzunehmen zum reichen Erfahrungsschatz unserer seelischen Matrix, dann finden wir leichter eine Antwort auf ein uns bedrängendes Problem.

Übung: „Aktives Imaginieren"

Imaginieren heißt, eine bildhafte Vorstellung, ein inneres Bild entwikkeln. Wir alle kennen dies: Wir denken beispielsweise an unseren letzten Ferienaufenthalt — sofort „sehen" wir mit unserem geistigen Auge das Ferienhaus vor uns, den Garten, die Straße, den Weg zum Meer. Jeder von uns hat gewissermaßen ein inneres Kino in sich mit sehr bunten, lebhaften Bildern.
Diesen Vorgang können wir uns zunutze machen: Wir imaginieren vor unserem geistigen Auge ein ruhiges, beschauliches Bild, sehen zum Beispiel einen warmen Sandstrand vor uns, das ruhige Meer, den blauen Himmel ... und mit Hilfe dieser beruhigenden Bilder erreichen wir Gleich-mütigkeit, Seelen-frieden bis hin zur Kontemplation.
Die beruhigenden Bilder in uns wirken autosuggestiv, doch die sedierende Wirkung läßt sich sogar biochemisch nachweisen; das Gehirn und der übrige Körper produzieren vermehrt ruhe-fördernde körpereigene Drogen (wie Serotonin, Melatonin, Endorphine und körpereigenes Valium).

Bevor man sich dem aktiven Imaginieren hingibt, sollte man eine ruhige, entspannende Position einnehmen (im Liegen oder Sitzen) und dann die inneren Bilder entstehen lassen. Dabei können wir ein ganz bestimmtes Bild (z. B. eine Lieblingslandschaft) bewußt auf die Leinwand unseres inneren Kinos projezieren oder aber versuchen, Gedankenleere zu erreichen und zu warten, welche Farben, Formen, Bilder oder Szenen spontan aus unserem inneren Archiv auftauchen. Beim Aktiven Imaginieren handelt es sich um die gleiche Art Bilder, aus denen unsere Träume sind, jedoch mit dem Unterschied, daß wir wach sind und frei zwischen den auftauchenden Bildern wählen können.
Aktives Imaginieren kann mit Hilfe eines Therapeuten oder alleine — ohne fremde Hilfe — selbst-therapeutisch eingesetzt werden. Das Interpretieren der Bilder ist nur für den Therapeuten wichtig, nicht jedoch für den, der die inneren Bilder produziert — die inneren Erlebnisse verändern das Ich und das individuelle Selbst, ohne daß wir es unbedingt bemerken.

Der Mensch kann telepathische Verbindung herstellen zum eigenen Selbst, zu allen Bereichen seiner Seele, darüber hinaus Verbindung zur Ur-Seele und zum großen Selbst aufnehmen. In diesem weiten Feld liegen die Selbstregulierungskräfte und Selbstheilungstendenzen, die jede entstandene Disharmonie wieder in ein Gleichgewicht bringen können.

Aus den tiefen Archiven unserer Seele kommen ständig Impulse, die — wenn wir sie auf der Bewußteins-Ebene annehmen — zu weitreichenden inneren und äußeren Erlebnissen führen und neue Perspektiven eröffnen. Der Therapeut-in-uns sorgt auf diese Weise für eine Erweiterung des Bewußtseins und bewirkt Umstrukturierungen in verschiedenen Bereichen unserer Seele. Der Therapeut-in-uns schafft schließlich, wenn wir ihn lassen, Hindernisse beiseite, damit wir uns entsprechend unseren genetisch-neuralen Fähigkeiten aus dem Larvenstadium zum Schmetterlings-Dasein entwickeln und somit zu dem werden, was wir von Natur aus sind.

Der Therapeut-in-uns erscheint in vielfältiger Symbolik, u. a. auch als „weise Frau“ als „weiser Mann“.

Übung: „Die weise Frau ... der weise Mann ..."

Bitte versuchen Sie, sich zu entspannen, nehmen Sie eine angenehme Position ein, atmen Sie tief und befreiend durch und schließen Sie die Augen:
Ich gehe — wie in einem wunderbaren Traum — über eine Wiese, überquere einen kleinen Bach und nähere mich einem großen, dunklen Wald ... ich trete ein und gehe im Schatten der hohen Bäume weiter und weiter ins Innerste des tiefen Waldes ... bald erscheint vor mir eine helle Lichtung, sonnendurchflutet und weit ... am anderen Ende der Lichtung sitzt auf einem thron-ähnlichen Sessel eine alte, schöne Frau im fein-bunten priesterlichen Gewand; ich spüre ihre freundlichen Augen und ihr weises Lächeln. Ich nähere mich langsam und verneige mich vor der Würde der weisen Frau. Ohne ein Wort zu sprechen, fordert sie mich auf, eine Frage an sie zu stellen. Dies befolge ich gerne und frage sie etwas. Nachdem sie meine Frage entgegengenommen hat, lächelt sie wohlwissend und nickt mir zuversichtlich zu. Höre ich die Antwort der weisen Frau gleich oder wird sie mir — nachdem ich sie verlassen habe — nachgesandt werden?
Ich verneige mich dankbar vor der weisen Frau, entferne mich getragenen Schrittes aus der Lichtung, durchquere den Wald und komme zurück auf die freie Landschaft, überspringe den Bach und wandere erleichtert auf der Wiese — bin froh und zuversichtlich, sehr zuversichtlich ...

Dies ist eine wunderbar einfache Übung mit wegweisendem Effekt. Die weise Frau-in-mir, der weise Mann-in-mir antwortet — irgendwie — immer: Manchmal ist gleich eine Antwort zu hören oder zu erahnen, manchmal kommt die Antwort in einer der Folgenächte im Traume zu uns oder wir spüren plötzlich — als Antwort — einen ganz besonderen Handlungsimpuls, dem wir auch nachgeben sollten. Oder — sehr häufig — erreicht uns die weise Botschaft aus der Umgebung des Alltags, manchmal etwas kaschiert und nicht gleich erkennbar: Wir schlagen ein Buch auf, und ein bestimmter Satz trifft uns spontan tief im Herzen, oder der Refrain irgendeines Songs aus dem Radio berührt uns ungewohnt tief oder irgendeine — scheinbar banale — Bemerkung eines Mitmenschen erscheint uns — primär unerklärlich — von enormer Bedeutung, die lange nachwirkt ... All dies können verschlüsselte Wegweisungen sein, verzögert auftauchende Antworten auf die Fragen, die wir der weisen Frau-in-uns, dem weisen Mann-in-uns gestellt haben. Sind unsere Wahrnehmungs-Sinne weit geöffnet und wach, dann vernehmen wir die Botschaften und Weisheiten, die aus unserem Innersten hervortreten.

Melancholie und Depression

„Die Wasser schimmern grünlichblau
Und ruhig atmen die Zypressen
Und Ihre Schwermut unermessen
Fließt über in das Abendblau
Tritonen tauchen aus der Flut,
Verfall durchrieselt das Gemäuer
Der Mond hüllt sich in grüne Schleier
Und wandelt langsam auf der Flut ...“
G. Trakl

Vergleichen Sie bitte die beiden folgenden Geschichten:

a) Marco Sch. ist ein respektierter, erfolgreicher Bürger in einer (Klein-)Stadt, er führt das größte, angesehenste Computerfachgeschäft am Ort; ist groß und stämmig gebaut, gutaussehend, Frauenheld, früher mehr als jetzt, ist verheiratet mit einer Oberstudiendirektorin, hat zwei Töchter, einen Sohn und einen sehr reichen Großvater. Frau Sch. präsidiert dem evangelischen Kirchenvorstand, Herr Sch. ist Präsident des hiesigen Fußballvereins (beinahe 2. Liga) — letztes Jahr ist er auf der Liste der Bürgerpartei in den Stadtrat gewählt worden. Er gibt sich als strenger, doch gerechter Chef, kann sich auch herzhaft erheitern, trinkt gerne dunkles Bier und Rotwein, hat eine Geliebte im Nachbarort und bezeichnet sich — Freunden gegenüber — als „heimlichen Atheisten“ (obwohl er offiziell Kirchenmitglied sein muß): „Wenn das Leben vorbei ist, ist es vorbei“, dazu kann er laut lachen. Sporadisch zeigt er sich durchaus großzügig, sammelt Nachbildungen antiker Vasen und würde gerne — sein größter Wunsch — bei einer Mondlandung dabei sein.

b) In einer Großstadt, inmitten eines alternativen, eher studentischen Stadtviertels, erster Hinterhof, kleine Altbauwohnung, wenig Miete. Hier wohnt Frau Gabriela B., Ende 30, Sozialpädagogin und — wie viele in der Stadt — allein-lebend. Sie ist groß, schlank, die früh ergrauten Haare bleiben ungefärbt und umrahmen ein feines, schönes Gesicht mit großen, traurigen Augen. Eine Ehe wurde vor fünf Jahren geschieden: „Ich würde gerne in einer Beziehung leben, aber ich bin wohl beziehungsunfähig ... früher wollt' ich gerne eigene Kinder haben, doch längst weiß ich, daß ich allzu viele Probleme mit mir habe, mit mir selbst kaum zurechtkomme, was sollte ich da mit einem Kind, das arme Kind ..." Zum Ex-Ehemann hat sie noch regelmäßigen Kontakt, obwohl dieser inzwischen in einem anderen Land lebt; sie schreibt ihm mehrmals in der Woche lange Briefe und sieht in diesem Mann — obwohl weit entfernt — ihren wichtigsten Freund.

Seit Jahren dem tibetanischen Buddhismus zugewandt, hat sie sich mit Buddha-Natur, Tod, Reinkarnation und Nirvana befaßt. Wenn es Möglichkeiten gibt, dem Dalai Lama zu begegnen, unternimmt sie sogar sehr weite Reisen. Zweimal pro Woche leitet sie eine buddhistische Meditation. Gabriela B. pflegt wenige Freundschaften, ist überwiegend allein, über ihre Arbeit (städtischer Beratungsdienst für ausländische Eltern) ist sie oft unglücklich, doch bei ihren Kolleginnen beliebt; sie ist zuverlässig, trotz Krankheiten versucht sie, selten zu fehlen. Ernsthaft wirkt Gabriela B., introvertiert, gerät leicht ins Grübeln, wechselnd intensiv sind konkrete oder diffuse Ängste — manchmal überkommt sie starke Todessehnsucht. „Nur einmal hab' ich versucht, mir das Leben zu nehmen, mit Tabletten, 17jährig war ich damals." Von den Schattenseiten des Lebens wird sie tiefer geprägt als von freudigen Ereignissen. Früher hat sie täglich Klavier gespielt — „Das war wunderbar" — bis schließlich vor vier Jahren ein neuer Wohnungsnachbar zu ihr sagte, er fände das störend. Seitdem spielt sie nicht mehr; ein paarmal hat sie's noch mal mit dem Klavierspiel versucht, aber da hat sie gleich große Angst gekriegt, der besagte Nachbar käme wieder ... dabei wisse sie gar nicht, ob dieser Mann überhaupt noch im Hause wohnt. „Ich bereite mir wenige Freuden — mein Essen ist einfach und eher Notwendigkeit, sexuell bin ich zur Nonne geworden, so bleiben mir die gelegentlichen Zigaretten, die ich mit schlechtem Gewissen rauche, und es bleibt mir das stundenlange Opern-hören, Opern aus der Barockzeit, per Kopfhörer natürlich. Auch wenn die Operntexte meist nicht traurig sind, muß ich dabei viel weinen, aber es sind schöne Tränen."

Wenn Krieg besonders deutlich wird auf der Welt — Irak, Kosovo, Pakistan und so weiter — fühlt sie sich mit-betroffen, leidet in schlafgestörten Nächten. Sie ist gutmütig und wehrt sich selten. Als sie vor einem Jahr von einem Bekannten sehr eindringlich und wiederholt um eine 5.000-DM-Leihgabe gebeten wurde, gab sie ihm das Geld und damit fast ihre gesamten Ersparnisse; „Bei der Übergabe ahnte ich schon, das Geld krieg' ich nie mehr — und so ist es auch: Der Mann ist spurlos verschwunden." Polizeiliche Ermittlungen einzuleiten, liegt ihr fern.

Nach der Partnertrennung — damals — ging sie ein Vierteljahr zu einem Therapeuten: „Der war schon sehr einfühlsam, auch erfahren und irgendwie ging's mir nach der Therapiestunde auch immer besser. Das fand ich sehr erstaunlich. Aber trotzdem hab' ich gemerkt: Ich muß mein Leben allein leben, allein in meiner Melancholie, mein Schicksal annehmen ... Zum Glück hat mich der Therapeut verstanden und mich nicht zu halten versucht ... Ein oder zweimal im Jahr hab' ich ganz fürchterliche Depressionen, meist zwei oder drei Wochen lang, manchmal länger. Das ist furchtbar, dauernd könnt' ich heulen, am liebsten würd' ich sterben. In solchen Zeiten ruf' ich dann meinen Exmann an. Er hat ein offenes Herz für mich — ich weiß, eigentlich erzählt er mir jedes Mal dasselbe und am Schluß des Telefonats bringt er mich sogar zum Lachen. Obwohl er mit Psychologie und so weiter nichts zu tun hat, denk' ich mir manchmal, vielleicht ist das alles nur psychologische Technik, was er da am Telefon treibt, aber es hilft mir trotzdem weiter ..."

In Gedanken lebt Gabriela B. oft in der Vergangenheit: schöne Lebensabschnitte während des Studiums, intensive Zeiten mit ihrem Exmann (obwohl mit vielen Kränkungen durchsetzt), ein wunderbarer Kanada-Urlaub mit einer Freundin vor zehn Jahren. Ihre Kindheit versucht sie zu verdrängen, eine harte, einsame, demütigende Zeit. Um ihren alten Vater muß sie sich gelegentlich kümmern, obwohl der sie in der Kindheit oft geschlagen und hämisch bloßgestellt hat; die Mutter ist vor 15 Jahren verstorben.

Gabriela B. wird nach ihrem Sinn des Lebens gefragt: „Einen gewissen Sinn find' ich in meinem Leben im Buddhismus, doch hab' ich dabei immer wieder bohrende Zweifel. So versuche ich, die mir gegebenen Lebenstage abzutragen und dabei — so gut ich kann — möglichst wenig Schlimmes zu machen und immer wieder — so gut ich kann — anderen ein bißchen Gutes zu tun ... anderen kann ich manchmal helfen, mir selber jedoch nicht."

Wenn wir unser Augenmerk auf die Charakter-Typologie richten, dann würde Marco Sch. am ehesten zum Adrenalin-Typ (aktiv-impulsiv) passen, Gabriela B. am ehesten zum Serotonin-Typ (ernsthaft-tiefsinnig). Zum Serotonin-Typ paßt der Begriff „Melancholie", wobei „Melancholie" als Charaktereigenschaft verstanden wird, nicht primär als Depression, die oft als Kranksein erlebt wird.

Warum gilt in unserer Gesellschaft das Leben des Herrn Marco Sch. als vorbildlicher als das Leben der Frau Gabriela B.? Die meisten Eltern würden ihren heranwachsenden Kindern eher Marco Sch. als Gabriela B. zur Nachahmung nahelegen. *Dabei könnte man sagen — wäre mehr Melancholie auf dieser Welt — gäbe es weniger Gewalt, weniger Elend in der Dritten Welt, mehr Gerechtigkeit, mehr Gleichklang mit den natürlichen Rhythmen dieser Erde, ein Mehr an tiefen Wissen und Liebe.*

Nachdenklich-sein, Grübeln, Angst empfinden, sich zurückziehen, an den Tod denken, Traurig-sein — dies sind Befindlichkeiten, die jeder von uns mal kennengelernt hat, über kurze oder lange Zeit, unabhängig davon, welchen Grundcharakter man üblicherweise zeigt. Wenn man — als Nicht-Melancholiker — sich nun vorstellt, daß diese selbst erfahrenen, melancholischen Befindlichkeiten zu einer Art Dauerzustand werden — dann kann man sich ungefähr einfühlen in einen Menschen mit melancholischem Charakter oder — das Ganze mehrfach gesteigert — in einen Menschen mit depressiven Störungen.

Ausgestattet mit dem Fühlen und Denken der Steinzeit-Menschen kämpfen wir in einer Hightech-Welt um das tägliche Überleben. Bei diesem Überlebenskampf der Gegenwart haben es melancholisch gestimmte Menschen besonders schwer. Natürlich gab es schon immer, in allen menschlichen Epochen und Kulturen melancholische Menschen. Doch in Volksstämmen, die mehr in Einklang mit der Natur lebten, war es für einen Melancholiker sicherlich leichter, sein trauriges Glück zu finden — denn auch in der Natur widerspiegelt sich vielfach eine lebendige, blühende Melancholie. Die gegenwärtig uns umgebende Welt ist geprägt von der Epoche des Konsumismus, und die Hauptrolle bei der psychischen Konditionierung — von der Kindheit bis ins hohe Alter — hat die Werbung übernommen: Sie präsentiert die Leitbilder und bietet — statt Religion oder sozialistischer Ideologie — vermeintlich eine neue Orientierung — den neuen lifestyle, verbunden mit Jung- und Dynamisch-sein, Gutaussehen, sportlichem training, sexappeal und happiness. Für die „innere Leere“, die wohl jeder mal spürt, wird eine Lösung angeboten: Die Leere kann vollgestopft werden mit schönen Waren und Genuß. Um die innere Leere kümmert sich überdies ein quasi-industrieller Psycho-Markt, der das Bedürfnis des einsamen Individuums nach Geborgenheit und Liebe — gegen Bezahlung — zu befriedigen weiß. Der genormte Alltag fremdbestimmter Arbeits-Existenzen darf Abwechslung durch ein lockeres „fit for fun“-Programm erfahren, aber er darf nicht irritiert werden durch ein nachdenkliches Alles-in-Frage-stellen, durch Tiefgang oder No-future-Mentalität. In der modernen Glitzerwelt von „don't worry, be happy“ hat es der melancholisch gestimmte Mensch schwer.

Die Melancholie als ausgezeichnete Charaktereigenschaft

Andauernde Leistungsfähigkeit, Genußfreude und Optimismus — dies gilt in unserem Alltag durchaus als vorbildlich. Dieses Vorbildhafte wird noch verstärkt durch beispielhaft gut funktionierende Exponenten der Konsumismus-Kultur, durch Showmaster, Minister und Präsidenten, Sport- und Modestars — allesamt erklärte Symbole der Normalität. Dagegen gelten Melancholie, Introvertiertheit und Pessimismus als überwiegend negative Eigenschaften, auch wenn sie, angesichts des uns umgebenden inneren und äußeren Elends, durchaus berechtigt und angemessen sind.

Ein überwiegend melancholisch Gestimmter wirkt meist ernsthaft, mit einem Hauch von Traurigkeit, er ist eher zurückgezogen (was gelegentliches extrovertiertes Auftreten nicht ausschließt), er ist nachdenklich, verfällt manchmal ins Grübeln, seine Entscheidungen reifen lange — er läßt sich von Leidvollem nachhaltiger beeindrucken als von Freude und Glück. Sehr sensibel verhält sich der melancholisch gestimmte Mensch den Mitmenschen gegenüber und er ist überaus sensibel-empfindsam, was die eigene Person betrifft; eher warmherzig wirkt er, ist meist zuverlässig und von erlebten Ungerechtigkeiten tief berührt, was manchmal soziales Engagement auslöst.

> Wer jetzt weint irgendwo in der Welt,
> ohne Grund weint, weint über mich,
> Wer jetzt lacht irgendwo in der Nacht,
> ohne Grund lacht in der Nacht, lacht mich aus.
> Wer jetzt geht irgendwo in der Welt,
> ohne Grund geht in der Welt, geht zu mir.
> Wer jetzt stirbt irgendwo in der Welt,
> ohne Grund stirbt in der Welt: sieht mich an.
> *Rainer Maria Rilke, „Ernste Stunde“*

Von ihrer Familie und von ihrem Freunden werden melancholische Menschen immer wieder aufgefordert, sich *anders* zu zeigen: „Lach’ doch mal ein bißchen!“, „Mach’ doch mal was Schönes!“ Solche Rat-Schläge sind tatsächlich Schläge und Nadelstiche für einen Melancholiker. Die Melancholie ist eine Charaktereigenschaft, die nicht schlechter und besser ist als andere Wesensarten, und sie ragt aus der breiten Skala menschlicher Befindlichkeiten heraus. *Wie für jeden Menschen, so ist es auch für den melancholisch gestimmten Menschen bedeutend, so akzeptiert zu werden, wie er ist.* Die weitgehende Negativ-Bewertung vieler melancholischer Eigenarten vermehrt die Probleme eines melancholischen Menschen oder erschafft sie erst.

Der Mensch ist nicht durch seinen Charaktertypus festgelegt, selbst der Schwermütigste kann mal ausgelassen fröhlich oder sehr zornig sein. Umgekehrt kann ein durchwegs heiterer, unternehmungsfreudiger Mensch traurig werden, adynam und klagend, wenn familiäre Konflikte oder wirtschaftliche Katastrophen ihn in Existenzängste treiben. *Wir bekommen ein breites Spektrum psychischer Befindlichkeiten in die Wiege gelegt. Sehr klar erkennbar zeigt schon der Säugling einen ständigen Wechsel zwischen Freude und lautem Unglücklichsein, zwischen Zufriedenheit und zornigem Strampeln.* Wenn auch merklich modifiziert, steht uns — theoretisch — auch im Erwachsenenalter diese Bandbreite menschlicher Temperamente offen.

Überdies ist es so, daß nicht wenige Menschen außer dem melancholischen Charaktertypus noch einen anderen Typus in sich tragen, z. B. den rational-korrekten Typus oder den Adrenalin-Typ — sind zwei oder gar drei Charaktertypen in einem Menschen vereint, so können die Schwierigkeiten, die der melancholische Typus in der gegenwärtigen Gesellschaft hat, oftmals gut kompensiert werden. Manchmal ist so, daß ein völlig in Melancholie versunkener Mensch „vergessen" hat, welche ganz anderen Eigenschaften und Ressourcen noch in ihm schlummern: Es kann eine sehr erfreuliche Aufgabe einer Psychotherapie werden, diese ruhenden Kräfte zu wecken. Dazu ist aber nicht unbedingt ein Psychotherapeut als Erwecker nötig: Viele familiäre oder gesellschaftlichen Gepflogenheiten können — zum Beispiel bei einem Melancholiker — einen durchaus stimulierenden Effekt haben und bisher nicht genutzte, aktiv-extravertierte Persönlichkeitsanteile immer wieder wachrütteln. Auch wenn sich viele Melancholiker größeren Festivitäten widersetzen, werden sie oft „einfach" miteinbezogen: Geburtstagsfeiern, Hochzeiten, Weihnachten, Fasching, Volksfeste, gemeinsame Konzertbesuche, lockeres Zusammensein in allerlei Clubs oder Cafés, Spielemachen, Tanzen, Flirten etc.

Doch eigentlich bedarf die Melancholie keines Ausgleichs durch kontrastierende, psychische Fähigkeiten, die Melancholie ist — für sich — eine wunderbare Charaktereigenschaft, voll von Tiefgang, Kreativität und stiller Leidenschaft. Vor allem die künstlerisch veranlagten Melancholiker bauen die kunstvollen Brücken zum Unbeschreiblichen, zum Transzendenten, zu einer anderen Welt des Seins; sie konfrontieren uns immer wieder mit der Seinsfrage, mit dem Tod, mit all den Schattenseiten dieser Erde; sie beweinen — auch stellvertretend für die anderen Menschen — Elend und Armut dieser Erde, die äußere Armut in den ausgebeuteten Ländern und die innere Armut in den reichen Ländern.

> „Warum erweisen sich alle außergewöhnlichen Männer in Philosophie oder Politik oder Dichtung oder in den Künsten als Melancholiker?"
> *Aristoteles, griechischer Philosoph*

Es gibt auch eine Ästhetik des Traurigseins — es gibt glückliches Traurigsein. Die oben erwähnte Gabriela B. schmückte manchmal des Abends ihr Zimmer mit blauen Blumen, viele Kerzen gaben Licht, eine Duftlampe schuf feierlichen Geruch, Gustav Mahler als CD, sie selbst kleidete sich in schwarze Seide, auch mit Blumen im Haar — und so tanzte sie all-einig mit der Musik und dem Licht und sie war traurig und glücklich und tränenüberströmt ... Ein melancholisches Bad.

Für manche Menschen kann es für das innere Gleichgewicht überaus dienlich sein, solch ein „melancholisches Bad" zu nehmen. Hilfreich ist ein solches Hinabsteigen in den Brunnen der Melancholie vor allem für solche Menschen, die ihr Melancholisch-sein verdrängen und überspielen, die im Umgang mit anderen oft oberflächliche Heiterkeit zeigen, sich locker und cool geben. Kriecht irgendwann Depressives in deren Seele, so reagiert — anstelle der Seele — häufig der Körper und läßt ein ausgewähltes Organ erkranken (Lungenentzündung, Nierenkolik, Knoten in der Brust oder Migräne oder ...). Die Mediziner sprechen hier von larvierter Depression, es ist für Außenstehende manchmal schwer zu erkennen, daß eigentlich die Verleugnung des melancholischen Charaktertypus hinter der körperlichen Krankheit steckt. Ein solcher Mensch muß gewissermaßen erst lernen (oder wieder lernen), daß zu den Gegebenheiten seiner psychischen Struktur wesentlich die Melancholie gehört. *Die Melancholie will Raum nehmen, will gehört und gepflegt werden,* ansonsten bricht sie an „falscher" Stelle durch. In einer therapeutischen Sitzung kann ein solcher Klient lernen, bewußt — immer wieder — in den Brunnen der Melancholie zu steigen. Ähnliches gilt für solche Personen, die sich im Labyrinth von Melancholie und Depression verfangen haben und von einem depressiven Loch ins nächste fallen. Auch für diese gilt: Statt in den Brunnen der Melancholie hineinzustürzen, soll — gewissermaßen als Prophylaxe — das Ritual des feierlichen Brunnenabstiegs regelmäßig gepflegt werden.

Übung: „Feierliches Absteigen in den Brunnen der Melancholie"

Wer nicht immer wieder in depressive Löcher hineinstürzen will, der muß von sich aus — freiwillig — immer wieder in die Tiefe versinken. Doch ist es ein großer Unterschied, ob ich als Taucher (mit vollem Wissen und voller Ausrüstung) oder als ein über-Bord-Gestürzter in die Tiefen des Meeres sinke. Sie können lernen, nicht wie ein Ertrinkender, sondern wie ein Meister in die Tiefe zu gehen.

Stellen Sie sich bitte vor, Sie schauen in einen tiefen Brunnen der Melancholie. Manche fallen unvermutet in dieses tiefe Brunnenloch (= depressives Loch) und fühlen sich dann völlig zerstört. Steigen Sie bewußt, immer wieder in den tiefen Brunnen der Melancholie, Schritt für Schritt, vorsichtig und achtsam immer tiefer und tiefer gehend. Dazu wählen sie eine all-einige Situation aus, Sie gehen tief in sich, vielleicht wählen Sie als Hilfsmittel eine tiefsinnige Musik, vielleicht Rotwein oder brennende Kerzen oder melancholische Gedichte . . . steigen Sie hinab in den tiefen Brunnen der Melancholie, bewußt Schritt für Schritt, unten angekommen bleiben Sie eine Weile in tiefer Traurigkeit und beweinen Sie Ihr Elend und das Elend dieser Erde . . . alsdann steigen Sie behutsam, Schritt für Schritt den Brunnen wieder empor, bis Sie schließlich wieder im Lichte des Tages ankommen.

Die Melancholie verbreitet sich nicht nur über die Menschen, sondern durchdringt die gesamte Erde, die Natur, die Pflanzen, die Tiere . . . Ähnlich dem Menschen durchlebt auch die Natur wechselnde Stimmungen. Im Herbst werden die Tage kürzer, oft sind Wochen ohne Sonnenschein, grauverschleierte, ernsthafte Tage, lange Nächte, die — wenn man sie nicht vor dem Fernsehgerät verbringt — zum Nachdenken anregen. Die Bäume verlieren im Herbst das Laub. Viele Vögel ziehen in ein anderes Land, andere Tiere halten Winterschlaf. Alle Blumen verblühen und manchmal stirbt der gesamte sichtbare Teil einer Pflanze ab, nur die Knolle, versteckt im Innern der Erde überdauert. Verblühen, verwelken, sterben, sich-zurückziehen, stille sein — die Melancholie der Natur zeigt sich auf vielfache Weise. Es ist stimmig und natürlich, wenn auch der Mensch sich solchen melancholischen Stimmungen hingibt.

Man kann diese Betrachtungen noch ausweiten und die Melancholie in bestimmten Bäumen spüren, in Zypressen, Pinien, alten Olivenbäumen, im hohen, dunklen Tannenwald und in der Weide. Auch manche Tiere vermitteln melancholische Stimmung: der Hase oder der Braunbär, ältere Katzen, Skorpion und Maulwurf, der Esel natürlich und die Eule als Nachttier, schließlich die Kröte und — seit Alters her — der Drachen. Unter den Melancholie-ausstrahlenden, kleineren Pflanzen wäre der Efeu zu nennen, das Veilchen, das Buxbäumlein und das Johanniskraut. Es gibt auch geographische Besonderheiten der Melancholie, so könnte man eine griechische, ungarische, deutsche, schwedische, irische oder portugiesische Melancholie unterscheiden, eine mexikanische, nigerianische oder indische und so weiter: Die Besonderheiten der einzelnen Völker und deren Kulturen spielen bei der Färbung des melancholischen Erlebens eine entscheidende Rolle.

Depression — eine Krankheit?

Im melancholischen Menschen und ebenso in anderen Charaktertypen fließt ein inneres Gleichgewicht, das für Balance sorgt und ein Einbrechen in depressive Löcher verhindert. Kippt dieses Gleichgewicht, dann kann eine depressive Stimmung entstehen. Depression bedeutet — vereinfacht — große Traurigkeit. Die Normalbürger nennen einen Menschen dann „depressiv“, wenn er übermäßig traurig wirkt, viel weint und grübelt, zurückgezogen und hoffnungslos ist, freudlos, ängstlich oder gar von Angst oder Panik besessen ist. Menschen mit schweren, depressiven Störungen bezeichnen sich meist selbst als krank: *Dann erst sollte der Begriff „depressive Krankheit“ gebraucht werden.* Wenn man will, kann man folgende Formen unterscheiden:

— Die *reaktive Depression*, die — wie der Begriff sagt — als Reaktion auf akute, schwere, psychische Belastungen zu verstehen ist. Solche traumatisierenden Belastungen können sein:

Unfall, Katastrophen, Krieg, Vergewaltigung und andere Verbrechen, Verlust eines geliebten Menschen (durch Trennung oder Tod), wirtschaftlicher Ruin oder plötzliche schwere Krankheit. Auch berufliches Scheitern, eine nicht bestandene Prüfung, eine Wohnungskündigung, demütigende Konflikte in einer Partnerschaft oder Enttäuschung durch Freunde können Ursache werden für eine reaktive Depression. Eine solche Depression kann Tage, Wochen, Monate, auch Jahre andauern.

— *Dauernde depressive Störungen*, die eigentlich „schon immer" bestehen, aber manchmal erträglicher und manchmal erdrückend sind.

— *Periodisch-auftretende depressive Störungen*, die beispielsweise immer im Frühjahr und Herbst kommen oder sich immer wieder mal einstellen und dann tage- oder wochenlang anhalten. In der Zeit zwischen diesen Episoden kann die Stimmung „normal" sein oder — selten — in euphorische Hyperaktivität übergehen (was psychiatrisch dann „Manie" genannt wird); der Wechsel von Depression und Manie heißt „bipolare, affektive Störung", „manisch-depressive Krankheit" oder „Zyklothymia".

— Bei *larviert-depressiven Störungen* stehen körperliche — also psychosomatische Beschwerden — im Vordergrund (Magen-Darm-Entzündungen, Asthma, Kopfschmerzen, Wirbelsäulen-Beschwerden, gynäkologische Probleme, bestimmte Herz-Kreislaufstörungen, rezidivierende Infekte, Neurodermitis etc.). Solche Menschen durchlaufen manchmal eine wahre Odyssee von diagnostischen Maßnahmen und füllen die Facharzt-Praxen, weil oftmals keine „handfeste" organische Diagnose gestellt werden kann (z.B. bei psychosomatisch-bedingten Herzschmerzen). Man muß hinter den körperlichen (Krankheits-)Zeichen die leidende Seele erkennen.

— Bei der *verborgenen (= kaschierten) Depression* erscheinen die Betroffenen — nach außen — völlig „normal", überhaupt nicht depressiv; sie wirken ungezwungen, heiter, sind zu Späßen bereit und durchaus extrovertiert. Auch treten keine psychosomatisch-bedingten körperlichen Krankheiten auf, sondern diese Menschen wirken — rundum — gesund. Aber eine zweite

Seele in diesen Menschen ist — heimlich — sehr depressiv. Diese depressive Seele wird erst dann gelebt, wenn der Betroffene zu Hause für sich allein ist, wenn keiner ihn sieht, auch nicht Familienmitglieder oder Freunde. Wenn solche verborgen-depressive Menschen die Spannung zwischen gezeigter Heiterkeit und einsamer Traurigkeit nicht mehr länger ertragen können und in Verzweiflung und Hoffnungslosigkeit zusammenbrechen oder gar einen Selbsttötungsversuch machen — dann ist dies für die umgebenden Mitmenschen meist eine totale Überraschung. Jedoch können viele „Kaschiert-Depressive" sehr wohl einen Ausgleich finden zwischen ihrer heiteren und ihrer traurigen Seele.

— Und schließlich gibt es Menschen, die empfinden sich als Mit-Träger der natürlichen-Depression-auf-dieser-Erde, als eine der traurigen Blüten der erd-umfassenden Melancholie, als einer der Träger des Weltschmerzes.

Die schematische Einteilung von Depressionen mag dem Therapeuten dienen, für den Betroffenen ist sie letztendlich irrelevant. Entscheidend ist, daß der Therapeut auf die Beschwerden, unter denen ein depressiver Mensch leidet, eingeht und dann die verschiedenen Möglichkeiten des Vorgehens mit ihm bespricht. Dabei sollte klar werden, daß keineswegs immer ärztliche oder psychiatrische Therapie notwendig ist, sondern daß — meistens! — die Selbstheilungskräfte der Seele ausreichen, um auftretende Krisen zu überwinden. Hinzu kommt, daß eine solche Krise durchaus als Chance genutzt werden kann, bestehende unerträgliche Lebenssituationen zu ändern oder den eigenen spirituellen Horizont zu erweitern. In einem solchen Gespräch sollten auch die mögliche Ursachen der depressiven Störung erörtert werden; Medikamente sollten nur eine Nebenrolle spielen, zumal sie eine Depression nicht heilen, sondern bestenfalls Symptome lindern können.

Nicht jedes Leiden ist Krankheit!
Aber die Psychiater — als die Inquisitoren der Moderne — machen aus dem Depressiv-sein eine Krankheit, die ausgetrieben werden muß.

> Das depressive Leiden ist jedoch keine Krankheit, das depressive Leiden mit all seiner Traurigkeit und Angst ist vielmehr eine der Befindlichkeiten, in denen man sich dem Sein und dem Nichts, dem „Göttlichen" am nächsten fühlen kann.

Die Art, wie sich depressive Störungen ausprägen, hängt auch von eigenbiologischen und „äußeren Faktoren" ab: von Konstitution, Vererbung, Hormonstatus, Lebensalter, Ernährung, Klima, Jahreszeit, sozialem Umfeld und so weiter. Wichtig ist auch: Eine Reihe von körperlichen Krankheiten können depressive Störungen auslösen (manche Krankheiten des Gehirns, der Leber, der Schilddrüse etc.), zahlreiche, regelmäßig genommene Medikamente können als „Nebenwirkungen" depressive Störungen erzeugen (z. B. Neuroleptika, Betablocker, die „Pille", also die hormonelle Empfängnisverhütung der Frau).

Patienten, die ein Depression-erzeugendes Medikament nehmen, ohne aber von dieser Nebenwirkung zu wissen, berichten dem Arzt von ihrer gedrückten, depressiven Stimmung und erhalten dann oft ein leichthändig rezeptiertes Antidepressivum: ein Dauer-Medikament gegen die Dauer-Nebenwirkungen eines anderen Medikaments.

Sowohl Ärzte wie depressiv Gestimmte könnten umlernen und das depressive Sein nicht primär als Krankheit deklarieren, sondern als eine (zwar oft leidvolle) Grenzerfahrung zwischen Leben und Tod, überdies als unerschöpfliche Fundgrube für Tiefgang und profunde Kreativität. Das mit der Grenzerfahrung einhergehende Leiden hat dann einen „Sinn" und muß nicht als allererste Maßnahme gleich mit chemischen Keulen bekämpft werden. Wenn jedoch das Leiden — subjektiv — unerträglich wird, dann sollten Arzt und Klient gemeinsam über Erleichterungen nachdenken: Johanniskraut? Prozac/Fluctin und andere chemische Antidepressiva? chemische Anxiolytika? Psychotherapie? stationär in eine psychotherapeutische (nicht psychiatrische!) Klinik? Welche Selbsthilfe-Möglichkeiten gibt es? Trotz dieser Erleichterungen wäre ein weiterer Schritt vorwärts für den Klienten, sich in seinem So-Sein mehr anzunehmen . . .

Übung: „Probieren Sie sanft das Gegenteil von Depressiv-Sein"

Wenn Sie in depressiver Stimmung sind, dann versuchen Sie an einer passenden Stelle in Ihrem Zimmer eine für Ihre Depression typische Körperhaltung einzunehmen und die dazugehörigen Gefühle zu spüren und zu formulieren (z. B. das Zusammenkauern auf dem Boden).
Dann richten Sie sich auf, schütteln Arme und Beine, atmen einige Male tief ein und aus und versuchen dann, eine körperliche Position einzunehmen, die genau das Gegenteil der „depressiven Körperposition" darstellt (z. B. hoch aufgerichtet am Fenster stehen).
Versuchen Sie, die zuletzt genannte Körperposition (Gegenteil zu depressiver Körperhaltung) immer wieder zu üben und die dazugehörigen Gefühle zu spüren und zu artikulieren.

Bin ich depressiv?

Einige Begriffe, die depressive Beschwerden umschreiben, wurden bereits erwähnt; die nachfolgende Übersicht enthält die wichtigsten seelischen und körperlichen Erscheinungen, die mit dem Begriff Depression in Zusammenhang gebracht werden. Selbst nicht-depressive Menschen werden die eine oder andere genannte Störung aus Eigenerfahrung kennen; hat man nur wenige solcher Störungen in seinem Herzen, dann kann man damit durchaus weitgehend unbeeinträchtigt leben. Depressive Menschen leiden unter mehreren Beschwerden gleichzeitig; aufgrund des empfundenen Leidens bezeichnen diese Menschen meist ihre Depression als Krankheit. Sehr sensible, dünnhäutige, bedächtige, introvertierte Menschen, romantische Träumer und ängstlich-scheue Menschen neigen mehr als andere dazu, hineinzusinken in die amorphe Gallerte der Schwermut. Manche depressiven Beschwerden können als über-sensible Reaktion auf Kränkungen und Demütigungen im Alltag gesehen werden, die meisten (oder alle?) Beschwerden lassen Verletzungen und Traumata während der Kindheit und der Erwachsenenzeit als Mit-Ursache erkennen.

Depressiv-Sein:

Gefühlsleben: traurig, selten fröhlich, hoffnungslos und ohne Zukunftspläne; sich wertlos fühlen, sich wie tot fühlen, nicht mehr Ruhe und Entspannung finden; pessimistisch; kaum oder sehr selten aggressiv; sich Vorwürfe machen, begangene Fehler sich nicht verzeihen; sich morgens besonders „down" fühlen; weinen; Verzweiflung, Minderwertigkeitsgefühle, Gefühl des ständigen Versagens. Im mittleren oder höheren Alter wächst das Gefühl, das Leben sei irgendwie schon gelaufen und eigentlich sinnlos.
Angst (oft unbestimmte Angst): Angst kann zu quälender Unruhe, zu bebender Erregung oder sogar zu Panik führen.
Denken: Gedankenleere oder immer dieselben Gedanken (Gedankenkreisen), Grübeln, zähes Denken, Entscheidungsschwäche, Einfallslosigkeit, hochgradige Konzentrationsstörungen, erheblich vermindertes Wollen, manchmal übertriebenes Pflichtbewußtsein.
Wahrnehmung und Bewußtsein: Alles wird farblos, traurig erlebt, wie tot; fehlendes Selbstbewußtsein; Wahrnehmungsveränderungen (z. B. Umdeutung des eigenen Schattens als nahenden Tod).
Erleben der Umgebung, der eigenen Persönlichkeit: Manchmal wird das gesamte soziale Umfeld als feindlich erlebt; der eigene Körper wird als abgestorben empfunden; großes Mißtrauen gegenüber anderen; die Zeit scheint stillzustehen; Schuldwahn: „Ich bin schuld an allem ... ich bringe nur Unglück ..."; kontaktscheu; relativ hohe Opferbereitschaft; Zuverlässigkeit, Neigung zur Selbstaufgabe; manchmal aber auch übermäßige Gleichgültigkeit; extreme Überbewertung der anderen Menschen und sich zu hohe Vorbilder aussuchen; oft Angst, irgendwie aufzufallen. Meist gering ausgeprägter Egoismus, aber auch übersteigerter Egoismus — gewissermaßen als Selbstschutz — ist möglich.
Suizidideen: Wiederholtes, zwanghaftes Denken an Selbsttötung; sich mit Möglichkeiten der Selbsttötung befassen; traurig die eigene Beerdigung sich ausmalen.
Antrieb und Leistung: Adynamisch, ohne Schwung, immer müde, alle Bewegungen sind zäh, dennoch manchmal ordentlich sein wollen.
Körperliche Störungen: Appetitmangel oder wahlloses In-sich-hineinfressen; Übelkeit, Kopfschmerzen, Schmerzen an der Wirbelsäule oder in der Herzgegend; Erschöpfung, Schlappheit, gehemmte Bewegungsabläufe; kraftlose Bewegungen; monoton-leise Sprache; unbewegte Mimik; manchmal aber auch als unangenehm empfundene Ruhelosigkeit und quälender Bewegungsdrang; sexuelle Störungen bis zur völligen Gleichgültigkeit gegenüber Erotik und Sexualität; Magen-Darm-Störungen; Schlafstörungen.

Die Psychiater sehen bei einem depressiven Menschen vor allem seine Symptome. Gegen Angst und innere Unruhe werden dämpfende Psychopharmaka rezeptiert, gegen Adynamie sind antriebssteigernde Medikamente das Mittel der Wahl, bei Suizid-Gefährdung wird die Einweisung in eine geschlossene Station erwogen. Das Hervortreten von Symptomen ist aber ein Warnzeichen. Man sollte danach fragen, welche Ursachen hinter den Symptomen liegen und welche inneren Werte die Depression im Gesamt-Lebensplan des Betroffenen einnimmt.

Stellen Sie sich bitte vor: Bei einer sehr komplizierten Maschine leuchtet plötzlich eine rote Warnlampe auf, der zuständige Ingenieur eilt herbei und entfernt eilig die rote Warnlampe. Danach geht er wieder und ist stolz darauf, die Störung beseitigt zu haben. Nun werden Sie einwenden — dies sei Unsinn. Aber genauso handeln Psychiater, wenn Sie nur Symptome — die wie Warnlampen aufleuchten — behandeln, ohne nach den tieferen Ursachen zu forschen.

Innerhalb der Familie wird der Depressive oft zum Sündenbock, auf dem andere Familienmitglieder ihre Aggressionen und schlechte Laune abladen. Oder es ist umgekehrt, wie folgendes Beispiel zeigt: Ein depressives Mädchen erreicht durch ihr Krank-sein sowohl Zuwendung vom Vater wie auch von der Mutter und bewirkt überdies, daß beide — hingegen vorheriger Scheidungsabsichten — doch noch zusammen bleiben. Solche „heimlichen Vorteile" gibt es viele — man muß sie erkennen, will man den Depressiven und seine Familie aus einem Wirrwarr heraushelfen. Bei einigen Depressiven hat man den Eindruck, daß sie sich auf sehr fatale Weise in ihr Depressiv-sein verliebt haben und sich immer wieder in Tristezza hineinsinken lassen; diese Menschen haben manchmal Angst, in die graue und dennoch fordernde Realität zurückzukehren.

„Kennst du das auch, daß manches mal
Inmitten einer lauten Lust,
Bei einem Fest, in einem frohen Saal,
Du plötzlich schweigen und hinweggehen mußt?

Dann legst du dich aufs Lager ohne Schlaf
Wie Einer, den ein plötzlich Herzweh traf;
Lust und Gelächter sind verstiebt wie Rauch,
Du weinst, weinst ohne Halt — kennst du das auch?
Hermann Hesse, „Kennst du das auch?“

Selbstmord oder Freitod?

Weltweit scheiden täglich mehr als 1 000 Menschen durch Selbsttötung aus dem Leben. In Europa, Nordamerika und anderen Industriestaaten ist im Kindes- und Jugendalter der Tod durch Suizid die zweithäufigste Todesursache (die häufigste Todesursache sind Verkehrsunfälle). Auch bei alten Menschen ist die Selbsttötung eine der häufigsten Ursachen, aus dem Leben zu scheiden.

Selbst-Mord oder Frei-Tod? Bei Kindern und Jugendlichen ist die Selbsttötung immer eine Verzweiflungstat, eine Tat aus Hoffnungslosigkeit, Scham oder auswegloser Traurigkeit. Suiziddrohungen oder auch ein „gespielter Selbstmord“ sollten immer sehr ernst genommen werden und Anlaß zu klärenden Gesprächen geben eventuell mit Einbeziehung professioneller Hilfe.

An sich ist jeder erwachsene Mensch selbstverantwortlich und soll zwischen Existenz (Leben) und Nicht-Existenz (Selbsttötung) selbst wählen können. Doch kann auch im Erwachsenenalter die Entscheidungsfreiheit während psychischer Krisen sehr eingeengt sein; läßt sich die Umnachtung der Seele mildern, wird oft auch der Todeswunsch geringer.

Suizidideen sind sehr verbreitet, man kann sogar annehmen, daß in den Industriestaaten sehr viele Menschen in ihrem Leben daran gedacht haben, wie es wohl wäre, wenn man seinem Leben ein Ende setzen würde. Manche malen sich ihren möglichen Selbstmord sehr genau aus, ohne aber irgendwelche Vorbereitungen zu treffen. Depressive Menschen spüren oft eine Todes-Sehnsucht — das stille Verlangen zu sterben, ohne aber aktiv sich selbst töten zu wollen. Sterben wird dann als Erlösung, als endgültige Befreiung vom Leiden gesehen.

Wer dauernd in seinem Innern von Suizidideen gequält wird, für den ist es oft befreiend, wenn er darüber reden kann — der helfende Zuhörer (ein professioneller oder „spontaner" Therapeut) müßte dann den Mut haben, immer wieder nachzufragen: Wann kommen diese Suizidideen, wie sollte die Selbsttötung vollzogen werden, was ist nach dem so herbeigeführten Tode ... Nicht hilfreich sind Bemerkungen wie: „Wer wird denn gleich das Schlimmste denken, morgen kann schon wieder die Sonne scheinen ..." „Das kannst du deiner Familie nicht antun". Ein Ausdrücken (ein Heraus-drücken aus der Seele) von quälenden Suizidgedanken und ein Reden über Details bringt oftmals die Selbsttötungsideen zum Versiegen.

Der bei der Melancholie durchaus häufige „natürliche" Umgang mit Sterben und Tod ist von Suizidideen zu unterscheiden. Der Tod wird oft sehr nahe empfunden, manchmal entsteht dabei Angst, manchmal überwiegt eine ruhige Vertrautheit; der Tod wird dann — was ja der Realität entspricht — als immer präsent erlebt.

Der depressiv gestimmte Seelenvogel denkt nach ...

Er fragt sich, woher die gedrückte Stimmung kommt, war er doch bis vor kurzem noch wohlgelaunt. Der Seelenvogel fliegt zum Psychiater und befragt ihn. Die psychiatrische Antwort auf des Seelenvogels Frage „Was ist die Ursache der Depression?" ist sehr sachlich und scheinbar logisch: „Schon seit Jahren werden in der Biochemie Hinweise gesammelt, daß die Depression eine Neuro-Transmitter-Mangelkrankheit sei, das heißt: Bei einer Depression gibt es im Gehirn einen Mangel an den drei biogenen Aminen Noradrenalin, Dopamin und Serotonin. Die neuere Forschung konnte zeigen, daß der Neurotransmitter Serotonin für psychischen Ausgleich und innere Harmonie, für weniger Angst und bessere Stimmung zuständig ist. Dies hat die Pharmaforschung dazu gebracht, Pharmaka auf den Markt zu bringen, die den Serotonin-Spiegel im Gehirn erhöhen" — plötzlich redet der Psychiater englischsprachig weiter — „for example Prozac, or Fluctin, is a selective serotonin reuptake inhibitor that blocks serotonin from being reabsorbed ..." Da der Seelenvogel gähnt, unterbricht der Psychiater seine Ausführungen. Der Seelenvogel will noch wissen, ob es psychische Ursachen der Depression gibt. Der Psychiater erstrahlt und doziert erneut: „Ich verweise hier vor allem auf die von Lewinson beschriebenen ‚reduzierten reaktionskontingenten Verstärkern' oder die von Arieti ausgeführte ‚orale Frustration in früher Kindheit' wie auch auf die Theorie der ‚erlernten Hilflosigkeit' von Seligman ..." Der Seelenvogel bedankt sich und fliegt wieder nach Hause; es ist nicht so, daß er nichts verstanden hätte, doch fragt er sich: Wenn sich bei einer Depression die Neurotransmitter im Gehirn tatsächlich im Ungleichgewicht befinden, dann muß man doch einen Schritt weitergehen und fragen, welche Vorgänge innerhalb oder außerhalb des depressiven Menschen seine Biochemie durcheinandergebracht haben ...

Der Seelenvogel findet im Bücherregal des Menschen, dessen Seele er bewohnt, ein ziemlich zerlesenes Taschenbuch zum Thema Depression. Darin heißt es, daß depressives Leiden — wie bitterer Honig — über einen Menschen kommt, wenn mehrere, unerträgliche Lebenssituationen zusammentreffen: Fremdbestimmung und Druck am Arbeitsplatz; Vereinsamung — als Kind, als Erwachsener, im Alter; Nicht-Erfüllung von Leistungs- und Rollenerwartung (als Schüler, Hausfrau, Geliebte); Krankheit; Umweltzerstörung ...

Prägungen während der (frühen) Kindheit spielen für das Entstehen von psychischen Störungen im Jugend- und Erwachsenenalter eine bedeutende Rolle. Erfährt ein Kind von den Erwachsenen vor allem Mäkeleien, Einengungen oder gar Demütigungen, beständigen Leistungsdruck, körperliche oder seelische Bestrafungen — dann wird es große Schwierigkeiten haben, die eigene, kindliche Persönlichkeit zu entfalten, so zu sein, wie es sein möchte und nur sein kann. Wenn im Elternhaus eine rigide, dogmatisch-perfektionistische Atmosphäre herrscht, eine enge, moralische Vorstellung, wie man zu sein habe, dann lernt das Kind schnell, daß es sich den Widrigkeiten der Umgebung entziehen kann, indem es sich in die eigene Innenwelt flüchtet, in Nachdenken, Grübeln und Träumen. Die Außenaktivitäten werden dann auf das notwendige Minimum reduziert.

Wenn ein Mädchen oder Junge kaum seiner selbst Willen geliebt wird, dann entwickelt ein solches Kind zu niemandem ausreichendes Vertrauen, entwickelt auch zu sich selbst kein ausreichendes Vertrauen. Wenn die kindliche Sehnsucht nach Anerkennung, Nähe und bedingungloser Liebe von den Eltern weitgehend ignoriert oder aus Zeitmangel nicht erfüllt wird, dann prägen sich in die Psycho-Matrix entsprechende Wunden ein, die — oft viele Jahre später — unter ungünstigen Bedingungen hervorbrechen und zur Entstehung von psychischen Krisen beitragen, zu Angst, Traurigkeit und Hoffnungslosigkeit. Die nicht betroffene Umwelt, manchmal auch der Betroffene selbst, rätseln dann über die möglichen Ursachen von schweren, depressiven Verstimmungen.

Will man Statistiken glauben, dann leiden Frauen sehr viel häufiger unter Depressionen als Männer, „schwere Depressionen" werden bei Frauen beinahe doppelt so häufig diagnostiziert. Die immer noch bestehende gesellschaftliche Benachteiligung der Frau und die hierdurch eingeschränkten Möglichkeiten der Selbstentfaltung mögen dabei von Bedeutung sein. Solche Erkenntnisse über die gesellschaftliche Mitursache der depressiven Störungen verbessern zwar nicht die individuelle Problematik einer Betroffenen — dennoch ist es im therapeutischen Bereich wichtig, depressive Störungen nicht nur zu individualisieren, sondern die Betroffenen zu unterstützen, ihren Blick zu erweitern und die sozialen Gesamtzusammenhänge zu erkennen.

Der Depressive soll lachen ...

Dies ist die Prämisse der meisten Antidepressiva-Werbekampagnen — der Depressive soll lachen, auch wenn es vielleicht gar nichts zu lachen gibt.

Der depressive Mensch, versunken in Tränen, voller Traurigkeit, Seelenschmerz und Jammern, erfährt von seiner sozialen Umgebung — ob Familie, Arbeitskollegen, Freunde — nicht nur Mitgefühl, sondern mit zunehmender Dauer der Beschwerden auch Unverständnis und Vorwürfe. Viele „normale" Menschen bemühen sich, aufkommende depressive Gedanken und Gefühle wegzuschieben, den Kopf nicht hängenzulassen, sondern munter weiter durchs Leben zu schreiten. Sind traurige Ereignisse offensichtlich, dann heißt die Parole: „Da muß man durch". Solche Menschen sind überzeugt, daß es ihr Verdienst ist, wenn sie — nach außen — ausgeglichen wirken. So verlangen diese Menschen von ihren depressiven Mit-Menschen, sich nicht so hängen zu lassen, sich wenigstens ein bißchen anzustrengen, zumal dann, wenn depressiv machende Gründe nirgends zu sehen sind.

Der depressiv Betroffene spürt sowohl in sich das Bedürfnis wie von außen den Druck, etwas gegen die Depression unternehmen zu müssen. Das einfachste Mittel ist es, Pillen zu schlucken. Manchen hilft Johanniskraut, ein pflanzliches Antidepressivum, andere schlucken lieber die stärker spürbare Chemie: Die alten (tricyclischen) Antidepressiva sind mittlerweile unmodern, „in" ist die neue Generation der Pillen, die Serotonin im Gehirn vermehren (in Amerika „Prozac" getauft, in Deutschland „Fluctin", andere heißen „Seroxat", „Paxil" und so weiter). Auf dem Beipackzettel werden viele Nebenwirkungen genannt: Der Betroffene muß entscheiden, ob er seiner Seele eine gewisse Dosis an Chemie zumuten will oder lieber doch noch mal einen Versuch mit Johanniskraut machen sollte. Manche spüren bei der Langzeiteinnahme von Johanniskraut (als Arznei) eine vergleichbare antidepressive Wirkung wie bei chemischen Mitteln. Bezüglich Prozac und Konsorten sind Berichte beunruhigend, nach denen das menschliche Gehirn auf den medikamentös-bedingten Serotoninsegen etwas hilflos mit der Bildung neuer Rezeptoren reagiert. Ein mögliches Durcheinander im Gehirn wird durch stimmungshebende Wirkungen überdeckt. Nachgewiesen ist auch, daß bei Menschen, die ihre depressive Episode ohne Antidepressiva überstehen, nachfolgende Episoden seltener und kürzer verlaufen. Manche erleichtern ihre Angst und Traurigkeit durch Tranquilizer (Anxiolytika vom Typ Valium, Frisium etc.). Da die „rosarote Pille“ für die Seele gleich von der ersten Einnahme an wirkt, fast immer gut vertragen wird und ein angenehmes Gefühl erzeugt, ist die Versuchung groß, diese Pille — außer bei depressiven Krisen — bei allerlei trüblichen Anlässen zu nehmen: Dies nennt man Suchtgefahr. Dieses Suchtrisiko läßt sich bei entsprechenden Maßnahmen auf ein Minimum reduzieren.

Trotz aller Skepsis gegenüber einer chemischen Behandlung der Seele soll es dem Betroffenen freigestellt sein zu entscheiden, ob er eine vorübergehende Krücke benutzen will oder nicht.

Früher wurden depressive Menschen gar stereotaktischen Hirnoperationen unterzogen; dabei wurde eine Sonde durch eine kleine Öffnung in der Schädeldecke in ein spezifisches Hirnareal vorgeschoben, schließlich wurde — meist durch Stromhitze — dieses Areal ausgeschaltet. Dies ist Vergangenheit, zur Gegenwart gehören aber immer noch — 100.000fach angewandt — der Elektroschock, in Nordamerika mehr als in Europa. Nach einer Serie von Elektroschocks sind im Gehirn diffuse Schäden entstanden und man ‚vergißt‘ gewissermaßen seine Depression. Da dieses E-schock-bedingte Vergessen auch zum Beispiel das berufliche Wissen erfaßt, empfahl der bekannte Psychiatrieprofessor Birkmayer, „bei geistig differenzierten Patienten in der Indikation zu einer Elektroschocktherapie ... sehr zurückhaltend zu sein“. Eine Klassengesellschaft erzeugt eine Klassenmedizin.

Der von Depressionen geplagten Schriftsteller Ernest Hemingway ist wohl eines der berühmtesten Elektroschockopfer; er sagte später, daß man mit dieser Maßnahme erreicht habe, „meinen Kopf kaputtzumachen und mein Gedächtnis auszuradieren". Kurze Zeit nach der letzten Elektroschock-Behandlung tötete er sich von eigener Hand.

Der Depressive als Klient

Gäbe es die Phänomene Melancholie und Depression nicht, dann würde sich die Zunft der Psychotherapeuten radikal verkleinern, denn die absolute Mehrheit des psychotherapeutischen Klientels ist melancholisch bis depressiv gestimmt oder von Angst gedrückt. Depression ist — so heißt es — die Volkskrankheit Nr. 1; in Mittel- und Nordeuropa wird der Anteil derer, die wiederholt unter Depressionen leiden, auf 20 bis 40 Prozent geschätzt. Die Depression wird zum Wirtschaftsfaktor — nicht nur die Mediziner, Psychotherapeuten und Privatkliniken kümmern sich — gegen Bezahlung — um die depressiven Patienten, es ist vor allem die Pharmaindustrie, die immer neue und neuere Psychopharmaka auf den Markt bringt und Milliarden daran verdient.

Indem ein depressiver Mensch eine therapeutische Praxis aufsucht, erwartet er fremde, fachliche Hilfe. Der Klient erklärt seinen psychischen Zustand zur Krise und delegiert — mit Heilserwartungen — die Lösung seiner inneren Probleme an den Therapeuten. Wie soll ein Therapeut oder eine helfende Person auf einen depressiven Menschen eingehen? Ebenso wie auf andere Menschen in psychischer Not: Ein therapeutischer Prozeß wird in Gang gebracht durch „würdevolles Begegnen und freund-licher, einfühlsamer Anteilnahme, bei therapeutisch-kreativer Distanz". Die besagte Distanz läßt Raum für Selbst-Regulierung und Selbst-Heilung — Fähigkeiten, die jedem Wesen innewohnen. Werden — wie in der klassischen Psychoanalyse üblich — drei oder gar vier therapeutische Sitzungen pro Woche (womöglich über mehrere Jahre) veranstaltet, dann ist die Distanz nicht mehr gegeben, der Klient fixiert sich zu sehr auf den Analytiker, und es entsteht — statt einer Mobilisierung der Selbstheilungskräfte — eine personelle Abhängigkeit, zu der depressive Menschen ohnehin neigen. Eigentlich sollte der Therapeut durch sein Tun „lediglich" die Grundbedingungen schaffen, die die Selbst-Therapie des Klienten anregen und fördern — Hilfe zur Selbst-Hilfe. In diesen Rahmen gehört auch das aktive Bestreben des Therapeuten, sich selbst rechtzeitig (nach Monaten? nach einem Jahr?) überflüssig zu machen oder die therapeutischen Sitzungen eher niederfrequent zu gestalten (z. B. eine Psychotherapie-Sitzung alle zwei bis sechs Wochen).

Außer den oben genannten Grundprämissen therapeutischen Handelns kommen natürlich auch die auf den Seiten 113 bis 206 ausgeführten therapeutischen Methoden zur Anwendung — je nach Bedarf. Für einen depressiven Klienten können scheinbar einfache Stützungen hilfreich sein, wie „Schuldgefühle abnehmen" oder „passiv sein dürfen" oder „wieder Kontakt zur Realität gewinnen". Nicht selten ist es klärend und produktiv, wenn die Familie des Betroffenen in den therapeutischen Prozeß miteinbezogen werden kann; so lassen sich ausgrenzende bis krankmachende Dynamiken erkennen und manchmal auflösen. Keinesfalls geht es bei einer Familien-Sitzung darum, einen Schuldigen zu finden, sondern einen möglichst ehrlichen, offenen und gegenseitig respektierenden Umgang wiederherzustellen.

Wege der Selbstregulierung

Unsere oft betonte Erkenntnis gilt auch für depressive Stimmungseinbrüche: Die allermeisten Krisen und Krankheiten werden *ohne* fremde Hilfe überwunden. Die Kräfte der Selbstregulierung und Selbstheilung können sehr stark sein! Durch allerlei kleinere und größere Maßnahmen lassen sich die Selbstheilungskräfte im Körper mobilisieren.

Da depressiv gestimmte Menschen oftmals auch über allerlei körperliche Mängel klagen, soll man sich auch überlegen, auf welche positive Weise man den eigenen Körper beeinflussen kann. Relativ einfach ist vielleicht eine Änderung der Ernährungs- und Konsumgewohnheiten. Zur psychischen Stabilisierung ist es zweifellos hilfreich, grundsätzlich keine Tiere zu töten und zu essen, sich vegetarisch zu ernähren. Ein Tier, bevor es getötet wird, produziert — aus Angst — Höchstwerte an „Streßhormonen" (z.B. Adrenalin). Beim Verzehr vom Tierfleisch werden auch diese Streßhormone einverleibt und können im menschlichen Körper erhebliche psychovegetative Störungen bewirken. Einfacher gesagt: Wer Fleisch verzehrt, ißt auch die Todesangst des Tieres mit. Da Vitaminmangel depressive Störungen vermehren kann, ist vor allen Dingen an ein ausreichendes Quantum an B-Vitaminen zu denken.

Übung: „Liebe zum Körper"

Versuchen Sie, sich bequem hinzusetzen und zu entspannen; dann betrachten Sie geraume Zeit einen Gegenstand, der Ihnen sehr lieb und teuer ist; anschließend machen Sie die Augen zu und lassen das Bild von diesem Gegenstand auf sich einwirken. Dann öffnen Sie die Augen, betrachten Sie Ihren Körper; die rechte Schulter, die linke Schulter, die Arme, die Hände, Brust, Bauch, Beine, Füße usw. . . . dann schließen Sie wieder die Augen und lassen dieses Bild von Ihrem Körper auf sich einwirken und versuchen Sie, Zuneigung und Liebe zum eigenen Körper zu empfinden.

Durch einen bewegten Körper gerät auch die Psyche wieder mehr in Bewegung, rhythmische Gymnastik, Tanzen, Sport, Radfahren und Laufen können der Seele einen kleinen Aufwind geben. Während des Laufens produziert unser Körper — wissenschaftlich nachgewiesen — einen hochwirksamen, antidepressiven Cocktail aus den körpereigenen Drogen Noradrenalin, Adrenalin und den Endorphinen. Sie können gewissermaßen ihrer Depression davonlaufen. Bewegung ist eine Möglichkeit, wieder die Liebe zum eigenen Körper zu entdekken, ihn wohltuend und behutsam zu pflegen mit Bädern und duftenden Lotionen, Parfums und geschmeidigen Kleidern. Mit Massagen, auch durch Selbstmassage, lassen sich durchaus auch psychische Verspannungen lösen. Vielleicht kann darüber hinaus ein depressiv gestimmter Mensch seine vielleicht lange vernachlässigte Erotik und Sexualität wiederentdecken, entweder in der Zärtlichkeit mit anderen oder indem man/frau sich all-einig sexuell stimuliert.

Vor allem in der Melancholie, aber auch in der Depression liegt ein unermeßlicher Reichtum an Kreativität. Man braucht sich nur erinnern, daß eine der bedeutendsten Literaturepochen Deutschlands aus der Melancholie lebte und wirkte: die Romantik. Auch die Bilder der romantischen Maler (z. B. Caspar David Friedrich) sind letztendlich Stimmungsbilder der melancholischen Seele — in unzähligen Gedichten branden die tiefgehenden Themen der Menschheit wider, die Sehnsucht nach dem Unendlichen, dem mystischen Einswerden von Individuum und Universum und dem Gleichklang von Seele und Natur; Tod, Trauer und Leiden erklingen in den lyrischen Zeilen, Wehmut und Schmerz und das Streben nach hohen Werten, die es in dieser Reinheit nie geben wird. Es ist Depressions-erleichternd, wenn bislang verschüttete, kreative Fähigkeiten wieder an die Oberfläche kommen, Aquarelle, Gedichte oder Skulpturen, auch Briefe oder ein Tagebuch entstehen — oder freies Phantasieren, das nicht unbedingt dingliche Gestalt annehmen muß.

Von der Romantik können wir auch lernen, wieder mehr in die Natur einzutauchen: Für einen Depressiven kann es erleichternd sein, wenn er vergleichbar ernsthafte Stimmungen in der Natur erlebt und in der Einsamkeit der Natur Zuflucht findet. Nicht nur der Mond, auch die Sonne wird in romantischen Liedern besungen. Wir können danach streben, uns wieder als Teil der Natur zu empfinden, gar als winziges Teilchen des Sonnensystems zu begreifen. Der Mond gibt uns Zyklen vor, in die wir uns hineinbegeben können (so als Frau mit der Periodik der Menstruationen), die Sonne ist die stärkste stimmungsaufhellende Helferin: dosierte Sonnenbäder vermindern depressive Beschwerden sehr deutlich. Es ist kein Zufall, daß das bereits erwähnte pflanzliche Antidepressivum Johanniskraut unsere Haut auf positive Weise empfindsamer macht gegenüber Sonnenlicht. Tags Sonneneinwirkung und nachts Schlafentzug bringen der Seele erheblichen Auftrieb. Die schlaflose Nacht soll mit angenehmen Beschäftigungen gefüllt werden, wie Briefe- oder Tagebuchschreiben, Malen, in Cafés oder Kneipen sitzen, Schachspielen oder Nachtwanderungen machen, Musikhören oder Tanzen und so weiter. Aus der „depressiven Schlaflosigkeit" wird eine wunderbar schlaflose Nacht, die viel Befreiendes bringt und die Stimmung hebt. Viele depressiv gestimmte Menschen kennen das Wundermittel Schlafentzug seit langem, wenden es auch erfolgreich an, ohne es laut zu proklamieren.

Wird ein Mensch durch depressive Störungen aus seinem mehr oder weniger stabilen Gleichgewicht gebracht, dann setzen Selbstregulierungsvorgänge ein. Das neue Gleichgewicht kann von dem ursprünglichen Zustand deutlich entfernt sein: So kann ein depressiv gestimmter Mensch auf dem Wege seiner Besserung allerlei Änderungen in seinem sozialen Umfeld angehen: Die bestehende Partnerschaft kritisch hinterfragen — wieder allein leben oder das Alleinsein aufgeben — neue Freundschaften aufbauen — Arbeitsplatz oder Wohnung zu wechseln versuchen — sich vielleicht in vorübergehendes Eremiten-Dasein zurückziehen — die bislang gesetzten, vielleicht viel zu engen Grenzen mutig überschreiten . . .

Angst und Depression gehen mit Anspannung und Verspannung einher — so ist es verständlich, daß Entspannungsübungen, bewußtes, kraftvolles Atmen Erleichterung bringen können, ebenso ein innerliches Sich-leer-machen, Nicht-denken und meditatives Verharren. Das Ruhigwerden des Körpers und der Seele ist eine Möglichkeit, doch auch das „Gegenteil" kann hilfreich sein: das „Ausagieren" der momentanen Stimmung — das heißt: Jeder sollte möglichst das tun, wozu er Lust hat, und womit er sich und anderen nicht schadet. Wem danach ist, sein Gesicht bunt zu bemalen und sich damit in der Öffentlichkeit zu zeigen, der soll es tun; wer auf der Straße tanzen will, soll unbeschwert loslegen; wem nach Weinen ist, soll die Tränen fließen lassen. Ein Ausagieren der momentanen Stimmung bedeutet auch, ein bißchen von der Unbeschwertheit eines — unter günstigen Bedingungen aufwachsenden — kleinen Kindes wiederzugewinnen.

Übung: „Zielsetzung"

Schreiben Sie zehn oder 20 wichtige Ziele auf, ausgehend von Ihrer aktuellen Situation. Dies können einfache Ziele sein (z. B. das Badezimmer neu tünchen) oder große Ziele (Berufswechsel, Verbesserung einer Beziehung etc.).
Aus dieser Liste wählen Sie das Ziel aus, das Ihnen momentan am bedeutendsten erscheint. Dann schließen Sie die Augen, atmen tief ein und aus und versuchen dann, ein inneres Bild entstehen zu lassen, das dieses Ziel symbolisiert: das kann ein konkretes Bild sein oder auch eine abstrakte Vorstellung. Dann öffnen Sie die Augen, atmen tief ein und aus und gehen ein paar mal auf und ab in Ihrem Zimmer. Nun nehmen Sie eine bequeme Körperhaltung ein, schließen erneut die Augen, atmen wieder tief ein und aus und versuchen sich möglichst tief zu entspannen . . . wenn Sie ganz entspannt und ruhig sind, angenehm gelöst . . . dann lassen Sie das Bild, das Ihr Ziel symbolisiert, wieder vor Ihrem inneren Auge erscheinen . . . wenn das Bild verschwimmt, dann versuchen Sie es wieder scharf zu stellen, wie bei einem Diaprojektor . . . lassen Sie das Bild, das Ihr Ziel symbolisiert, immer wieder vor Ihrem inneren Auge erscheinen, dann blenden Sie es langsam weg, um es erneut aufleuchten zu lassen . . . dies wiederholen Sie bitte vier- oder fünfmal . . .
Machen Sie diese Übung täglich, dann wird Ihr Ziel in Ihnen leuchten wie eine Flamme und Sie führen.

Es ist entscheidend, daß der melancholisch gestimmte Mensch sich so akzeptiert, wie er ist. Durch Selbst-Akzeptanz wächst die Akzeptanz durch die Mitmenschen wie von selbst. Ein Melancholiker kann lernen, depressive Episoden *kreativ* zu bewältigen, denn die Kreativität ist ein wesentliches Potential, das im Depressiv-sein wie ein goldener Schatz verborgen liegt. Diese Kreativität muß kein extrovertierter oder lauter, künstlerischer Aktionismus sein, sondern kann viele — auch leise — Formen annehmen, ob Malen, Schneidern, Tagträumen oder Reisen — wichtig ist, den Schatz zu hegen und vielleicht das Geheimnis seines Tuns für sich zu behalten, denn die anderen können einen rasch verunsichern. Franz Kafka (auch er tief melancholisch) hat seine phänomenalen Werke nie nach außen getragen, nicht veröffentlicht (dies geschah erst nach seinem Tode).

Und noch ein weiterer Schatz ruht tief am Grunde der Melancholie/Depression: Die Fähigkeit, spirituelle Brücken zwischen Diesseits und Jenseits zu bauen — zu diesem Schatz gehört auch das Tiefgehende, Mystische, der vertraute Umgang mit dem Tode und das grundsätzlich Friedliche . . .

Trotz dieser inneren Werte bleibt das Problem, den grauen, harten Alltag zu bewältigen: Hierzu ist ein Griff in die „Zauberkiste therapeutischer Übungen“ sehr hilfreich, Stichworte hierzu sind:

Verschaffen Sie sich Klarheit über *Ihren* Sinn — oder Nicht-Sinn — des Lebens, wie sieht ihre private Lebensphilosophie aus (s. S. 113)?
Beginnen Sie, Ihre Ich-Stärke (Selbstbewußtsein, Selbstvertrauen) aufzubauen, auch wenn Sie — nach erreichtem Ziel — dieses große Ich von Mal zu Mal wieder ablegen können (s. S. 121).
Machen Sie sich vertraut mit den positiven Seiten ihrer Persönlichkeit, schreiben Sie 50 positive (kleine und große) Eigenschaften Ihrer Persönlichkeit auf und erschließen Sie Ihre Ressourcen (s. S. 175 und S. 169).
Um sich in Not-Situationen schnell aufzubauen, benützen Sie die „Power-Übung“, auch wenn Ihnen diese Übung vielleicht grundsätzlich widerstrebt, kann sie in akuten Problemmomenten hilfreich sein (s. S. 172).
Vielleicht führen Sie schon ein Tagebuch, um die Seele zu entlasten und den Grübel-Kreislauf zu durchbrechen. Vielleicht schreiben Sie lange Briefe (die Sie nicht unbedingt abschicken müssen).
Woher kommt Ihre Energie? Was gibt/gab Ihnen Energie und Kraft — In welche Bereiche fließt Ihre Energie ab — was können Sie ändern? Wie können Sie sich wieder mit Energie füllen? (s. S. 123)
Erweitern Sie Ihre Wahrnehmung, auch im Hinblick darauf, positive Erlebnisse und Erfolge bewußter und umfassender zu regi-

strieren, Anerkennungen durch andere und auch kleine Alltagshöhepunkte gebührend zu erfassen.

Vielleicht mögen Sie sich mit Ihren Träumen — bewußt — befassen, oder wenn Sie den Eindruck haben — Sie träumen nie — dann können Sie Ihr eigenes Traumleben initiieren (s. S. 186) und möglicherweise sogar ein Traumtagebuch anlegen.

Die gesunde Aufspaltung in einzelne Persönlichkeitsanteile läßt Sie bestimmte Funktionen erfüllen, indem Sie — zum Beispiel im beruflichen Bereich — den Gewissenhaften statt des Melancholikers wirken lassen (s. S. 160).

Wenn Sie frühere Krisen überwunden haben, so werden Sie auch eine aktuelle Krise, unter der Sie momentan eventuell leiden, überwinden. Vielleicht haben Sie auch Erfahrungen gesammelt im Bereich „paradoxes Heilen" (s. S. 142).

Informieren Sie sich bei naturheilkundlich-orientierten Ärzten oder durch entsprechende Literatur über antidepressive Phytopharmaka (z. B. Johanniskraut) und gegebenenfalls auch über verträgliche synthetische Anxiolytika. Erleben Sie die heilsame Wirkung von Naturbetrachtungen, Biorhythmus und Sonnenlicht. Und lernen Sie sich besser kennen, erkennen Sie Ihre Prägungen und damit Ihre Psycho-Matrix. Ein Zurückgehen in die Kindheit bedeutet dabei, auf emotional-betroffene Weise hineintauchen in glückliche und dunkle Sphären der Kinderjahre.

Nicht jedes psychische Leiden ist Krankheit, sondern kann wertvolle — wenn auch schmerzhafte — Grenzerfahrung sein, Begegnung mit dem Tode oder Verbindung schaffen zu einem transzendenten Geheimnis. Und Melancholie ist ein Brunnen voll tiefer, individueller Kreativität, die meist still — ohne Aufmerksamkeit zu erregen — gelebt wird.

„Schizophrenie“ — eine Erfindung der Psychiater

Auf der einen Seite ist die materielle Welt — jenseits davon das transzendente Sein, dazwischen ist — Unschärfe vermittelnd — ein Schleier, der beide Bewußtseinsebenen trennt und gleichzeitig verbindet.

Die materielle Realität ist vielfältig, wir kennen sie hinreichend: Pommes frites essen, singen, über die eigenen Finanzen nachdenken, sich wohlfühlen, Video schauen, Sex haben, Autofahren, sich am Rücken kratzen etc. In diese Alltags-Realität bricht bei manchen Menschen — ungerufen — ein transzendenter Wolkenbruch, der das Seelenleben durchwirbelt und den Schleier vor dem transzendenten Sein partiell zerreißt. Was durch diesen kleinen Schlitz im Jenseitigen geschaut wird, erzeugt wunderbares Ergriffen-sein und gleichermaßen abgrundtiefe Angst. Menschen, die von diesem transzendenten Wolkenbruch erfaßt werden, fühlen sich herausgeschleudert aus dem Alltagstrott, unterscheiden sich radikal von den sie umgebenden normalen Menschen, indem sie auf andere Art wahrnehmen, Dinge sehen, die andere nicht sehen, Zusammenhänge erahnen, die andere nicht verstehen. Bei diesen Menschen verwischen sich die Grenzen zwischen real Faßbarem und Methaphysischen, zwischen Traum, Alptraum und gewohntem Alltag. Die Umwelt versteht diese Menschen nicht mehr, sie ist belustigt oder hat Angst vor ihnen und nennt sie — das hat man von der Psychiatrie gelernt — „schizophren“. Dieser solchermaßen „Schizophrenie“ genannte Zustand gilt als Geistes-Krankheit — doch diese Krankheit gibt es nicht. Die Pseudo-Krankheit „Schizophrenie“ ist von orthodoxen Psychiatern erfunden worden, um einen Zustand zu bezeichnen, den sie nicht verstehen und der ihnen große Angst bereitet. *Die sog. Schizophrenen sind nicht krank, sondern unfreiwillige Visionäre, sind*

Menschen, die hineingeschleudert wurden in eine Welt, in der sich ansonsten nur Schamanen, genuine Künstler, naive Kinder, Hexen, Erleuchtete, Magier, Yogi und Heilige bewegen: Sie sind Mittler zwischen der materiellen und der transzendenten Welt.

Diese *unfreiwilligen, irrealen Visionäre* — psychiatrisch „Schizophrene" und „Psychotiker" — stellen mit ihren bizarren Gedanken, ihren absurd-anmutenden Vorstellungen und Privat-Wirklichkeiten das so-sicher-scheinende Realitätsbild der Normalbürger auf anti-logische Weise infrage. Der irreal-visionäre Mensch ist ein weiser Narr, der — ohne Absicht — alles auf den Kopf stellt und so die Mit-Menschen wachrüttelt. Der irreale Visionär ist ein heiliger Narr, ein Schamane im Techno-Zeitalter, dem — unfreiwillig — diese Rolle zuteil wurde.

Die unfreiwilligen Visionäre sind ungewollt in das Spannungsfeld menschlichen Da-Seins geraten und sollen plötzlich in der Lage sein, die Gratwanderung zwischen spirituellem Genie und „normalen"" Alltag zu meistern.

Übung: „Wilder Künstler"

Setzen Sie sich vor den Spiegel und bemalen Sie Ihr Gesicht auf aufsehen-erregende Weise mit bunten Farben (oder lassen Sie sich von jemanden bemalen), schmücken Sie noch Ihr Haar auffällig, z. B. mit langen Federn oder bunten farbigen Bändern.
Dann gehen Sie so durch die Stadt, machen Ihre Einkäufe, setzen sich ins Café. Versuchen Sie sich in genußvoll-extravaganter Ausstrahlung . . .
Man wird Sie anschauen, belächeln, verspotten, bewundern . . . Eine mutige Übung, die einen kräftigen, positiven Kick gibt . . .
Mit dieser Übung erhöhen Sie in Ihrem Gehirn die körpereigene Droge „Dopamin", die zuständig ist für Hyper-Phantasie, Kreativität, ver-rücktes Handeln und die wilde Mixtur aus Genie und „Wahnsinn".

Das Problem der irr-realen visionären Existenz beschäftigt — außer den Angehörigen des Betroffenen — vor allem die Psychiater; für die Betroffenen selbst wird es erst dann ein großes Problem, wenn eine psychiatrische Behandlung ansteht.

Die zum Normalsein verurteilten Psychiater haben großes Unbehagen gegenüber exzentrischen Individualisten, die — wie wahre Künstler — Phantasie und Realität grenzenlos verwischen; dieses Unbehagen spalten die Psychiater von ihrer Persönlichkeit ab, projizieren es auf den Exzentriker und nennen es Schizophrenie.
J. Scopin, Philosoph

Als Symptome für diese angebliche Krankheiten gelten in der orthodoxen Psychiatrie: Wahn (auffällige Vorstellungen und Ideen über die eigene Person), Paranoia, Halluzinationen (Dinge etc. hören, sehen oder spüren, was *andere* Menschen *nicht* wahrnehmen), Delirium, Denkveränderungen und Denkstörungen (bizarre Gedanken, freiwillige oder unfreiwillige Gedankenübertragung, irr-reale Logik), Ich-Veränderungen (hyper-phantasievoll, extravagant, starker Wechsel der Gefühle, egozentrisch). Die Diagnose „Schizophrenie" wird willkürlich verhängt, es gibt — selbst innerhalb der psychiatrischen Lehre — keine festen Kriterien, unterschiedliche Psychiater stellen — auf schon fast lächerliche Weise — unterschiedliche Diagnosen.

Hinzu kommt, daß Menschen, die als schizophren diagnostiziert werden, sich selbst meist *nicht* als schizophren, *nicht* als krank betrachten. Sie haben andere, meist praktische Probleme: Sie wehren sich gegen vermeintliche Verfolger, müssen kaschierte Nachrichten in Empfang nehmen und weiterverbreiten, erfahren kosmische Visionen. Ein solches Geschehen wird von manchen als positiv-ungewöhnlicher Zustand erlebt, als etwas ganz Besonderes im bisherigen Leben. Andere jedoch nehmen ihren unfreiwilligen visionären Zustand als bedrohlich wahr, sind hilflos und zeigen selbst gegenüber vertrauten Personen Mißtrauen, verlieren ihren inneren Halt und gleiten manchmal in bislang nicht gekannte Angst und Panik. Auch eine immer wieder hochschießende Angst, verrückt zu werden, vermehrt die Verzweiflung. In solchen Situationen ist menschliche Zuwendung und psychotherapeutische Hilfe durch professionelle oder natürliche Freunde nötig und befreit schließlich aus dem Zustand des ungewollt-Visionären. Für die besagte Unterstützung und Hilfe dieser Menschen ist jedoch die durch Zwangsmaßnahmen und Pharmakatherapie definierte Psychiatrie mit Sicherheit kein geeigneter Partner.

Wenn unfreiwillige Visionäre einen Zusammenbruch erfahren, dann kann dies auch ein Durchbruch sein zu neuen, schöpferischen Einsichten. Durch die unfreiwilligen Visionäre ist eine zusätzliche Verbindung zum Transzendenten — dem großen Geheimnis — entstanden: Unter entsprechender förderlicher Begleitung könnten diese Menschen uns — ähnlich wie naive Kinder, genuine Künstler oder Heilige — zu höherer Erkenntnis führen. *Hierfür bräuchten wir aber eine qualitativ andere Klasse von professionellen Helfern, die erfahren und spirituell offen sind für transpersonale Prozesse. „Schizophrenie" entsteht in den Gehirnen der Psychiater und erinnert an Hexenverfolgung und Inquisition. Diese Pseudo-Diagnose ist eine arrogante Verleugnung des Visionären und Ungewöhnlichen. Jeanne d'Arc, Jesus Christus oder Hölderlin sind für die moderne Psychiatrie typische Vertreter einer „schizophrenen Psychose"*.

Jesus Christus und Jeanne d'Arc würden heutzutage in einer psychiatrischen Aufnahmestation landen, jeweils mit einer „klaren" Diagnose. Entsprechend dem aberwitzig-diskriminierenden WHO-Katalog bliebe für Jesus Christus beispielsweise die Diagnose F.20.01 (= „paranoide Schizophrenie, episodisch mit zunehmenden Residuum"), seine „Paranoia" wäre, daß er sich fest davon überzeugt zeigte, der Sohn Gottes zu sein; Jeanne d'Arc würde wohl mit F.20.32 klassifiziert werden (= „undifferenzierte Schizophrenie, episodisch, mit stabilem Residuum"), mit „krankhaften Sendungswahn" und „akustischen Halluzinationen" (sie hörte die Stimme Gottes und handelte danach). Die „moderne" Psychiatrie hätte beide, sowohl Jesus Christus wie Jeanne d'Arc, mit Hilfe von Neuroleptika-Injektionen gedämpft und immobilisiert. Da sich zumindest Jeanne d'Arc wohl heftig gewehrt hätte, wäre sie zwangsweise „behandelt" worden. Würden Jesus Christus und Jeanne d'Arc heutzutage auf die Welt kommen, könnte Jesus Christus nicht das Christentum begründen und Frankreich hätte keine Nationalheilige — die mächtig-gewalttätige Psychiatrie würde beides verhindern.

Auf der Suche nach „Psychotikern" stempeln Psychiater auch historisch-berühmte Maler und Dichter als „Schizophrene" ab. Der bekannte Psychiater Leo Navratil schreibt in seiner widersinnigen Biografie über Hölderlin: „Ich glaube ... daß Höderlin infolge seiner schizophrenen Psychose zu einem der größten Lyriker der deutschen Sprache geworden ist." Als ‚Beweis' für die Schizophrenie Hölderlins zitiert der Psychiater zahlreiche Verse des Dichters, z. B. auch die im folgenden wiedergegebene, eindrucksvolle Strophe.

„Weh mir, wo nehm' ich, wenn
Es Winter ist, die Blumen, und
Den Sonnenschein,
Und Schatten der Erde?
Die Mauern stehn
Sprachlos und kalt, im Winde
Klirren die Fahnen."
Friedrich Hölderlin

Man kann ohne Ironie sagen: *Seitdem die rigide, orthodoxe Psychiatrie mit ihren Neuroleptika-Keulen wirkt, gibt es kaum mehr wunderwirkende Propheten und Heilige.* Weltweit werden in den psychiatrischen Kliniken und Anstalten Hunderttausende von spirituellen Grenzgängern daran gehindert, ihre Mitmenschen mit para-normalen bis mystischen Erfahrungen zu konfrontieren. Darüber hinaus bewirkt der Drohcharakter der psychiatrischen Einrichtungen, daß so mancher bizarre Visionär — aus berechtigter Angst — seine irrealen Wahrnehmungen für sich behält.

Dabei ist die Schulpsychiatrie doch stolz darauf, daß sie endlich die vermeintliche Ursache ihrer Schizophrenie gefunden hat: Die Forscher in den Laboratorien der Pharma-Konzerne haben ein biochemisches Erklärungsmodell zubereitet. Sie vermuten (und die meisten Psychiater haben diese

Hypothese übernommen), daß sog. schizophrene Störungen vorwiegend durch ein Übermaß an Dopamin oder eine Überempfindlichkeit der Dopamin-Rezeptoren bedingt seien. In dieser Theorie sind noch viele Ungereimtheiten, doch selbst wenn man nachweisen könnte, daß ein Übermaß an Dopamin sog. schizophrene Störungen verursachte, wäre die Frage immer noch nicht beantwortet, was einen sog. „Schizophrenen" veranlaßt, zuviel Dopamin zu produzieren — die Ursache der Ursache bleibt den Chemikern weiterhin ein Rätsel.

Es steht fest: Innerseelische Konflikte können sehr wohl — *sekundär* (!) — Stoffwechselveränderungen hervorrufen und das Zusammenspiel von Neurotransmittern, (wie Dopamin oder Serotonin) zum Überschäumen oder zum Versiegen bringen. Relativ einfache mentale Trainings vermehren Dopamin in unserem Gehirn — sind wir dann schizophren? *Nicht die Bestimmung der Dopamin-Konzentration bringt uns weiter in der Erforschung der menschlichen Seele, sondern das Studium der innerpsychischen und transpersonalen Vorgänge!*

Es mag sein, daß hohe Konzentrationen von Dopamin das Limbische System extrem stimulieren. Dopaminbedingte emotionale Hyperaktivität und gesteigerte Wahrnehmung haben jedoch nichts Krankhaftes an sich.

Sowohl „schizophrenes Erleben" als auch künstlerische Kreativität rücken durch einen Überschuß von Dopamin in Bereiche, die jenseits der herrschenden Alltagsnormen liegen. Ein Höchstmaß an Dopamin bewirkt eine Überschwemmung an Phantasie mit dem Risiko, sich in dieser Flut zu verlieren. Meret Oppenheim schuf eine Tasse, die ganz mit Pelz überzogen war — war diese Frau verrückt, eine Künstlerin oder eine verrückte Künstlerin? Ein Übermaß an Dopamin fördert die künstlerische Kreativität — die Grenzen zwischen Genie und unfreiwillig Visionären sind fließend.

Am ehesten kann man sich in einen paranormalen, visionären Zustand („Schizophrenie") einfühlen, wenn man sich vorstellt, die eigenen Träume und Alpträume würden als Realität und nicht als Traum erlebt werden, wobei sie tage- und wochenlang dauern könnten. In einem solchen „(alp-)traumhaften“ oder „irr-realen“ Zustand geschehen dann äußerst ungewöhnliche Vorgänge: beispielsweise kann einem die verstorbene Mutter oder Mahatma Gandhi erscheinen, oder man hört allerlei Stimmen, die anderen nicht hören . . .

Durch Hilfe von halluzinogenen Drogen (z. B. LSD, Mescalin) kann jeder — gewissermaßen experimentell — für kurze Zeit einen paranormal-visionären („psychotisch-schizophrenen“) Zustand erreichen und surreale Gedankengebilde und Wahrnehmungserweiterungen hervorrufen (z. B. Töne nicht nur hören, sondern auch sehen, am nächtlichen Firmament nicht nur die Fixsterne erblicken, sondern auch deren Umlaufbahnen). Seit Jahrtausenden nehmen Schamanen, Wunderheiler oder Hexen „pflanzliche Halluzinogene“, um Mystisches und Über-Reales zu erfahren. (Alp-)traumhafte Erscheinungen und para-reale Ereignisse haben schon viele Menschen erlebt — dies ist durchaus nicht selten, besonders im Zustand innerer Leere oder bei psychischen Extrem-Belastungen, bei völligem Reizentzug und Isolation (z. B. experimenteller Isolationstank) und so weiter.

In einem para-normalen visionären Zustand nimmt man die Umgebung anders wahr als die Mitmenschen, man hat gewissermaßen seine eigene, private Wirklichkeit, die sich von der allgemein-akzeptierten Wirklichkeit unterscheidet.

Elfriede N., eine 25jährige Jurastudentin, ist von einer sechs-wöchigen Wanderung in Südfrankreich deutlich verändert zurückgekommen. Entgegen ihrer früheren ruhigen, sehr zurückgezogenen Art redet sie jetzt fast unentwegt, ist ständig voll Unternehmungslust, überaus ausgelassen und fröhlich — so glücklich und aktiv hat man sie in den vergangenen Jahren noch nie erlebt. Ihre Freunde in der Wohngemeinschaft, wo sie lebt, wundern sich, verstehen Elfriede N. nicht mehr.
Sie hat sich mehrere, sehr teure, lange Kleider gekauft (wobei unklar bleibt, woher sie das Geld hat); sie redet die Leute auf der Straße an, alle Menschen sollten sich doch freuen und ihre Nächstenliebe entdecken. Elfriede N. glaubt, viele Freunde und Ver-

bündete zu finden, immer neue Freunde; sie schreibt an manchen Tagen Dutzende von Briefen an Botschafter, Abgeordnete, an ihre früheren Lehrer, an Bekannte aus früherer Zeit usw., und sie schreibt auch an Personen, die längst verstorben sind. Alle Briefe enthalten die Aufforderung, sich im Zeichen der Liebe zusammenzuschließen, einen „telepathischen Ring der Liebe“ zu bilden, über das ganze Land, um so alle Mitmenschen vom Bösen zu befreien.
Eines Tages werden in das Haus der Wohngemeinschaft nacheinander mehrere Zentner Äpfel geliefert: Elfriede N. hat bei verschiedenen Firmen jeweils größere Mengen Äpfel bestellt, um sie als Symbol der Liebe unter die Menschen zu verteilen. Sie erklärt, zu Anfang der Schöpfungsgeschichte sei der erste Apfel von der Schlange des Bösen der Eva überreicht worden, jetzt läge es an ihr, Elfriede N., die Schöpfungsgeschichte zu erfüllen. Dreimal sei ihr des Nachts — so erzählt sie — der „Gott des Guten“ leibhaftig erschienen und habe sie zur „Prinzessin der Liebe“ ernannt und sie dazu ausersehen, den Menschen zum zweitenmal in der Schöpfungsgeschichte einen Apfel zu überreichen, diesmal als Zeichen der Liebe ...
Sie singt stundenlang zu ihrer Gitarre und spricht von bevorstehenden, mehreren prophetischen Fernsehauftritten ... dann, um Mitternacht mal, türmt sie all ihre schriftlichen Unterlagen zu einem großen Papierberg zusammen, inmitten ihres Zimmers, und legt ein reinigendes Feuer, um der Öffentlichkeit zu zeigen, daß „die alten bösen Zeiten vorüber sind und ein neues Zeitalter in reiner Liebe beginnt“ ... Das Feuer wird von anderen gelöscht, bevor es sich auf weitere Zimmer ausbreiten kann. Elfriede N. hat mehrere Brandwunden, und der Notarzt bringt sie ins nächste Krankenhaus.
Dort beginnt Elfriede N. erneut, ihre heilbringenden Botschaften zu verbreiten ... „Prinzessin der Liebe“ ... sie beschriftet mit ihrem Lippenstift die kahlen Wände der Klinikgänge, das Wort „Liebe“ taucht besonders oft auf, zwischen gezeichneten Blumen, Girlanden und Sternen. Auch ihr Gesicht hat sie auffällig bemalt, ebenso die Verbände über ihren Wunden ... fröhlich singend zieht sie durch die Gänge, die gelösten Mullbinden wie Papierschlangen hinter sich her ziehend ... Ärzte und Schwestern versuchen sie zu beruhigen, sie wehrt sich, mag keine Dämpfungsmittel nehmen. So wird sie — gegen ihren heftigen Widerstand — in ein psychiatrisches Krankenhaus gebracht.
Die hinzukommenden Eltern erzählen dem Psychiater, ihre Tochter Elfriede habe schon einmal — vor sehs Jahren — von seltsamen Erscheinungen gesprochen. Mit allen Mitteln versucht Elfriede N. die Klinik zu verlassen, sie wird daran gehindert, wird in ein Zimmer gesperrt ... sie sträubt sich heftig ... „Prinzessin der Liebe“ ...

man verpaßt ihr starke Neuroleptika, fesselt sie ins Bett bis die Mittel wirken ... Elfriede N.: Als anderntags ihre Freunde kommen, fühlt sie sich — durch die Medikamente — wie gelähmt, kann kaum sprechen, Speichel sabbert aus ihrem Mund und unfreiwilliges Grimassieren entstellt ihr sonst so schönes Gesicht (all dies sind Neuroleptika-Wirkungen).
Elfriede N. wird von ihren Freunden — trotz größter bürokratisch-rechtlicher Hürden — aus der Psychiatrie befreit und mit nach Hause genommen. Ein befreundeter Arzt wird beratend hinzugezogen, er ersetzt die Neuroleptika durch verträgliche Mittel. Vor allem aber sind Elfriede's Freunde rund um die Uhr für sie da ... und nach vier ... fünf Tagen klingt der unfreiwillige, irreal-visionäre Zustand ab und Elfriede N. wird wieder ‚normal' ... aber dies ist eine andere Normalität als vor diesem Ereignis ...
Auch wenn Elfriede N. — äußerlich — bald wieder so wie früher scheint, lebt sie — innerlich — anders: „Dieser Zustand, den die Psychiater ‚Psychose' nannten, war für mich so etwas wie Erleuchtung ... es war die beste, die intensivste Zeit in meinem Leben. Das darf nicht vorbei sein ... ich möchte eine Brücke schlagen zu meiner ‚Prinzessin der Liebe' und ich möchte mein jetziges Leben entsprechend ändern ..."

Warum es — laut Statistik — bei 2—3 % der Bevölkerung zu exzessiven Wahrnehmungsveränderungen und einem Leben in einer „irrealen Realität" kommt, darüber kann man allerlei spekulieren. Eigentlich bringt es nur wenig, Hypothesen aufzustellen über die Entstehung einer irr-real-visionären Existenz (die selbst von relativ aufgeschlossenen Psycho-Therapeuten immer noch „Schizophrenie" genannt wird). Im folgenden werden dennoch kurz fünf Hypothesen präsentiert:

1. Wie bereits erwähnt, deklariert die Schulpsychiatrie alle irrealen und außergewöhnlichen Bewußtseinszustände als Stoffwechselstörungen, *ohne* nach der eigentlichen Ursache zu fragen.
2. Eine Forschungsrichtung der Psychologie sieht die Ursachen einer irrealen Existenz in der *Familienkonstellation* und stellt in diesem Zusammenhang die sog. *„double-bind"-Theorie* auf; „double-bind" wird als eine für den Betroffenen völlig verwirrende und letztlich verrückt-machende Beziehung bezeichnet. Der Psychologe G. Bateson bringt hierzu folgendes konkrete Beispiel: „Ein junger Mann erhält Besuch von seiner Mutter. Er freut sich, sie zu sehen und legt ihr impulsiv seinen Arm um die Schulter, worauf

sie erstarrt. Er zieht seinen Arm zurück und sie fragt: „Liebst du mich nicht mehr?“. Er wird rot, und sie sagt: „Mein Lieber, du mußt nicht gleich so verlegen werden und Angst haben vor deinen Gefühlen.“
Die Mutter macht *ihre* Gefühlsprobleme zu den Problemen *des Sohnes*, der sich nicht dagegen zu wehren versteht.

3. Der bekannte Anti-Psychiater R. D. Laing sieht die Ursache in der *Mystifizierung*: Widersprechen sich die Wahrnehmungen zweier Menschen, so sagt der eine zum anderen: Das bildest du dir bloß ein. Das heißt, es wird der Versuch gemacht, einen Widerspruch aufzuheben, indem man die Erlebnisweise des anderen von der Wahrnehmung in die Einbildung transponiert.
Laing bringt ein Beispiel, indem eine Mutter klar zu erkennen vorgibt, daß *sie* die Gefühle ihres Kindes kennt (die wahren Gefühle des Kindes werden dabei ignoriert); die Mutter sagt: „Ich bin überzeugt, du bist müde, Liebling, und möchtest jetzt ins Bett, nicht wahr?“ Ehrlicher wäre gewesen: „*Ich* bin müde, und möchte, daß *du* ins Bett gehst.“ Indem dem Kind mitgeteilt wird, wie es sich fühlt und zu fühlen hat, verlernt es, eigene Gefühle zu erkennen.
4. Manche Menschen bauen sich eine *wunscherfüllende Ersatzwirklichkeit* auf: häufige Kränkungen, Erfolglosigkeit, Armut, Einsamkeit, unerfüllte Sehnsucht nach Liebe — dies alles kann einen Menschen in großen Konflikt mit der herrschenden gesellschaftlichen Norm bringen. Er könnte dagegen ankämpfen, sich — leidend — mit seiner armseligen Situation abfinden, oder sich eine wunscherfüllende, traumhafte Ersatz-Wirklichkeit schaffen.
Beispiel: Ein arbeitslos gewordener, kontaktscheuer Mann, allein lebend inmitten einer engen Kleinstadt, entwickelt die feste Überzeugung, er sei mit A., einer allseits bekannten Popsängerin „geistig verheiratet“, und sie würde mit ihm, während ihrer Fernsehauftritte, verschlüsselt reden und ihm ihre tiefe Liebe beteuern ... Außerdem sei er zum Leiter des Sternenobservatoriums in Rom ernannt worden.
5. Eine nicht-psychologische, sondern *philosophische Betrachtungsweise* geht davon aus, daß der Mensch — mindestens — zwei Möglichkeiten hat zu existieren: Er kann wählen zwischen einer „*Existenz in der Realität*“ und einer „*Existenz im Traum*“. Die meisten Menschen leben vorwiegend in der Realität und nur selten im Traum. Ein Mensch kann sich aber auch anders entscheiden und vorwiegend oder ausschließlich in der „Existenz des Traumes“ sein, d.h. in einer nur-ihm-eigenen („verrückten“) Wirk-

lichkeit leben. Eine solche Entscheidung kann entweder darin begründet sein, daß er die bestehende Realität unerträglich findet (s. Punkt 4), oder darin, daß er über die Realität „hinaus" möchte, in ein möglichst-grenzenloses Sein, in mystisch-unbekannte Tiefen . . .
Eine Rückkehr in die Realität kann dann oft schwierig werden.
Wieder andere Menschen sind zwar oft in ihrer „Existenz im Traum", wechseln aber regelmäßig in die Realität zurück und verwischen dabei Traum und Realität, kaum entwirrbar miteinander — ohne aber „schizophren" bezeichnet zu werden.

Der visionäre Künstler und der als krank abgestempelte unfreiwillige Visionär haben viele Gemeinsamkeiten. Den Frei-Raum, den man einem „bildenden" Künstler gibt, den sollte man auch einem „Geistes- und Gedanken"-Künstler zugestehen, statt ihn „schizophren" zu nennen. Ein irreal-visionärer Mensch sollte *nicht* normalisiert werden, sondern akzeptiert werden, so wie er ist; und er sollte nur dann psychotherpeutische Hilfe erfahren, wenn er nach Behandlung verlangt.

Der Naturmensch (der sogenannte Primitive) und das naive Kind erleben sich als Teil einer durch und durch beseelten Welt; nicht nur Menschen, Tiere und Pflanzen sind Lebewesen, auch Sterne, Wasser, Wind und Sonnenstrahlen werden als lebendig empfunden. Ein Mensch, der in einen irreal-visionären Zustand gerät, taucht wieder ein in diese allseits beseelte Welt und spürt die transpersonalen Verbindungen allen Lebens. *Um den irreal-visionären Zustand dieser Menschen zu begreifen, brauchen wir keine neue Psycho-Methodik, sondern eine neue, den andern respektierende Geisteshaltung, die bereit ist zu lernen.* Als „normaler" Beobachter eines naiven Kindes, eines Schamanen, Heiligen oder eines irrealen Visionären bewegen wir uns zwar in einem Normal-Bewußtsein, aber wir ahnen — in der Beobachtung paranormaler, besonders gefühlsintensiver Existenzen — deren veränderten Bewußtseinszustand. Dieser veränderte Bewußtseinszustand kann sich steigern in ein Gefühl des Dauernd-bezogen-seins auf die Welt-um-sich: Für ein glückliches, naives Kind kann dies sehr schön sein, für einen irreal-visionären Menschen oftmals hart. Im Gegensatz zu einem Schamanen, Heiligen oder genuinen

Künstler geraten unfreiwillige Visionäre plötzlich und unvorbereitet in einen neuen Bewußtseinszustand, den manche kaum ertragen können, andere jedoch zur Entfaltung bringen. Ein genuiner Künstler — zum Beispiel — kann elegant vom normalen Bewußtseinszustand in einen „höheren“, paranormalen Bewußtseinszustand wechseln. Dieses Wechseln der Bewußtseinszustände kann auch ein irreal-visionärer Mensch erlernen und wird so — in Selbstheilung — zum spirituellen Lebenskünstler. Dann kann er die Rolle als Vermittler zwischen materieller und transzendenter Welt — bewußt — wiederaufnehmen.

„Du mußt die Geister gewähren und dir helfen lassen, anstatt sie dauernd abzuwehren.“ (Lyall Watson)

Was die Psychiatrie als Geisteskrankheit verfolgt, ist in Wirklichkeit ein Sammelsurium spiritueller Fähigkeiten. Ein Mensch nach einer irreal-visionären Krise kann wieder zur grauen, aber bequemen Normalität zurückkehren und seine spirituellen Fähigkeiten brachliegen lassen (wozu viele durch die Psychiatrie genötigt werden), oder er erkennt neue Dimensionen seines Da-Seins. Das geht dann über Selbst-Heilung weit hinaus . . .

Die „Prinzessin der Liebe“ im obigen Beispiel — sie ist eine *notwendige* Erscheinung in unserer oft herzlosen Welt. Die Normalisierung der „Prinzessin der Liebe“ ist nicht nur Desillusionierung, sondern Verlust. Irreal-visionäre Fähigkeiten sind in jedem und könnten gelebt werden, *aber* für den Normalbürger ist dies ein gefährliches Wagnis, weil es das System, in dem er lebt und woraus er seine Sicherheit bezieht, fundamental erschüttert. Wer aber über die Grenzen der gegenwärtigen Erkenntnis hinauswachsen will, braucht Mut zur existentiellen Neugierde, Mut, verschüttete Fähigkeiten wiederzuentdecken und zum eigentlichen Wesenskern vorzudringen, eine andere Form von Bewußtsein zu erobern . . . Haben *Sie* den Mut eines spirituellen Eroberers?

Die Angst als notwendige Begleiterin

„Wer immer Angst hat, hat Grund dazu. Es gibt nicht wenige Patienten, denen man Angst einjagen muß, weil sie aus Instinktverkümmerung keine mehr haben. Ein Mensch, der keine Angst mehr hat, steht am Rande des Abgrunds ... Versteht der Patient die religiöse Sprache, so sage ich ihm: Versuche ja nicht, dieser Angst, die Gott dir gegeben hat, zu entgehen, sondern versuche sie bis aufs letzte zu ertragen." *C. G. Jung*

Angst ist eine normale und existentiell notwendige Kraft eines jeden Wesens, auch des Menschen; Angst ist Teil des Lebens, wie Hunger und Durst, sexuelle Lust, Aggression, Schmerz, Freude. Das gesamte Leben lang begleitet uns die Angst, vom ersten Herzschlag bis zum letzten, sie ist manchmal heftig präsent, manchmal nimmt sie sich völlig zurück. In den Träumen während des Schlafs entwirft die Angst oftmals aufrüttelnde — angstmachende — Szenarien, auch für die Entstehung von Alpträumen ist sie wesentlich verantwortlich. Wenn wir im — traumfreien — Tiefschlaf liegen, schläft auch die Angst; sie verläßt uns für immer, wenn wir sterben; in den Sekunden oder Wochen vor dem Tode kann die Angst jedoch dämonische Ausmaße annehmen.

Angst ist ein uns allen vertrautes Gefühl, für die meisten hat es ein negatives Image. Der Normalbürger strebt danach, möglichst angstfrei zu sein, spürt man Angst, so wird sie oftmals verleugnet oder anders benannt: Streß, Nervosität, Durcheinander-sein, Kopflosigkeit, Unruhe, bange oder unruhig sein, Aufregung, Lampen- oder Reisefieber, Besorgt-sein, Bedenken haben ... Das Wort Angst hat — vom Ursprung her — Verbindung zu „Enge", das ist die Enge, die uns bei großer

Angst Hals- und Brustraum zuschnürt und Arme und Hände eng anliegen läßt. Angst hat viele Gesichter und überkommt uns aus vielerlei Gründen oder — grundlos. Nehmen wir zwei Beispiele, bei denen große Angst bis Panik entsteht:

Sie haben einen angenehmen Nachmittag verbracht und freuen sich auf Ihr zu-Hause. Doch kaum sind Sie in Ihrer Wohnung, da schleicht sich Angst in Ihr Herz, obwohl alles in Ordnung ist, was auch die zu Hilfe gerufene Nachbarin bestätigt. Dennoch durchsetzt Sie die Angst in inneres Zittern wie vor dem drohenden Untergang. Die grundlose Angst nimmt einen den Boden unter den Füßen und läßt das Grauen spüren.

Ein zweites Beispiel: Sie gehen allein, weit nach Mitternacht, durch eine menschenleere Gasse. Plötzlich kommen Ihnen drei massige Schlägertypen, leicht angetrunken, entgegen; in einem gewissen Abstand bleiben die drei stehen und einer ruft: „Na, den da/die da nehmen wir uns mal zur Brust, was meint ihr, Jungs?!", die drei lachen aggressiv. Die Bedrohung hören und spüren Sie, Sie erstarren vor Angst, was sollen Sie tun? Blitzschnell sausen allerlei Gedanken durch den Kopf: möglichst schnell den Weg zurücklaufen? . . . oder vorne probieren, ob die Eingangstüre offen ist? . . . oder einfach — möglichst ruhig — weitergehen? . . . oder mich als Opfer hingeben für die drei Schläger? . . . oder mich in Ohnmacht zu Boden gleiten lassen, Totstell-Reflex? . . . oder meine Kampf-Spraydose aus der Tasche ziehen und die drei Typen handlungsunfähig machen?

Kämpfen oder fliehen?

Erstaunlicherweise sind die physiologischen Alarmsysteme — beim Kämpfen und Fliehen — dieselben, für Körper und Geist ist es die gleiche Herausforderung. Die Physiologie und Psychologie der Angst-Reaktion läßt sich folgendermaßen umschreiben, wobei nur die Intensität der Phänomene variiert: Herzrasen, schnelle Atmung, hoher Blutdruck, Erröten, innere Erregung, Schwitzen („Angstschweiß"), Zittern, Anspannung der Muskulatur, schnell-kombinierendes Denken (z. B. Suchen nach einem Ausweg aus der Gefahr), selten auch völlige Denkblockade, extreme Wachheit oder trance-verschleiertes Benommen-sein — das Schicksal anklagen oder sich dem Schicksal demütig ergeben?

So man will, kann man vier Arten der Angst unterscheiden:

1. Die regulierende Angst
2. Die warnende Angst
3. Die lust-betonte Angst
4. Die Angst als Tor zur Erleuchtung

Ausgespart werden dabei Ängste, die ihren Ursprung in körperlichen Krankheiten haben, wie Hirn- und Schilddrüsenprozesse oder Hormon- und Stoffwechselstörungen. Diese Arten von Ängsten sind — relativ gesehen — selten.

Es bleibt das große Spektrum psychisch-bedingter Ängste. Die gängige Psychiatrie und Psychologie hat im besagten Diagnose-Katalog (ICD 10) die unterschiedlichen Formen von Angst zur Krankheit erklärt und installiert u. a. folgende mit Diagnoseziffern versehene Begriffe: F.40.0 Agoraphobie. F.40.1 soziale Phobien. F.40.2 isolierte Phobien. F.41.0 episodisch paroxismale Angst. F.41.1 generalisierte Angststörung. F.41.9 nicht näher bezeichnete Angststörung. F.42.9 nicht näher bezeichnete Zwangsstörung. F.43.23 Anpassungsstörungen mit vorwiegender Störung anderer Gefühle undsoweiter ... Dies ist eine anachronistische Pathologisierung menschlicher Befindlichkeiten.

Angst ist — grundsätzlich — keine Krankheit; hiervon gibt es nur die eine Ausnahme, wenn ein Betroffener seine Angst-Befindlichkeit als Krank-sein erfährt und selbst zur Krankheit erklärt. Doch nie sollte ein Therapeut die Angst zur Krankheit deklarieren: Angst ist ein wertvoller, wenn oftmals auch leidvoller Zustand. Heidegger nennt die Angst eine „ausgezeichnete Befindlichkeit" („ausgezeichnet" im Sinne von „herausragend"), und er schreibt: „... wovor die Angst sich ängstet, ist das in-der-Welt-sein selbst."

Angst gehört zum *gesunden* Leben. Und Angst gehört auch dann zum gesunden Leben, wenn sie überdurchschnittlich gesteigert ist. Diese überdurchschnittliche Steigerung der Angst kann konkrete Ursachen haben (Natur- und andere Katastrophen, seelische Traumata etc.), kann auch ohne sichtbare Ursache sein, unfaßbar und unbestimmt; diese unbestimmte, diffuse Angst kann wegweisenden Sinn entfalten.

Angst als Teil des — gesunden — Lebens zeigt — ohne den Geruch der Pathologisierung — verschiedene Facetten.

Regulierende Angst

Die regulierende Angst, Angst als regulative Kraft in unserem Leben; sie zeigt sich als *die „kleine" alltägliche Angst,* die bewahrendes Element für uns ist:

Angst vor Autos führt dazu: wir passen auf;

Angst vor Prüfung führt dazu: wir lernen;

Angst vor Blamage führt dazu: wir achten auf unsere Worte.

Während Kindheit und Jugendzeit wird in verschiedenen Formen die Konfrontation geübt; vor allem die Jungen müssen sich in Mutproben messen (vom 5-Meter-Brett ins Wasser springen, nachts in den Friedhof gehen). Die Helden in den alten Märchen und die Helden in den neuen Abenteuer-Filmen werden zu Vorbildern. „Cool" müssen sie aussehen und handeln. Andere Kinder, Mädchen mehr als Jungen, gehen oftmals kreativer mit Angst um — sie „müssen" Angst nicht durch Mut bezwingen, sondern geben ihr nach und integrieren sie somit: „Warum soll ich nachts in den kalten Friedhof gehen, wenn ich keine Lust habe" ... „Warum soll ich (wie der Heilige Georg) einen Drachen bekämpfen und töten, wenn ich ihm ausweichen kann, oder wenn mir der Drachen womöglich überhaupt nichts angetan hat".

Es gibt eine hoch-gesteigerte Angst, die aber dennoch natürlich und „stimmig" ist: zum Beispiel die Angst in Kriegs- und Katastrophensituationen. Diese Angst ist die treibende Kraft, um in einem irdischen Höllenfeuer vielleicht dennoch zu überleben, überleben in Hiroshima oder Tschernobyl, überleben im Bombenhagel des Zweiten Weltkrieges oder im Bürgerkrieg von Somalia, im Maschinengewehrterror von Mafiosibanden in Brasilien oder ...

Diese Angst ist eine greifbare, lebensbedrohliche Angst, ist darüber hinaus Angst vor dem end-gültigen individuellen Untergang, der in jedem Moment wahrnehmbar ist.

Übung: „Gespräch mit der Angst"

Sie machen auf einem großen Blatt Papier eine möglichst schnell-spontane Zeichnung, gewissermaßen ein Portrait Ihrer Angst.
Dieses gezeichnete „Portrait der Angst" legen Sie auf den Boden oder auf einen Stuhl und setzen sich ihm gegenüber. Dann befragen Sie die Angst und versuchen, die Antwort der Angst zu erahnen. So könnte sich zum Beispiel folgender Dialog ergeben:
Ich: „Warum läßt du mich nicht in Ruhe?"
Angst: „Ich schütze dich vor Verwahrlosung."
Ich: „Was heißt das?"
Angst: „Ich sorge dafür, daß du dich trotz deiner Depression ordentlich anziehst [Angst, als asozial aufzufallen] . . . ich sorge dafür, daß du deine Angelegenheiten, deine Rechnungen bezahlst [Angst vor Wohnungskündigung] . . . daß du nicht zuviel Alkohol/Joints/Beruhigungstabletten konsumierst [Angst, irgendwann am Rande der Gesellschaft zu landen] . . . ich bin in dir als unbestimmte Angst und halte dich auf diese Weise lebendig . . ."
Dann könnten Sie die Angst fragen, ob Sie sich in Ihrer derzeitigen Beziehung zu Ihnen wohlfühlt und ob es ihr gut dabei geht. Die Antwort der Angst lautet oft „nein, mir geht es nicht gut".
Vielleicht mögen Sie dann die Angst fragen, ob Sie bereit wäre, wegzugehen. Die Antwort der Angst lautet meist: „— nein —".
Vielleicht versuchen Sie dann, einen freundlichen Kontakt zur Angst aufzunehmen, nach dem Motto: Wenn die Angst schon nicht weggeht, dann integriere ich sie positiv.
Dann könnten Sie die Angst fragen: „Bist du bereit, mir bei meinem Problem (z. B. meiner depressiven Lethargie) zu helfen?"
Oft antwortet die Angst: „Na klar!"
Aus der Angst eine Verbündete machen!

Warnende Angst

Diese Angst ist eine tief besorgte, extrem agierende Wächterin unseres Seins. Diese Angst wird oftmals — von den Betroffenen — als „krankhaft-übersteigert" empfunden; je mehr jedoch

Hintergrund und Sinn dieser Angst erkannt werden, desto mehr verzichtet der Betroffene, seine Angst als Krankheit zu erleben. Indem man die Angst zur Krankheit erklärt, wird man zum Patienten und darf — selbst passiv bleibend — Hilfe und Heilung von einem Arzt oder Psychotherapeuten erwarten. Man ist der eigenen Verantwortung und des eigenen Handelns vorläufig enthoben. Die „warnende Angst" ist Oberbegriff für eine Vielfalt tiefgreifender und tief-berührender Emotionen:

Angst vor schweren Krankheiten und Operationen; Angst vor materiellen und menschlichen Verlusten; Angst vor Beziehungsnähe, Angst vor Verlassen-werden; Angst vor Umgang mit anderen Menschen (psychiatrisch: soziale Phobie); Angst vor Menschenansammlungen, dranghafter Enge in öffentlichen Verkehrsmitteln, größeren Plätzen (psychiatrisch: Agoraphobie); sehr starke Angst vor Spinnen oder Mäusen, vor Höhen oder engen Räumen (psychiatrisch: unspezifische Phobien); plötzliche, „wie aus heiterem Himmel" auftretende Angst (psychiatrisch: Panikattacken); Angst als extrem ausgeprägte, andauernde Besorgnis (psychiatrisch: generalisierte Angststörung).

Angst vor schweren Krankheiten oder Unfällen ist verständlich und nachvollziehbar, auch der warnende Charakter dieser Angst ist klar: die Angst vor Lungenkrebs veranlaßt manchen Raucher, die Anzahl der Zigaretten zu reduzieren, die Angst vor Unfallfolgen für sich und andere führt bei manchen Autofahrern (keineswegs bei allen) zur Respektierung von Tempolimits. Schwerer einfühlbar für den normalen Bürger sind sogenannte „Phobien" und „Panikattacken". Wesentliches Merkmal der Agoraphobie ist letztendlich die Angst vor einer Situation ohne Ausweg, einer Situation, wo Flucht kaum mehr möglich ist. Im Laufe von Monaten und Jahren kann die allgemeine Lebensbewältigung dadurch enorm eingeschränkt werden; manche kommen — aufgrund von paradox erscheinenden Umwegen — zu spät an den Arbeitsplatz, zu spät zur Vorlesung; andere verlassen ihre Wohnung gar nicht mehr.

Bei der sogenannten sozialen Phobie bewirkt eine übergroße Zurückhaltung, daß der Betroffene sich anderen gegenüber nicht äußert, sich nicht durchsetzt, sich nicht so zeigt, wie er ist. Die sogenannten Panikattacken erscheinen wie ein Überfall, der Betroffene wird in nahezu unerträglichen Empfindungen erschüttert: Atemnot, Herzrasen, Schwindel, extreme innere Unruhe, das Gefühl von Ausgeliefert-sein, Angst, sofort zu sterben, wobei konkrete angst- und panikauslösende Situationen eigentlich nicht zu erkennen sind. Wenn eine kleine Katze permanent eine Alarmsituation erlebt — weit aufgerissene Augen, die Entsetzen spiegeln, und panisch-abstehendes Fell, Zittern am ganzen Körper —, ohne daß da weit und breit irgendeine Gefahr zu erkennen wäre, dann haben sich Angst- und Panikreaktionen verselbständigt. Dies ist eine inadäquat-heftige psychische Allergie auf eine relativ kleine oder nicht-erkennbare „Bedrohung". Beim Menschen gehören viele psychosomatische Störungen und Krankheiten zu diesem Phänomen. Der Körper hat exzessive Angst und reagiert entsprechend, doch die Psyche „weiß" nicht, wovor der Körper eigentlich Angst hat. Oder die Psyche erleidet einen Schock und bezieht den Körper mit ein. In der Psychotherapie kann erreicht werden, daß der Betroffene das Bezogen-sein von Psyche und Körper wiedererkennt und die Ursachen der Angstreaktionen zu erahnen versucht. „Ich lebe dauernd in Angst, dabei habe ich — äußerlich gesehen — keinerlei Gründe hierfür." Dieser „Angststörung" mögen Prägungen während der Kindheit zugrundeliegen oder lebenserschütternde Erfahrungen im Erwachsenenalter.

Bei der sogenannten generalisierten Angststörung zeigt sich eine maßlos übersteigerte Befürchtung in bezug auf das alltägliche Leben: Der geliebte Bruder hat nicht angerufen — wahrscheinlich liegt er schwerverletzt im Krankenhaus. Den gesamten Tag über macht man sich Sorgen und hat heftige bis quälende Befürchtungen, irgendwas Schlimmes könnte dem oder jenen widerfahren. Die allgemein ängstliche — psychisch wie körperliche — Anspannung durchlebt der Betroffene nicht nur tags, sondern auch nachts, allein-gelassen alleinig. All-einig.

Alle diese Ängste heißen warnende Ängste, weil sie warnend auffordern, nicht so weiterzuleben wie bisher; sie verlangen eine oftmals radikale Änderung der Lebensumstände; das kann im Bereich der Arbeit sein, im Netz der Beziehungen (Eltern-Kind, Partnerschaft etc.) oder auf spiritueller Ebene.

Die „Phobien“, die „generalisierten Angstzustände“ und die „Panikattacken“ sind unvollständige Ausläufer der großen Mutter aller Ängste: der inneren, unbestimmbaren Ur-Angst; diese ist eine *amorphe, innerlich brennende Angst*, die — außer im Tiefschlaf — nie erlischt.

Die gestaltlose, in uns flackernde Ur-Angst brennt immer, auch wenn wir äußerlich Gelassenheit und Heiterkeit zeigen. Diese Ur-Angst entzündet ihre Flamme an der Angst vor dem Tode, der uns alle erwartet, Angst vor dem Nichts oder dem Alles/Göttlichen, von dem wir letztendlich nichts wissen. Die Ur-Angst brennt auch in Menschen, die sich in einem tiefen religiösen Glauben (mit Ideen vom Weiterleben) eingebettet haben, doch mag bei diesen Menschen die Ur-Angst kleiner sein und seltener krisenartig hervortreten. Die Ur-Angst kann — wie Feuer — existentiell vernichtend sein, aber auch als eines der Tore dienen auf dem Weg zur Erleuchtung.

Die sogenannten Phobien sind — wie bereits erwähnt — nur ein sichtbarer Teil der Ur-Angst, ein Teil allerdings, der die Wahrnehmung röhrenförmig verengt. Es ist wohl notwendig, sich durch dieses Röhrenförmige hindurchzumühen, um so zur all-umfassenden, großen Angst — der Ur-Angst — vorzudringen. Vor der Phobie soll der Betroffene nicht ausweichen, sondern diese annehmen und sich ihr bewußt stellen. Indem der „Angstbetroffene“ in „seine“ Phobie eindringt und sie durchdringt, nähert er sich der Ur-Angst. Doch dieser Ur-Angst muß man keineswegs in Schrecken und Grauen begegnen — das Erleben der Ur-Angst impliziert Weiterentwicklung.

Aufgabe des Therapeuten ist es, die Phobien nicht durch Anxiolytika oder andere Psychopharmaka, auch nicht durch

Verhaltenstherapie zu verwischen und verkleinern, sondern diese Teil-Ängste — behutsam und unter Begleitung — zu steigern in Richtung Ur-Angst. Durch ein Bezogen-sein mit der Ur-Angst kann ein Quantensprung in der Erkenntnis des eigenen Lebens geschehen. Gelingt die Entwicklung von der Phobie zur Ur-Angst nicht, ersteht *zuviel Angst vor der Angst* oder ist Weiterentwicklung und Erleuchtung gar nicht erwünscht — dann bietet die Verhaltenstherapie probate Mittel, um in zeitlich absehbarem Rahmen Phobien weitgehend loszuwerden. Dies mag widersprüchlich klingen, ist es aber nicht: Anxiolytika und Verhaltenstherapie sind dann dienlich, wenn der Betroffene „nur" ein Wiederfunktionieren im sozialen Getriebe (was nicht wertend gemeint ist) anstrebt.

Auch die verantwortlich eingesetzte Verhaltenstherapie soll Hilfe zur Selbsthilfe werden. Die Techniken der Verhaltenstherapie zielen darauf ab, sich der Angst zu stellen, sich zu konfrontieren mit dem, was bedrohlich erlebt wird und dabei das Vermeidungsverhalten aufzugeben; außer den spezifischen therapeutischen Techniken spielt dabei auch ein möglichst großes Vertrauen zum Therapeuten eine große Rolle. Der Betroffene lernt die Angst zuzulassen, mit ihr umzugehen, die angst-machende Situation durchzustehen und muß/darf — wieder und wieder — erkennen, daß befürchtete Katastrophen nicht eintreten und Ängste wieder kleiner werden oder quasi ganz abklingen. Der Therapeut gibt zwar Hilfestellungen, doch soll er — mehr als sonst — darauf achten, sich in seiner Rolle als Helfer nicht unentbehrlich zu machen.

Die Verhaltenstherapie geht davon aus, daß irgendwann ein ab-normes Verhalten — zum Beispiel Platzangst — gelernt wurde; die Störung kann durch entsprechende Übungen verlernt werden und ein neues, gewünschtes Verhalten an-gelernt werden. Es findet gewissermaßen eine Umprogrammierung des Menschen statt. Eine solche Technik ist beispielsweise die „systematische Desensibilisierung": Der Betroffene versetzt sich in einen tiefen Entspannungszustand, schließt die Augen und läßt in seiner inneren Imagination — in seinem inneren Kino

— die angst-machende Situation (zum Beispiel eine Spinne oder den Chef) auftauchen, *aber* als wesentlich verharmloste Erscheinung (als kleine Abbildung einer nett-aussehenden Spinne, den Chef als Kind mit Spielhose und Eimerchen). Graduell werden die Bilder von Spinne oder Chef gesteigert: in angenehm-entspanntem Zustand und in wohlwollender Begleitung durch den Therapeuten lernt der Betroffene angesichts „starker Bilder“ (Spinne oder Chef) relativ gelassen zu reagieren (siehe auch S. 166).

Unvergleichlich „einfacher“ als durch Verhaltenstherapie läßt sich Angst durch spezielle Pillen dämpfen: Die schon genannten Anxiolytika (= Angstlöser) sind die modernen Zauberdrogen. Valium (chemisch: Diazepam) ist der bekannteste Prototyp dieser Sorte, schon eine halbe Stunde nach Einnahme einer ausreichenden Dosis entschwindet die Angst — man wird in eine angenehme Gleichgültigkeit eingelullt — lasch, aber glücklich — so lautet das Prinzip. Bei so viel angenehmer Wirkung entsteht natürlich auch — wie bei allen angenehmen Dingen unseres Lebens — ein gewisses Suchtrisiko. Erstaunlich war die Entdeckung, daß im menschlichen zentralen Nervensystem Rezeptoren (= Kontaktstellen für Moleküle) für Valium vorhanden sind: Der vom Schöpfer kreierte Mensch wird also mit spezifischen Rezeptoren für das Valium der Firma La Roche geboren? Das Rätsel ist längst gelöst — die Menschen, die meisten Tiere und Pflanzen verfügen nicht nur über „Valium-Rezeptoren“, sondern auch über eine *körpereigene Droge* namens „EndoValium“, die uns in natürlicher Weise hilft, aufkommende Ängste auf ein erträgliches Maß zu senken. Als Vorgängerin der synthetisch hergestellten Anxiolytika kann Opium gesehen werden; auch dieses wohl älteste Arzneimittel der Menschheit löst Angst in „Wohlgefallen“ auf.

Auch wenn das Erleben der Angst zur individuellen Weiterentwicklung führt, soll jeder einzelne frei entscheiden dürfen, ob er sich auf stoffliche Weise (durch Anxiolytika oder Opium) das Leben leichter machen will oder nicht.

„Das ist der größte Kick im Leben", schildert die Bungee-Springerin, „wenn du oben auf der Plattform stehst, kurz vor dem Sprung ins Unendliche." Andere suchen lustvolle Angststeigerung beim free-climbing, Steilwandklettern ohne Absicherung, beim doppelten Salto hoch in der Zirkuskuppel ohne Sicherheitsnetz oder — leider sehr verbreitet — beim Auto- oder Motorradrasen: Auf manchen Autobahnstrecken versuchen viele, mit ihren Privatfahrzeugen den Rausch von Formel-1-Rennen zu erleben und die Angst (allerdings auch das Verantwortungsgefühl gegenüber anderen) lustvoll zu überwinden. Wieder andere nehmen die Sturmwarnung auf See als Signal zum Aufbruch und stechen mit ihrem Segelschiff in See — das Meer und die Angst erleben — bezwingen oder untergehen.

Millionen konsumieren — immer wieder — in der Zusammensetzung unbekannte Drogen, Crack aus dem Hobbylabor oder Extasy mit chemisch unklarem Design, schlucken, rauchen, injizieren . . . Sexrausch läßt sich für manche steigern, indem lüstern mit unbekannten Partnern — AIDS ignorierend — experimentiert wird. Kopfübergestülpte Plastiktüten vermehren in einem CO_2-Rausch erotische Trance, und das Strangulieren des Halses fördert die Erektion — im Grenzland des Todes läßt sich die Angst — auch die Ur-Angst — spielerisch erfahren, in einer potentiell finalen Lust.

Dieses hoch-erregende Spiel mit der Angst, dieses freiwillige Eintauchen in kleine und größere Grenzerfahrungen bringt überdies für melancholisch bis depressiv gestimmte Menschen einen erstaunlichen Aufwind für den betrübten Seelenvogel: Bungee-Springen, free-climbing und ähnliches sind ausgezeichnete Antidepressiva. Dies läßt sich sogar biochemisch belegen: Bei hochgesteigerter Lustangst schnellen Adrenalin, die körpereigene Power-Droge, und Noradrenalin, der fröhlich-machende Transmitter, in die Höhe; und selbst dann, wenn der auslösende Kick vorüber ist, bleibt die Stimmung oftmals deutlich gehoben, nicht nur stunden-, sondern tage- und wochenlang.

Lust und Angst erscheinen mit vielen Gesichtern, so gibt es auch eine „ernsthafte" Lust: Wer freiwillig wochenlang fastet und dürstet, tagelang einsam in der Hitze und Kälte der Wüste vegetiert oder abgeschnitten von jeglichem Außenreiz in einem Isolationstank ausharrt, für den können sich Lust und Angst zu einem transzendenten Gefüge vereinen.

Irgendwo in einer Spielbank setzt ein Mann sein gesamtes Vermögen auf eine Zahl — das lustvolle Kribbeln des naheliegenden Ruins: Signora Angst erscheint, vornehm gekleidet, und wird eingeladen zu einem letzten Glas Champagner.

Unzählige junge Männer ziehen freiwillig in den Krieg aus Lust am Töten und aus Lust an der Angst, getötet zu werden . . . amerikanische Freiwillige wurden mit dem Kampf-Helikopter in den Kugelhagel des Dschungels hineingeflogen — Grauen, Inferno — dabei diabolisch lachend, bis die höllische Angst des Verderbens und MG-Salven den Angst-Piraten durchlöcherten.

Hat Herr H. M. mit dem Leben — oder der Angst vor dem Leben — gespielt, als er mit seinem Auto absichtlich in den Abgrund raste — Suizidversuch, kein Suizid: H. M. wird geborgen und auf einer Intensivstation versorgt . . . Hat sie — Frau I.N. — mit dem Tode gespielt, als sie 120 Schlaftabletten schluckte ? — Die Angst vor dem Tode überwinden und sich das Leben nehmen — *nicht* aus hoffnungsloser Verzweiflung, sondern in freier Entscheidung, Frei-Tod . . . und die Lust, der Todesangst ein Schnippchen zu schlagen.

Die Wege der *lustvollen* Angst sind vielfältig, aber trotz dieser Vielfalt betreten wir immer das seltsam blühende Brachland der Ur-Angst.

In Lust- und Leiderfahrungen des Lebens — nackt wie wir sind — begegnet uns die Angst mit einem unbeschreiblichen Lächeln.

Doch die lustvolle Angst kann auch in kleinen Formen auftreten, wenn — wie bereits erwähnt — Kinder in Mutproben das heftige Kribbeln der Angst positiv erregend empfinden.

Angst ist erfahrbarer Teil unseres Lebens, ist eine Spiegelung unserer Abhängigkeiten und des uns erwartenden Todes. *Angst ist ubiquitär im Leben dieser Erde*, Angst vor den eigenen Gefühlen, Angst vor eigener Ohnmacht und Schwäche, Angst vor der eigenen, innerlich spürbaren Gewalt, Angst vor Arbeitslosigkeit, Angst vor grippalen Infekt oder Angst vor Trennungen. Die Angst vor zerstörerischen Kräften im Innern unseres eigenen Herzens ist berechtigt, bei zu vielen Menschen ist diese „Kraft der Zerstörung“ voll entfaltet und zeigt sich in der maßlosen Aufrüstung von Nuklearwaffen und anderen hochtechnisierten Tötungsmaschinen.

Wir werden in eine Welt hineingeboren, wo immer und überall, in uns und um uns Ängste erblühen, ob dies nun „regulierende“ oder „warnende“ Ängste sind. Potentiell ist alles auf der Welt so geartet, daß man davor auch Angst entwickeln kann. Überschreitet Angst ein bestimmtes, individuell unterschiedliches Maß, wird sie als unerträglich und zermürbend empfunden. Ein kleines Kind kann naturgemäß weniger Angst ertragen als ein Erwachsener, dennoch werden oft Kinder den gleichen Horror-Szenarien ausgesetzt wie Erwachsene in echten Katastrophen oder im Erleben von Horrorfilmen. Ein Kind ist durch Angst verletzbarer, weil ihm noch weitgehend die Erfahrungen im Umgang mit der Angst fehlen — es kann konkrete, angstauslösende Ursachen noch zu wenig erkennen und kennt die Schutzmechanismen kaum. Auch weiß das Kind nicht, daß selbst starke Ängste wieder vorübergehen. Ängste, die bei einem Erwachsenen eine Weiterentwicklung initiieren, können bei einem Kind übermächtig sein und es innerlich traumatisieren. Die meisten menschlichen und tierischen Eltern versuchen, ihre Kinder vor einer zu hohen Flut von Angst zu schützen. Der Erwachsene hat im Umgang mit der Angst — im Gegensatz zum Kind — eine reichere Auswahl von Einstellungen und Reaktionen: Er kann die Ursache der Angst erkennen oder nach ihr forschen und entsprechend handeln; dabei kann er sich — rationalisierend — selbst Mut machen: „ganz ruhig bleiben!“ ... „alles ist halb so schlimm“ ... „ich hab’ schon Schlimmeres gemeistert“. Der Erwachsene kann eventuell die Angst als Befindlichkeit annehmen, sich anderen gegenüber mitteilen und Verständnis und konkrete Hilfe erwarten. Er kann die Angst vor einem geplanten, risikovollen neuen Schritt als ‚naturgemäß‘ akzeptieren.

Angst kann kraftvoll aktivieren oder auch wache Passivität bewirken: Ein Akzeptieren und Bewältigen der Angst ist in beiden Verhalten möglich und bereichert Erkenntnis und Erfahrung. Läßt sich Angst umgehen, kann man sie vermeiden? Dies ist so unmöglich, als wolle man als Mensch der Luft ausweichen — wir brauchen die Luft zum Leben, und ebenso die Angst. Wie die Luft ist auch die Angst erfaßbare Realität. Doch gibt es auch ir-reale Angst, wenn durch verworrene Phantasien Angstgebilde entstehen, die uns dann Angst einflößen. Angst-Hirngespinste, Angstphantasien sind quälend, doch lassen sie sich durch fremde Hilfe auflösen. Die Wahrnehmung des anderen kann die eigene korrigieren und in ihrem symbolischen Wert relativieren.

Sowohl die „regulierende“ wie die „warnende“ und die „lustbetonte“ Angst sind konkrete Ängste, die gewissermaßen (be-)greifbar sind. Doch das tiefe Fundament aller Ängste ist die individuell immer vorhandene, wenn auch variierend unbestimmte, diffuse Angst, die Brücke ist zur allgegenwärtigen und alles erfassenden Ur-Angst. Diffuse Angst ist, wenn sie anschwillt, schwer aushaltbar — ein probater Weg, ihr auszuweichen, ist die Projektion. Ein Mensch empfindet eine heftige, unbestimmte Angst — da er keinerlei Erklärungen dafür hat, sucht er sich irgendeine naheliegende Erklärung: „Wenn der Chef nicht so ungerecht-autoritär zu mir wäre ...“, „Wenn ich nicht so maßlos verschuldet wäre ...“ Der Vorteil der Projektion ist, daß aus der schwer-erträglichen, unbestimmten Angst eine pseudo-konkrete Angst wird: Man muß sich dem dunklen, unfaßbaren, der diffusen Angst nicht mehr stellen. Das Entstehen von Projektionen wird noch erleichtert, da die

Ratio — als mögliche Kontrollinstanz — bei vorhandener Angst beeinträchtigt wird.

Gegenüber der Angst gibt es viele Auswege, von Vermeidungsverhalten bis hin zum Akzeptieren der Angst, von Anxiolytika bis Opium . . . manche sehen die „Hoffnung“ als Weg, sich von Ängsten zu befreien. Hoffnung verschleiert tatsächlich die Angst, nimmt ihr die harten Konturen und macht sie umgänglich kleiner. In Hoffnung zu leben — warum nicht?

Vertun wir damit die Chance, die Angst als Fahrzeug auf dem Weg zur Erleuchtung zu nutzen?

Wenn der einzelne all seine sozialen und materiellen Sicherheiten als Fiktionen erkennt, wenn die ihn tragende Welt oder der ihn tragende Gott sich in Unsicherheit auflösen, dann durchbebt ihn die Ur-Angst, und er erlebt sich alleinig, absurd auf-sich-geworfen und konfrontiert mit dem Nichts oder dem ebenso unfaßbaren Alles. Die Angst schafft den Weg für das Transzendente. Sie löst den Menschen von seinen Pseudo-Sicherheiten, die dieser sich — Tag für Tag — aufbaut für eine Zukunft, die angesichts der Endlichkeit des Individuums bloße Fiktion ist. Im Sich-loslösen von Pseudo-Sicherheiten entsteht ursprüngliche Freiheit.

Im bewußten Ertragen und Erleiden der Angst und im Erforschen der eigenen Angst erhebe ich mich zu einem Selbsterleben ohne Gleichnis. „Mut zur Angst“ (K. Jaspers) steht hinter solchem Tun. Aus der Angst als vermeintliche Feindin wird eine fordernde, führende Freundin.

Die uns erfüllende unbestimmte Angst hilft, *das eigentlich Wertvolle im Leben* zu erkennen, zum Beispiel die Priorität einer Partnerschaft gegenüber der Karriere. Und die unbestimmte Angst drängt zum *eigentlich Wesentlichen im Leben,* was bedeutet, den Sinn oder Nicht-Sinn seines Lebens zu erahnen, der lebensphilosophischen, spirituellen Entwicklung mehr Raum zu geben, anstatt in Sicherheitsdenken zu versinken.

Epilog

Die Gegner von Galileus Galilei haben mit falsch angewandten Bibelzitaten und verstaubten Dogmen zu widersprechen versucht, sie haben sich geweigert, in Galieis Haus der Erkenntnis zu treten und durch das Fernrohr zu schauen. Ähnlich ist es mit der Erforschung der Psyche: Die an das Materielle gebundenen „Forscher", ob (neo-)materialistische Wissenschaftler oder Transmitter-fixierte Psychiater verurteilen Weit-Sicht — ob mittels Fernrohr (wie bei Galilei) oder Reise in kosmische Räume der Seele. Diese Sorte von „Forschern" ist auch gar nicht bereit, sich auf das Terrain einer anderen Art von Logik zu begeben: eine Meta-Logik, wo nicht simple Arithmetik gilt, sondern wo jene „Nicht-Faßbarkeit", jenes „Nicht-Verstehen" zum positiven Teil einer universal-ausgerichteten Theorie wird, die dem „Nichts" gleichermaßen huldigt wie dem „Sein", und das millionenfaches Erfahrungsgut verschiedenster Menschen unterschiedlicher Kulturen ist.

Dieses Buch ist ein Plädoyer für die Neu-Entdeckung einer subjektiven Wissenschaft, denn *Objektivität gibt es nicht.*

Die Wissenschaft der Zukunft braucht Mut, Absurdes in ihr Repertoir mitaufzunehmen. Folgende Rechnung scheint einfach: 1 + 1 = 2. Und dennoch kann auch ein anderes Ergebnis heraus kommen — Sie erinnern sich vielleicht an dieses Beispiel: 1 + 1 = 0. Ich nehme einen Apfel und esse ihn. Dann nehme ich einen weiteren Apfel, verzehre auch diesen. Das heißt: 1 + 1 = 0. Objektivität gibt es nicht.

Jesus Christus gilt — aufgrund der „objektiven" psychiatrischen Diagnostik — als paranoid schizophren: ein „schwer Geisteskranker" als Religionsgründer? Nach denselben „objektiven" Kriterien der psychiatrischen Diagnostik erhalten auch Nietzsche, Van Gogh, Leonora Carrington den Diagnose-

Stempel „Schizophrenie“: ein anerkannter Philosoph, ein berühmter Maler und eine bewunderte Schriftstellerin und surreale Malerin — sie sind allesamt „geisteskrank“ — gleichzeitig ist derselbe „kranke Geist“ die Quelle für die genialen Schöpfungen. Viele aktuelle Experimente mit professionell-tätigen Psychiatern zeigen: Derselbe „Test-Patient“ wird von einem Psychiater z. B. als „schizophren“, von einem anderen als „gesund“ diagnostiziert. Diese „Objektivität“ der psychiatrischen Diagnostik ist nicht nur seltsam, sondern auf tragische Weise lächerlich.

Das Buch ist ein Aufruf, der konventionellen Psychologie und Psychiatrie zu mißtrauen, und den Potentialen und Kräften der eigenen Selbst-Erkenntnis und Selbst-Heilung zu vertrauen.

Man kann — wie ein moderner Galileus Galilei — die Lehrgebäude von Psychologie und Psychiatrie auf den Kopf stellen: Das dann entstehende Gegenteil kommt den tatsächlichen Gegebenheiten schon etwas näher.

„Depression“ ist nicht primär ein Übel, das vertrieben werden muß, sondern ist (wenn auch manchmal leidvolle) Grenzerfahrung zwischen Leben und Tod, ist überdies Fundgrube für Tiefgang und Kreativität ... „Schizophrenie“ ist eine Erfindung der Psychiater und erinnert an Hexenverfolgung und Inquisition; diese Diagnose ist eine arrogante Verdrängung von ungewöhnlichen Wahrnehmungen und eine Verleugnung des Visionären ... „Angst“ ist eine notwendige Begleiterin unseres Lebens und Spiegelung unserer Abhängigkeiten und unseres Wissens um den Tod ... „Neurosen“ sind Verhaltensweisen, die man in einer Lebensphase (ob Kindheit oder Erwachsenenalter) erlernt hat und die dem Durchschnittsdenken widersprechen; „Neurosen“ hat jeder, der markante psychische Eigenheiten zeigt und sich vom grauen Alltag abhebt ...

Ein radikales Umdenken ist nötig:

Um sein Ich und seine Seele zu erforschen, muß man über die bloße Psychologie hinausgehen und den Mut zur absoluten Subjektivität haben. Die üblichen Wissenschaften gehen von außen an das Objekt „Seele“ heran und bleiben deshalb Außenseiter.

Es ist nicht zu leugnen, daß viele Probleme ihre Ursachen in der Vergangenheit haben, aber es darf bezweifelt werden, ob es wirklich heilsam ist, die Vergangenheit *exzessiv*, womöglich monate- oder jahrelang, durchzuarbeiten, wie dies bei der analytisch-orientierten Psychotherapie betrieben wird: Hier wird Verdrängtes hervorgeholt, dieses muß emotional nacherlebt werden wobei Einsicht in die Ursachen gesucht wird, all dies soll in einem Heilungsprozeß einen therapeutischen Wandel herbeiführen. Zweifellos ist es nötig, die Prägungen während der Kindheit bewußt zu machen und dies auch emotional berührt zu erfahren — doch kann dies in wenigen Stunden, manchmal auch in einer Therapiestunde geschehen. Da Vergangenes vergangen ist, sollte der Scheinwerfer-Strahl auf die gegenwärtigen Probleme gelenkt werden.

Klient: „Ich hatte eine schreckliche Kindheit, meine Mutter hat mich immer . . .“
Therapeut: „Ihre Kindheit interessiert mich nicht, das ist 35 Jahre her. Heute ist Dienstag, der 7. September 1999. Was ist Ihr gegenwärtiges Problem?“
Klient: „Ich kann nicht schlafen, ich habe Angst . . .“
Therapeut: „Versuchen Sie das, was Sie beklagen, zunächst zu akzeptieren und dann gar noch zu steigern: mehr Schlaflosigkeit und mehr Angst — nach dem ‚similia-similibus-Prinzip‘, gleiches mit gleichem heilen. Schließlich werden Ihre Probleme kleiner — so klein, daß *Sie* die Probleme beherrschen, und nicht umgekehrt.“

Hat die klassische Psychoanalyse ihre Berechtigung verloren? Es gibt keine allgemeingültige Wahrheit und Meinung. Für wen die Wahrheit darin besteht, mehrmals pro Woche, über Jahre hinweg bei einem Psychoanalytiker Konflikt-Heilung oder die Tiefe seines Seins zu suchen — der soll es tun. Es gibt viele Wege, lange und kurze, und der kurze ist nicht besser als der lange und umgekehrt.

Entsprechend einem kybernetischen Verständnis der Lebensvorgänge *werden ursprünglich negative Prägungen (zum Beispiel während der Kindheit) durch korrigierende Neuerfahrungen vermindert und beeinflussen dadurch unsere aktuelle psychische Verfassung deutlich geringer.* Die negativen Prägungen werden natürlich nicht ungeschehen gemacht und bleiben der Erinnerung zugänglich. Eine lieblose oder gar qualvolle Kindheit kann aber für die gegenwärtige Befindlichkeit sogar belanglos werden, wenn später, in der Jugendzeit und im jungen Erwachsenenalter entsprechend intensive (Gegen-)Erfahrungen von Liebe und Zuneigung gemacht werden. Die orthodoxe, analytisch-orientierte Psychotherapie versucht gleich zu Beginn einer Behandlung, das Faktum „gestörte Kindheit" in Sicherheit zu bringen und stürzt sich als nächstes auf das Erinnerungsvermögen des Klienten: zwei absolut entbehrliche „Anstrengungen", die für die meisten Klienten zunächst mal keine Verbesserung, sondern sogar eine Verschlimmerung der aktuellen Situation bringen. *Wichtiger als das Rühren in Kindheits-Traumata ist das Wieder-Beleben der positiven (Gegen-)Erfahrungen.* Die spontane Tendenz — trotz Traurigkeit und Verzweiflung —, die high-lights in seinem bisherigen Leben wieder lebhaft in Erinnerung zu rufen, ist eine wichtige Kraft im Strom der Selbstregulierung. Gäbe es nicht das bedeutende Phänomen der korrigierenden Neuerfahrungen, dann wäre die Schar der psychisch-leidenden Menschen sehr viel höher (denn eine gestörte Kindheit ist in manchen sozialen Schichten fast die Regel).

Wir alle sind sowohl durch positive wie auch durch negative Lebenserfahrungen (in Kindheit und im Erwachsenenalter) geformt, sind durch unsere genetisch-biochemischen Strukturen und soziale Situationen geprägt: *Dieses Geflecht aus Begrenzungen, Potentialen und Chancen ist gewissermaßen die individuelle Gegebenheit oder unser „Schicksal", das Raum gibt für die Freiheit unserer Psyche.* Dieses Gefühl von Freiheit erfährt ein (Lebens-)Künstler, wenn er etwas Kreatives vollbringt, und dies erfährt ein Mensch in psychischen Konfliktsituationen, wenn er lernt, mit Angstempfinden, tiefer Traurigkeit oder Minderwertigkeitsgefühlen umzugehen.

Ob Minderwertigkeitsgefühle oder extreme Ängste, Depressionen oder Beziehungskonflikte, sexuelle oder spirituelle Krisen, Paranoia oder ... — all dies sind nicht primär Störungen, die beseitigt werden müssen, sondern Chancen für eine kreative Neugestaltung des Lebens, sind Tor zur Entdeckung der eigenen Seele ...

Die meisten psychischen Konflikte und Krisen, selbst Grenzsituationen unseres Seins werden ohne professionelle Intervention überwunden, mit Hilfe der eigenen Selbstregulierungskräfte und manchmal — zusätzlich — mit Hilfe einfühlsamer Freunde ...

Überschreiten wir in emotionaler Transzendierung die Grenzen der Alltagsrealität, dann erfahren wir ein tief inneres, geheimnisvolles Jenseitiges, das wir als Absurdität oder Mystisches erleben. *Das intuitive Innewerden des „Kosmischen", des „Selbst", das Erahnen einer „Ur-Seele" ist als Erfahrung zwar nicht allgemein, doch über Jahrhunderte und Jahrtausende von unzähligen Menschen weitestgehend übereinstimmend bezeugt, sowohl von naiven Menschen wie von solchen, die einer emotionalen und metaphysischen „Logik" folgen.* Jeder Mensch kann in sich hineinhorchen und sich fragen, ob da ein Innenleben ist und wenn ja, wie die innere Welt oder Seele beschaffen ist, die er spürt. Hierfür braucht er weder Wissenschaft, noch Religion, noch Psychotherapie.

Gehen wir von einer Ur-Seele aus, dann entsteht — sobald sich von der Ur-Seele „Etwas" abgrenzt — in diesem „Etwas" eine Individual-Seele. Unser Körper mit seinen Organen und Neurotransmittern wird zum sichtbaren Teil der Seele. Der wesentliche Unterschied zwischen Individual-Seele und Ur-Seele liegt darin, daß sich erstere als abgetrenntes Einzelwesen erfahren kann, als „in-die-Welt-geworfene" Existenz, das Allein-sein spürt.

Der tief empfindende, transzendierende Mensch braucht als regelmäßige geistige Nahrung jene Erfahrungen, die überweltlichen Charakter haben. Ein Leben in Mythen, privaten oder allgemein-gültigen Religionen, humanistischen Philosophien oder ein Leben in Naturverbundenheit wird zu einer Art geistiger Therapie, in der sich Leiden, Ängste und tiefe Traurigkeiten lösen, und wo ein Hort der Zuflucht für irreale, scheinbare verwirrte Visionen entsteht.

Gott erschuf — so heißt es in der Bibel — in sechs Tagen die Erde. Am siebten Tag ruhte Gott — doch er ruhte nicht lange, er erhob sich unruhig von neuem und machte sich an einen letzten Schöpfungsakt: er schuf das Phänomen des Absurden. Erst dann legte Gott sich mit erlöstem Lächeln auf den Lippen zur Ruhe ...

Oft wird im vorliegenden Buch an den Leser appelliert, sich der Selbstregulierungs- und Selbstheilungskräfte zu besinnen. Natürlich kann hierfür auch therapeutische Unterstützung in Anspruch genommen werden, durch natürliche Helfer oder durch professionelle Therapeuten.

Psychotherapie kann — in Händen von konventionellen Therapeuten — als Mittel dienen zur nicht-medikamentösen Dämpfung und zur Wiedereinpassung in die ursprüngliche (oft krankmachende) Funktion. Dieses — im eigentlichen Sinne nicht-therapeutische Vorgehen — wird von manchen, psychologisch oder spirituell nicht offenen Klienten absurderweise sogar gewünscht. Psychotherapie kann aber auch Unterstützung sein, psychische Störungen umzugestalten zu Quellen der kreativen Weiterentwicklung ...

In therapeutischen meetings sollte der Therapeut oder der „natürliche Helfer" dem therapie-suchenden Klienten mit Wertschätzung begegnen, sich einfühlen und ihn — primär — akzeptieren in seinem So-Sein, ohne Bewertungen oder Rat-Schläge. Wenn jedoch zum So-Sein eines Klienten gewalttätiges Handeln gehört, wird dieses So-Sein nicht akzeptiert, dann sind andere therapeutische Interventionen erforderlich.

Der Therapeut bemüht sich um möglichst gleichbleibende Empathie und ein gleichbleibendes Beziehungsangebot und wahrt dabei eine therapeutisch-kreative Distanz; diagnostische Abstempelung wird vermieden. Nicht nur negative Lebenserfahrungen (z. B. Traumata), sondern auch positive (z. B. korrigierende Neuerfahrungen) werden beleuchtet in Bezugnahme zur Gegenwart — der Klient wird merken, daß er (ohne Leistung bringen zu müssen) gemocht wird, ja — im wohlverstanden therapeutischen Sinne — Liebe erfährt. Dadurch werden vielfache, heilsame Prozesse in Bewegung gebracht — diese mobilisieren bisher blockierte selbst-regulierende Kräfte

— Selbstheilung geschieht — schließlich kann der Therapeut — als Wegbegleiter — dabei helfen, die dem Klienten-eigene Lebensphilosophie, den Sinn seines Daseins (wieder)zuentdecken und den Menschen als soziales und potentiell liebevolles Wesen zu fördern. Problem-spezifische Methoden und Übungen werden angeboten, um sich selbst als Therapeut möglichst bald entbehrlich zu machen. Dieses enorme Vertrauen in die Selbstregulierung empfinden manche Therapeuten jedoch als Angriff auf ihr professionelles Selbstverständnis.

Die in diesem Buch präsentierten Grundlagen einer neuen — zum Umdenken auffordernden — Psychotherapie erwachsen aus den Strömungen der humanistischen Psychologie, der existentiellen Philosophie und des Zen-Buddhismus. Diese radikal auf die Selbstheilungskräfte-beruhende Psychotherapie wendet sich nicht nur an professionelle Psychotherapeuten, sondern auch an Nicht-Spezialisten, an „natürliche Helfer“, vor allem ist der „Therapeut-in-uns“ angesprochen, gewissermaßen der beste Therapeut, der in jedem von uns ist und der Selbstregulierung und Selbstheilungskräfte entfaltet . . .

Letztendlich liegt das Geheimnis darin, unsere Seele nicht zu bekämpfen, sondern sie anzunehmen, zu schätzen und zu lieben . . . dann wird aus dem psychischen Reifungsprozeß ein individueller Beitrag zur globalen Sehnsucht nach einer gerechteren, friedlichen Welt . . .

Ein neues Zeitalter hat begonnen: die Raumfahrt in den eigenen Kosmos, in den Kosmos der eigenen Seele. Sie können daran teilnehmen — tun Sie’s.

Anhang

Tausend bunte Luftballons — Überblick über die wichtigsten therapeutischen Methoden

Umfangreiche statistische Befragungen von Menschen, die sich erfolgreich durch Psychotherapie behandeln ließen, ergaben, daß eine gute therapeutische Beziehung und ein tragfähiges Vertrauensverhältnis zum Psychotherapeuten als entscheidende Kriterien für den Erfolg angesehen wurden. Weit weniger wichtig ist die psychotherapeutische Methodik (extrem exotische Verfahren ausgenommen). Insofern könnte man sich bei der Suche nach einem „passenden" Therapeuten auf seine Gefühle verlassen: Nach einer oder ein paar Probestunden auf der Couch, im Sessel oder auf der Matte wird ein erster Eindruck über den Therapeuten aufkommen. Vielleicht erkennt oder spürt man: Die Therapeutin oder der Therapeut geht auf mich ein, versteht mich, entwickelt eine vertrauensvolle, tragfähige Atmosphäre, oder: Sie/er ist mir irgendwie unsympathisch, zu konventionell, zu ungeduldig, zu zerstreut, hört mir gar nicht richtig zu, versteht mich nicht . . .

Im Folgenden wird ein kursorischer Überblick über die wichtigsten therapeutischen Methoden gegeben, dabei werden Sie sehen, welche Vielfalt an Therapieformen es gibt.

Aktives Imaginieren: Damit läßt sich sowohl ein anregender wie auch ein beruhigender oder kreativitätsfördernder Zustand erreichen. Imaginieren heißt, eine bildhafte Vorstellung, ein inneres Bild entwickeln. Diese „Psychotechnik" wird vielfach modifiziert: als Selbstentspannungsübung, zur Behandlung von Phobien, in der tiefenpsychologischen Therapie, als sog. Tagtraum-Technik, zur Steigerung von Selbstbewußtsein und Phantasie oder als psychologisches Training bei hohen Leistungsanforderungen. Auch Künstler und Wissenschaftler nutzen die inneren Bilder ihrer (Tag-) Träume, um einen besonders kreativen oder paralogischen Durchbruch zu erreichen. Mit dem jeweiligen Bild, das wir uns in unserem Inneren vorstellen, kann man einen bestimmten Zustand erreichen: Will man schlafen, so stellt man sich eine völlig entspannte Situation vor; möchte man die eigene Trägheit vertreiben, so vergegenwärtigt man sich bildhaft eine Sequenz von Aktivitäten. (S. auch S. 202)

Analytische Psychologie: Dies ist eine Richtung in der Tiefenpsychologie, die auf C. G. Jung zurückgeht, der, im Gegensatz zur Psychoanalyse von Sigmund Freud, die enorme Bedeutung sexueller Triebenergie bezweifelt und eher eine allgemeine psychische Energie beschreibt. Das zentrale Anliegen der analytischen Psychologie ist der Individuationsprozeß, ein Vordringen zum eigentlichen Wesen des Menschen, eine „Selbst"-Verwirklichung, wobei dem „Selbst" eine überpersönliche Begrifflichkeit zugeordnet ist. Als Ursache für psychische Krankheiten werden u. a. Verlust von Identität und Lebenssinn und ein Fehlen von Transzendenz gesehen. Die Krankheitssymptome eines Klienten sollen ihm helfen, sich selbst zu entdecken. Bewußtsein und Verhalten des Menschen werden, neben dem individuellen Unbewußten, auch vom kollektiven Unbewußten bestimmt, aus welchem uns angeborene Urbilder, Archetypen (z. B. Anima) prägen. Auch Traumarbeit und Aktives Imaginieren gehören zum therapeutischen Prozeß. (S. auch S. 27)

Autogenes Training: Dies ist eine körperlich-seelische, tiefgehende Selbstentspannungsübung. Während der Übungen kann man sich immer mehr innerlich lösen, versenken und die körperlich-seelische Ausgeglichenheit vertiefen. A.T. ist ein Weg zur Besserung psychosomatischer Beschwerden (Schlafstörungen, Muskelverspannungen etc.), kann aber auch Selbstbewußtsein und Selbsterfahrung vermehren.

Bioenergetik: Hier geht es um die Entfaltung der Lebenskraft, der Bio-Energie, die allen Lebewesen eigen ist: Aus der Larve entwickelt sich ein Schmetterling, aus dem Ei entspringt das Küken, das menschliche Kind entwickelt sich entsprechend seinem Wesen. Angelehnt an das psychoanalytische Konzept, geht man davon aus, daß kindliche Bedürfnisse verdrängt werden und sich als unbewußte psychische Konflikte im Körper niederschlagen, beispielsweise in Form von Muskelverspannungen. Durch spezifische körperliche Übungen werden diese Verspannungen und Blockierungen gelöst, die Panzerung verliert sich. Dadurch soll ein freier Energiefluß möglich werden, das bio-logische Leben wird am eigenen Leib wahrgenommen — man kann sich positiv dem Fluß des Lebens hingeben. Ziel ist u. a. eine körperlich-seelische Ganzheit.

Eklektische Therapie: Nach Umfragen bezeichnen sich mehr als die Hälfte der Therapeuten als Eklektiker, d. h. daß Methoden und praktische Übungen aus verschiedenen therapeutischen Systemen (von Psychoanalyse bis Gestalttherapie, von Bioenergetik bis Systemische Therapie) ausgewählt werden. Indem man — aus der individuellen Sicht des Therapeuten — aus vorhandenen Therapie-Systemen das „Beste" auswählt, kann man sich einbilden, damit auch die bestmöglichen Therapieerfolge zu erzielen. Eine solchermaßen skizzierte eklektische Therapie kann aber für einen Klienten sehr wohl eine gewisse Vielfalt in den therapeutischen Prozeß bringen und Selbstregulierungskräfte stimulieren.

Encounter-Gruppentherapie (auch Selbsterfahrungsgruppen oder Selbsterlebnisgruppen etc. genannt): Hier gibt es kein eigentliches Therapiekonzept, vieles wird von konventioneller Gruppentherapie, Gestalttherapie, Bioenergetik etc. übernommen. Ein hohes Gemeinschaftsgefühl wird angestrebt; jeder sollte gleichermaßen anerkannt und geschätzt werden. Die Hier- und Jetzt-Gefühle sind entscheidend, unwichtig sind Intellekt und Verstand. Bestimmte aufkommende Gefühle werden in der Gruppe ausagiert. Körper-befühlen, Rollenspiele, Verstärken von momentanen Gefühlen sind verbreitete „Methoden". Der äußere Rahmen variiert sehr stark: In Marathon-Gruppen bleiben die Teilnehmer tagelang ohne Schlaf und ohne Pause zusammen, in meditativen Gruppen überwiegen Entspannung und Spiritualität, in Nackt- oder Sexgruppen wird vor allem Wert auf Körperkontakt und sexuelles Erleben gelegt. Das Allerwichtigste der Encountergruppen ist allerdings das Gemeinschaftsgefühl; sie befriedigen gleichsam das Verlangen eines jeden Menschen nach Nähe, Zuneigung und Liebe. In unserer Zeit der Isolierung und Vereinsamung bieten diese Gruppen einen sehr spürbaren Ausgleich. Die positive Einstellung vieler Gruppenteilnehmer resultiert wohl aus dem als sehr wohltuend empfundenen Gemeinschaftsgefühl, das weitere Selbstentfaltung nicht ausschließt.

Existentialistische Psychotherapie: Dies ist keine eigenständige psychotherapeutische „Technik", sondern greift auf vorhandene Methoden zurück (wie bei R. May, einem der bekanntesten Vertreter) und sieht die Philosophie des Existentialismus als Ausgangsbasis (Sartre, Camus, Abbagnano, Heidegger etc.). Während der Psychotherapie fließen auch Grundlagen der existentialistischen Philosophie mit ein: Danach ist der Mensch in einem „Alleinig-Sein" auf dieser Welt, ist allein-verantwortlich für seine Entscheidungen, auch wenn (z. B. soziale) Gegebenheiten die Freiheit der Entscheidung einengen. Ein Mensch sollte sein Da-Sein in der Welt bewußt wahrnehmen, sein Alleinig-Sein erkennen und damit sein So-Sein akzeptieren. Die existentialistische Philosophie begreift den Menschen vor allem als ein allein-seiendes Individuum, das sich im Handeln zu verwirklichen sucht und sich letztendlich der Absurdität des Lebens bewußt ist. Das „Nichts“ ist vielleicht das einzig Gegebene, der Mensch kommt aus dem Nichts und kehrt in das Nichts zurück — hier tun sich Ähnlichkeiten zum Zen-Buddhismus auf.

Familientherapie: Bei der systemorientierten Familientherapie wird die ganze Familie in den therapeutischen Prozeß miteinbezogen, wobei nicht der Symptomträger der Patient ist, sondern die Beziehung. Die Beziehungen innerhalb eines Systems (z.B. Familie, Arbeitsplatz) fixieren unbewußt den Betroffenen in seiner Rolle als Patient. In der Therapie werden die Beziehungen der einzelnen Familienmitglieder untereinander analysiert — es wird gemeinsam nach Möglichkeiten der Veränderung gesucht.

Gestalttherapie: Theoretisch auf der Psychoanalyse aufbauend, ist der Gestalttherapeut sehr viel aktiver als der Analytiker; die Therapiestunden sind deutlich mehr strukturiert, auf Gefühle und Impulse im „Hier und Jetzt“ wird geachtet. Das Spiel ist in der Gestalttherapie wichtig: Zum Beispiel setzt sich ein Teilnehmer einem leeren Stuhl gegenüber und stellt sich vor, er würde mit einer ihm wichtigen Person sprechen. Auf Körperhaltungen und Bewegungen und damit einhergehende Gefühle wird aufmerksam gemacht. Jeder soll lernen, seine Besonderheiten anzunehmen. Gestalttherapie wird als Einzel- und als Gruppentherapie durchgeführt.

Humanistische Psychologie: Diese ist keine eigentliche Therapierichtung, geht von der Psychoanalyse aus, ist aber deutlich sozial engagiert, gesellschaftskritisch und humanistisch eingestellt. Aus ihren Konzepten lassen sich menschenwürdige Behandlungsmethoden entwickeln, die zuallererst auf die Bedürfnisse eines seelisch-leidenden Menschen eingehen und sich damit von den manchmal unmenschlichen Ordnungsprinzipien der klassischen Psychiatrie kraß unterscheiden; bekanntester Vertreter ist Erich Fromm.

Hypnose: Der Hypnosezustand ist eine Art Trance, in der es zu einer gewissen Blockierung der Aktivitäten der Großhirnrinde kommt, es entsteht ein Zustand zwischen Schlafen und Wachsein. In leichten Stadien der Hypnose können Urteilsvermögen und Selbstkontrolle noch weitgehend erhalten sein; mit zunehmender Tiefe der Hypnose treten psychische Veränderungen auf, z.B. Aufhebung der Schmerzreaktion. In der Hypnose besteht eine hohe Empfänglichkeit für Suggestionen, die vom Hypnotiseur kommen können oder auch vom Hypnotisierten selbst stammen (Autosuggestionen). Eigentlich kann niemand gegen seinen Willen hypnotisiert werden. Die Ansprechbarkeit auf Hypnose ist jedoch individuell sehr unterschiedlich. Im therapeutischen Bereich geht man davon aus, daß man mit Hilfe der Hypnose verdrängte Erlebnisse leichter wieder einem bewußten Wiedererinnern zugänglich machen kann. Hypnose ist eines der ältesten seelischen Heilverfahren und dient auch heute noch der Schmerzregulierung, zur Tiefenentspannung und zur Erleichterung des Rückerinnerns.

Katathymes Bilderleben (Tagtraum-Technik): Der Mensch hat die Fähigkeit, seine Stimmungen und Sehnsüchte als innere Bilder und Szenen nachzuerleben. Das Katathyme Bilderleben, das als psychotherapeutische Methodik gilt, hat viele Aspekte des Aktiven Imaginierens übernommen, ist aber stärker strukturiert und konzentriert sich auf eine eingegrenzte Zahl von Phantasiebildern.

Kunsttherapie: Kunst kann bei vielen mentalen Störungen eine wertvolle Bereicherung bringen, vor allem, wenn man künstlerisches Tun als Ausdrucksmittel seiner eigenen, tiefen Bewußtseinsebenen versteht. Künstlerisches Schaffen bringt Möglichkeiten, verschlossene Emotionen und Intuitionen auszudrücken und für sich und den Therapeuten sichtbar zu machen, beispielsweise durch Bildmalen, Tonarbeit etc. Im Verlaufe einer Kunsttherapie (die sich grundsätzlich auf die klassischen Therapieverfahren stützt) kann anhand der geschaffenen Bilder die Entwicklung der Persönlichkeit sichtbar gemacht werden.

Kurz-Psychotherapie: Hier wird — meist mit neueren psychotherapeutischen Verfahren — angestrebt, mit möglichst wenigen Therapiestunden (z.B. 1—5 Std.) eine weitgehende Symptom-Befreiung zu erreichen, und/oder die Selbstheilungskräfte des Klienten (durch entsprechende Übungen) zu mobilisieren.

Meditation: ist ein „gedankenleerer" Versenkungszustand, ein Schwebezustand zwischen Wachheit und Schlaf, den man durch unterschiedliche Techniken (Mantra, spezifische Atemübung etc.) erreicht. Durch Meditation gewinnt man ein größeres körperliches und seelisches Wohlbefinden. Die Meditation ist ein hilfreicher Weg zu Selbsterfahrung und persönlichem Wachstum und kann Basis sein für spirituelle Erfahrungen. Die „Transzendentale Meditation" verbindet östliche Meditations-Elemente mit Erkenntnissen westlicher Psychologie. (s. auch Zen-Meditation)

Musiktherapie: Hier wird zur Förderung des therapeutischen Prozesses Musik eingesetzt, weniger in passiver Weise (der Klient als Zuhörer), vielmehr in aktiver Form: Klienten (z.B. in einer Therapiegruppe) musizieren mit verschiedenen Instrumenten auf improvisierende Art. Dadurch werden kreative Elemente und damit auch das Selbstwertgefühl und eine spielerische Kommunikation gefördert.

NLP: Neurolinguistisches Programmieren. NLP wurde ursprünglich für Menschen geschaffen, die Höchstleistungen re-produzieren wollen; Ziel ist es, dieselben mentalen Fähigkeiten zu erreichen wie die jeweils Besten auf einem bestimmten Gebiet. Als Therapiemethode geht das NLP nicht auf die Ursachen psychischer Störungen ein, sondern der Therapeut hilft dem Klienten, ein neues Verhalten zu trainieren, dabei werden vorhandene Ressourcen wieder zugänglich gemacht. NLP unterbricht ein eingefahrenes Verhaltensmuster, das darin besteht, daß Handlungen wiederholt werden, obwohl kein Erfolg zu sehen ist. NLP ist auch ein Selbsthilfeprogramm, um Ängste zu vermindern, das Selbstbild positiv zu ändern und — ganz allgemein — Probleme zu lösen. Dabei wird ein „altes“ Problem in einen neuen Rahmen gesetzt, um es so auf neue Art zu sehen und anzugehen. Nach dem verborgenen Nutzen einer Störung wird geforscht. Das „Ankern“, ein zentraler Begriff des NLP, ist letztendlich ein bewußtes Konditionieren, man trainiert sich gewissermaßen bestimmte hilfreiche Reflexhandlungen an. (s. auch S. 169)

Paradoxes Heilen: Hier wird ein Symptom nach dem „similia-similibus-Prinzip“ (aber in Umkehrung des homöopathischen Vorgehens) kurzfristig deutlich verstärkt und dann „abgeschaltet“. Ziel ist, daß der Mensch das Symptom beherrscht und nicht umgekehrt. Im Bereich von Selbstregulierung und Selbstheilung findet sich dieses Prinzip recht häufig. (s. auch S. 142)

Primärtherapie: wird auch „Urschrei-Therapie“ genannt und befaßt sich mit dem Geburtstrauma. Der Urschrei, als der erste Schrei nach der Geburt, wird als Zeichen verstanden, seinem frühen Schmerz Ausdruck zu verleihen und sich gleichzeitig von diesem Schmerz zu befreien. Ähnlich der Psychoanalyse führt auch die Primärtherapie psychische Störungen auf verdrängte traumatische Erlebnisse in der Vergangenheit zurück. Der Klient wird (manchmal nach einer schlaflosen Nacht) dazu gebracht, sich in einem schallisolierten Raum, am Boden liegend, von frühkindlichen Gefühlen überwältigen zu lassen; er soll sich in die während der Kindheit empfundenen Gefühle hineinversetzen, diverse Szenen real nacherleben, Mama und Papa um Hilfe rufen, Liebe und Haß nachempfinden und all diese Gefühle herausschreien. So soll der „Urschmerz“ abreagiert werden.

Psychoanalyse: Die psychischen Störungen eines Klienten werden auf frühkindliche Triebkonflikte zurückgeführt (kann z.B. ein kindlicher Aggressionstrieb nie richtig ausgelebt werden, wird er abgewehrt und ins Unbewußte verdrängt); sexuelle Triebregungen (Libido) haben für die Persönlichkeitsentwicklung besonders große Bedeutung. Durch freies Erzählen und Assoziieren — der Analytiker bleibt in „gleichschwebender Aufmerksamkeit“ — sollen bisher unbewußte Erinnerungen kommen, die damalige Situation wird emotional-betroffen nacherlebt, abreagiert und reintegriert. Dabei entstehen sog. Übertragungsphänomene, d.h. der Klient identifiziert wichtige Personen seiner Kindheit mit dem Analytiker. Durch emotionales Nacherleben, Traumanalyse (Probe-)Deutungen und Bearbeiten von „Widerständen" soll der Klient eine gewisse Kontrolle über das unbewußte Material gewinnen und so seine Konflikte lösen. (s. auch S. 24)

Psychodrama: Die Gruppenmitglieder spielen — in einem therapeutischen Rollenspiel — biografisch bedeutsame Erfahrungen szenisch nach. Im frei-assoziierenden Rollenspiel kann unbewußtes Material an die Oberfläche kommen, wobei Zusammenhänge zu aktuellen Konflikten geschaffen werden. Es eröffnet sich für den Therapeuten die Möglichkeit, Ursachen und Symptome von psychischen Störungen für den Klienten bewußt werden zu lassen.

Psychosomatische Therapie: Hier geht es vor allem um die Zusammenhänge zwischen körperlichen und seelischen Erscheinungen bei Krankheiten. Die Psychosomatische Therapie versucht, solche Zusammenhänge bewußt zu machen, ist aber keine eigenständige Richtung, da sie unterschiedliche Methoden benutzt.

Psychotherapie mit psychedelischen Drogen: Als psychedelische Droge wurde vor allen Dingen LSD von Psychotherapeuten eingesetzt, um einen intensiveren und schnellen Zugang zum Nicht-Bewußten zu erleichtern; dabei werden alte Verdrängungen aufgebrochen und frühere Emotionen heftig wiederbelebt. Während solcher LSD-Sitzungen kann es zu sehr intensiven Erlebnissen kommen. Überdies entstehen manchmal mystische Zustände, das Erfahren kosmischer Ganzheit wird möglich. In den Industrienationen ist LSD zwar verboten, dennoch relativ leicht erhältlich.

Rebirthing: heißt neu geboren werden, beruht auf einer bewußten Energieatmung. Die durch kräftiges, tiefes Atmen in Bewegung gesetzte Energie löst seelische Blockaden auf. Der Teilnehmer gerät in eine tiefe Entspannung und kann sich in Liebe als der annehmen, der er ist.

Reiki: Eine jahrtausendalte Technik zur Freisetzung natürlicher Energien im Menschen; universale Energie soll für das menschliche Wesen wieder nutzbar gemacht werden. Reiki ist auch eine Selbsthilfe-Methode, um sich mit Lebensenergie aufzufüllen und ein körperlich-seelisches Gleichgewicht zu erlangen.

Selbstheilung, Selbstregulierung: Fähigkeit des Menschen, aufgrund eigener Kräfte die meisten seelisch-körperlichen Störungen und Krisen ohne fremde Hilfe zu überwinden und ein neues inneres Gleichgewicht herzustellen. (s. auch S. 99ff und S. 202)

Selbsthypnose: (Autohypnose, Autosuggestion): Mit Hilfe der Autosuggestion (der aktiven Selbstbeeinflussung unter Umgehung der

„Großhirnrinden-Eigenschaften") kann ein selbst herbeigeführter, hypnotischer Zustand erreicht werden — ein ruhiger Zustand zwischen Bewußtsein und Schlafen, in dem wir uns selbst-beeinflussende Prägungen geben können.

Sexualtherapie: Zur Behandlung psychisch bedingter sexueller Funktionsstörungen (Impotenz, Frigidität etc.) werden meist verschiedene psychotherapeutische Methoden benutzt. In der Regel verpflichten sich beide Partner, während der mehrwöchigen Behandlung entweder jegliche sexuelle Aktivitäten einzustellen oder nur bestimmte, vorher festgelegte Zärtlichkeiten auszutauschen. Die Übungen während der Sexualtherapie geschehen ohne sexuellen Leistungszwang, vermehren die Sensibilität für den eigenen Körper und den Körper des Partners, um Versagensängste zu mindern und das Vertrauen in sich und den anderen zu mehren. Die Sexualtherapie wird oft nicht von einem Einzeltherapeuten, sondern von einem weiblich-männlichen Behandlungsteam durchgeführt.

Stationäre Psychotherapie: findet beispielsweise in sog. Psychosomatischen Kliniken statt; diese unterscheiden sich erheblich von den üblichen psychiatrischen Einrichtungen: kein Zwang, absolute Freiwilligkeit, keine oder nur wenige Psychopharmaka. Der absolute Schwerpunkt der Behandlung liegt auf unterschiedlichen Formen von Psychotherapie, meist Gruppentherapie.

Tai Chi Chuan: Die primär aus China stammende Bewegungsmeditation besteht aus einer Reihe von kontinuierlich-fließenden Bewegungen, die in tiefer Konzentration ausgeführt werden. Es finden sich Prinzipien der Selbstverteidigung und der geistig-körperlichen Gesunderhaltung. Tai Chi führt zu innerer Ruhe, Selbstversenkung und kann transzendente Erfahrungen ermöglichen.

Therapie nach Rogers („Geprächstherapie"): Vom Therapeuten wird verlangt, daß er sich in den anderen einfühlt, ohne ihn zu beurteilen oder zu analysieren, daß er ihm menschliche Wärme entgegenbringt, ihn achtet, so wie er ist. All dies soll keine „therapeutische Fassade" sein, sondern die tatsächliche Einstellung des Therapeuten widerspiegeln, zwischenmenschliches Mit-fühlen. Hauptsächliches Kommunikationsmittel zwischen Therapeuten und Klienten ist die Sprache. Für den Erfolg der Therapie ist das „Gespräch-an-sich" jedoch nicht entscheidend, sondern das positive Menschenbild, die Philosophie, die Rogers für die Psychotherapie entwickelt hat (s. auch S. 107).

Tiefenpsychologisch fundierte Psychotherapie: ist ein Sammelbegriff für alle Therapierichtungen, die sich auf klassische Psychoanalyse und analytische Psychologie und deren Weiterentwicklungen berufen.

Transaktionsanalyse: Hier liegt die Annahme zugrunde, daß sich die Persönlichkeit aus drei Ich-Zuständen zusammensetzt: dem Eltern-Ich, dem Erwachsenen-Ich und dem Kind-Ich. Im Kind-Ich-Zustand wird etwas Archäopsychisches gesehen, d. h., daß der Mensch sich auch heute noch ähnlich verhält wie es in den 100 oder 1000 Jahre alten Mythen und Märchen beschrieben wird. Der Mensch entscheidet sich schon als Kleinkind aufgrund der ihn umgebenden sozialen Verhältnisse für ein ganz bestimmtes Verhalten, das ihm das Überleben erleichtert. Wird er — beispielsweise — nur geliebt, wenn er fleißig etwas für andere macht, dann wird solches Verhalten zu seinem „Lebens-Skript". In Einzel- und Gruppentherapie wird analysiert, inwieweit besagte Prägungen das eigene Ich bestimmen. Ziel ist eine gewisse Befreiung vom Skript und mehr Autonomie.
Transpersonale Psychologie: Als zentral wichtig wird hier die Beziehung zwischen dem individuellen Bewußtsein und dem sog. kollektiven Unbewußten gesehen. Man geht von einem transzendenten Bedürfnis des Menschen aus und einer Sehnsucht nach Entwicklung zum kosmischen Bewußtsein.
Verhaltenstherapie: Psychische Störungen gelten als Folge „falscher" Lernprozesse (in der Kindheit oder im Erwachsenenalter). Durch Verhaltenstherapie soll die auffällige, „gestörte" Verhaltensweise wieder „ver-lernt" und neue, „normale" Verhaltensweisen eingeübt werden. Die Aufarbeitung frühkindlicher Traumata oder anderer Ursachen psychischer Störungen spielen bei der Verhaltenstherapie keine oder nur eine untergeordnete Rolle. Beim Erlernen neuer Verhaltensweisen unterstützt der Therapeut den Klienten durch „Belohnung" bei erwünschtem Verhalten und durch „Bestrafung" bei unerwünschtem Verhalten (sog. operante Konditionierung). Ein weiteres Verfahren ist die systematische Desensibilisierung, (s. auch S. 166).
Yoga: Das Streben nach Einheit zwischen Körper und Seele ist ein wesentlicher Aspekt von Yoga, der verbreitetsten aller östlichen Heillehren.
Hatha (Sonne, Mond)-Yoga ist durch Anpassungs- und Entspannungsübungen des Körpers gekennzeichnet. Während der Durchführung ist eine unbedingte Konzentration auf das Atmen notwendig. Ziel ist ein meditativer Zustand, ein Sich-leer-machen, ein Nicht-denken.
Zen-Meditation (ZaZen): Der Ursprung dieser Meditationsart liegt in den japanischen Zen-Klöstern. Eine absolut ruhige Sitzhaltung (Lotussitz) ist hierfür typisch, die Augen sind leicht geöffnet auf eine leere Wand gerichtet bei konzentriertem Atmen. Angestrebt wird die Gedankenleere, die den Blick für das Wesen des eigenen Seins öffnet. Ein Hilfsmittel hierzu ist die Beschäftigung mit einem unlösbaren Rätsel, dem Koan. Ziel ist „Satori", Erleuchtung.

Literaturhinweise

Assagioli, Roberto: Psychosynthese. Hamburg 1993.

Basaglia, Franco: Die abweichende Mehrheit. Frankfurt 1972.

Camus, Albert: Der Mythos von Sisyphos. Ein Versuch über das Absurde. Hamburg 1984.

Cleary, Thomas (Hrsg.): Der Mond scheint auf alle Türen. Zen-Aphorismen großer Meister über die Kunst des Lebens aus innerer Freiheit. München 1992.

Cooper, David: Der Tod der Familie. Hamburg 1972.

Dalai Lama: Tod und Unsterblichkeit im Buddhismus. Freiburg 1997.

Eccles, John C.: Gehirn und Seele. München 1987.

Einstein, Albert: Interview u. a. über Wechselwirkungen von Materie und Energie, in: New York Times, 25. 5. 1946.

Ferrucci, Piero: Werde was du bist. Selbstverwirklichung durch Psychosynthese. Hamburg 1986.

Freud, Sigmund: Abriss der Psychoanalyse. Frankfurt 1972.

Fromm, Erich: Haben oder Sein. München 1980.

Groddek, Georg: Das Buch vom Es. München 1978.

Heidegger, Martin: Sein und Zeit. Tübingen 1984.

Hellinger, Bert: Anerkennen, was ist. München 1997.

Hesse, Hermann: Gedichte. Frankfurt 1970.

Hollingshead, August u. a.: Der Sozialcharakter psychischer Störungen. Fischer 1975.

Horney, Karen: Selbstanalyse. München 1974.

Jaffe, Denis T.: Kräfte der Selbstheilung. Stuttgart 1979.

Jervis, Giovanne: Psychotherapie als Klassenkampf. Berlin 1974.

Jung, C. G.: Der Mensch und seine Symbole. Hrsg. v. M.-L. von Franz u. a. Olten 1980.

Kast, Verena: Vom Sinn der Angst. Freiburg 1997.

Laing, Ronald D.: Knoten. Hamburg 1972.

Lao-tse, s. Tao-tê-ching.

Leary, Timothy: Info-Psychologie. Handbuch für den Gebrauch des menschlichen Nervensystems. Basel 1991.

May, Rollo: Antwort auf die Angst. Leben mit einer verdrängten Dimension. Frankfurt 1984.

Meister Eckhart: Schriften und Predigten. Hrsg. H. Büttner. Jena 1934.

Nardone, Giorgio: Kurztherapie bei Zwängen und Phobien. Bern 1997.

Ramana Maharshi: Gespräche des Weisen vom Berge Arunachala. Interlaken 1993.

Robbins, Anthony: Grenzenlose Energie. Das Power Prinzip. München 1993.

Rogers, Carl C.: Die klientbezogene Gesprächstherapie. München 1973.

Saint-Exupéry, Antoine de: Der Kleine Prinz. Düsseldorf 1979.

Sartre, Jean-Paul: Das Sein und das Nichts. Hamburg 1985.

Suzuki, Daisetz Teitaro: Über Zen-Buddhismus. In: Fromm, Suzuki, de Martino: Zen-Buddhismus und Psychoanalyse. Frankfurt 1971.

Szasz, Thomas S.: Die Fabrikation des Wahnsinns. Gegen Macht und Allmacht der Psychiatrie. Frankfurt 1970.

Tao-tê-ching: Buch vom Tao, dem Weg, und seiner ausstrahlenden Kraft; von Lao-tse. Übersetzt von Anna Devoto. Mailand 1973.

Watzlawick, Paul u. a.: Lösungen. Zur Theorie und Praxis menschlichen Wandels. Bern 1992.

Zehentbauer, Josef: Chemie für die Seele. Psyche, Psychopharmaka und alternative Heilmethoden. München 2000.

Zehentbauer, Josef: Körpereigene Drogen. Die ungenützten Fähigkeiten unseres Gehirns. Zürich 1998.

Zehentbauer, Josef: Was tun? Leben wie Abraham. Über das Absurde menschlichen Tuns und über die Fähigkeit glücklich zu überleben. Roman. Wien 2000.